Handbook of New Genetic Diagnostic Technologies in Reproductive Medicine
Improving Patient Success Rates and Infant Health

生殖医学遗传诊断新技术指南
改善生殖结局

原　著　[西班牙] Carlos Simón

Carmen Rubio

主　译　李友筑　沙艳伟

严　杰　高　媛

U0376962

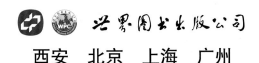

世界图书出版公司

西安　北京　上海　广州

图书在版编目（CIP）数据

生殖医学遗传诊断新技术指南：改善生殖结局 /（西）卡洛斯·西蒙（Carlos Simón），（西）卡门·鲁比奥（Carmen Rubio）主编；李友筑等主译 . —西安：世界图书出版西安有限公司，2019.12
原文书名：Handbook of New Genetic Diagnostic Technologies in Reproductive Medicine: Improving Patient Success Rates and Infant Health
ISBN 978-7-5192-7017-9

Ⅰ.①生 ... Ⅱ.①卡 ... ②卡 ... ③李 ... Ⅲ.①遗传病—基因诊断—指南
Ⅳ.① R446.7-62

中国版本图书馆 CIP 数据核字（2019）第 284767 号

书　　名	生殖医学遗传诊断新技术指南　改善生殖结局	
	SHENGZHI YIXUE YICHUAN ZHENDUAN XINJISHU ZHINAN: GAISHAN SHENGZHI JIEJU	
原　　著	［西班牙］Carlos Simón　Carmen Rubio	
主　　译	李友筑　沙艳伟　严　杰　高　媛	
责任编辑	李维秋	
装帧设计	新纪元文化传播	
出版发行	世界图书出版西安有限公司	
地　　址	西安市高新区锦业路 1 号都市之门 C 座	
邮　　编	710065	
电　　话	029-87214941　029-87233647（市场营销部）	
	029-87234767（总编室）	
网　　址	http://www.wpcxa.com	
邮　　箱	xast@wpcxa.com	
经　　销	新华书店	
印　　刷	西安牟井印务有限公司	
开　　本	787mm×1092mm　　1/16	
印　　张	14	
字　　数	250 千字	
版次印次	2019 年 12 月第 1 版　2019 年 12 月第 1 次印刷	
版权登记	25-2019-288	
国际书号	ISBN 978-7-5192-7017-9	
定　　价	140.00 元	

医学投稿　xastyx@163.com ‖ 029-87279745　029-87284035
☆如有印装错误，请寄回本公司更换☆

译者名单

（按姓氏笔画排序）

丁　露　厦门大学附属妇女儿童医院
马永慧　厦门大学医学院
王　雄　烟台毓璜顶医院
吕明荣　安徽医科大学第一附属医院
纪智勇　南京医科大学
严　杰　北京大学第三医院
苏志英　厦门大学附属妇女儿童医院
杜生荣　福建省妇幼保健院
李　可　北京大学第三医院
李　琳　首都医科大学附属北京妇产医院
李　博　空军军医大学附属唐都医院
李友筑　厦门大学附属第一医院
吴　丹　北京大学第三医院
沙艳伟　厦门大学附属妇女儿童医院
沙艳坤　锦州医科大学附属第一医院
张　庆　厦门大学附属妇女儿童医院
陈　琪　厦门大学医学院
周裕林　厦门大学附属妇女儿童医院
钟红秀　厦门大学附属妇女儿童医院
高　媛　山东大学附属生殖医院

郭　婧　中山大学附属第一医院

黄色新　山东大学附属生殖医院

黄吴键　解放军联勤保障部队第九〇〇医院

黄娴静　厦门大学附属妇女儿童医院

黄燕茹　厦门大学附属妇女儿童医院

梅利斌　厦门大学附属妇女儿童医院

常　亮　北京大学第三医院

颜晓红　厦门大学附属第一医院

魏贤达　山东省千佛山医院

SONG Yueqiang　New England Fertility institute，USA

原著作者

Nasser Al-Asmar, PhD
Scientific Advisor
Igenomix SL
Valencia, Spain

Roberto Alonso, MSc
Bioinformatics Unit
Igenomix
Valencia, Spain

Luis Aznar, MBA
Igenomix Latam
Valencia, Spain

Joan Blanco, PhD
Genetics of Male Fertility Group
Unitat de Biologia Cellular
Universitat Autònoma de Barcelona
Bellaterra, Spain

David Blesa Jarque, PhD
Research and Development Department
Igenomix SL
Valencia, Spain

Ana Bover, MSc
Carrier Screening Research Group
Igenomix
Valencia, Spain

Sergio Cabanillas, MD
Reproductive Medicine
Instituto Valenciano de Infertilidad
Valencia, Spain

Inmaculada Campos-Galindo, PhD
Preimplantation Genetic Testing and
    Molecular Cytogenetics
Igenomix
Valencia, Spain

Antonio Capalbo, PhD
Reproductive Genetics, Research and
    Development
Igenomix
Rome, Italy

Ana Cervero, PhD
Preimplantation Genetic Testing for Single
    Gene Disorders Unit
Igenomix
Valencia, Spain

Andy Chang, PhD
Igenomix
Tokyo, Japan

Rupali Chopra, PhD
Reproductive Genetics Lab
Igenomix FZ
Dubai, United Arab Emirates

Cengiz Cinnioglu, PhD
Reproductive Genetics Labs
Igenomix USA, New York

Monica Clemente, PhD
Bioinformatics Unit
Igenomix
Valencia, Spain

Irene Corachan Garcia, MSc
Research and Development Department
Igenomix
Valencia, Spain

Guido de Wert, PhD
Department of Health, Ethics, and Society,
  Research Schools CAPHRI and GROW
Maastricht University
Maastricht, The Netherlands

Antonio Diez-Juan, PhD
Research and Development Department
Igenomix
Valencia, Spain

Wybo Dondorp, PhD
Department of Health, Ethics, and Society,
  Research Schools CAPHRI and GROW
Maastricht University
Maastricht, the Netherlands

Sandra Garcia-Hererro, PhD
Preimplantation Genetic Testing and ERA
  Labs
Igenomix
Valencia, Spain

Carmen Garcia-Pascual, PhD
Embryo Genetics Research Group
Igenomix
Valencia, Spain

Nicolás Garrido, PhD
Andrology Laboratory and Sperm Bank
Instituto Universitario IVI Valencia
Valencia, Spain

María Gil, MSc
Andrology Laboratory and Sperm Bank
Instituto Universitario IVI Valencia
Valencia, Spain

Claudia Gil-Sanchís, PhD
Preimplantation Genetic Testing for Single
  Gene Disorders Unit
Igenomix
Valencia, Spain

Eva Gómez, MSc
Endometrial Receptivity Unit
Igenomix
Valencia, Spain

Alan H. Handyside, PhD
School of Biosciences
University of Kent
Canterbury, United Kingdom

Kathy Hardy, PhD
Cyto Labs Pty Ltd
Perth, Australia

Gary Harton, PhD
Reproductive Genetics Labs
Igenomix USA
New York City, New York

Terry Hassold, PhD
School of Molecular Biosciences
Washington State University
Pullman, Washington

Arantxa Hervas, PhD
Carrier Screening Unit
Igenomix
Valencia, Spain

Eva R. Hoffmann, PhD
DNRF Center for Chromosome Stability
Department of Cellular and Molecular
  Medicine
University of Copenhagen
Copenhagen, Denmark
and
Genome Damage and Stability Centre
School of Life Sciences
University of Sussex
Brighton, United Kingdom

Laura Iñiguez Quiles, MSc
Carrier Screening and Non-Invasive Prenatal
  Testing Laboratories
Igenomix
Valencia, Spain

Cristina Iranzo, MBA
Igenomix
Istanbul, Turkey

David Jimenez, MBA
Chief Executive Officer
Igenomix
Valencia, Spain

Jorge Jimenez-Almazan, PhD
Bioinformatics Unit
Igenomix
Valencia, Spain

Rajni Khajuria, PhD
Reproductive Genetics Lab
Igenomix
New Delhi, India

Victor Llinares, MBA
Igenomix USA
New York City, NY

Pilar López, PhD
Preimplantation Genetic Testing Lab
Igenomix Argentina
Buenos Aires, Argentina

Carlos Marin, MSc
Endometrial Receptivity Unit
Igenomix
Valencia, Spain

Lucía Marín López, MSc
Preimplantation Genetic Testing Laboratory
Igenomix
Valencia, Spain

Julio Martin, PhD
Carrier Screening Research Group
Igenomix
Valencia, Spain

Jose Antonio Martínez-Conejero, PhD
Preimplantation Genetic Testing for Single
  Gene Disorders Unit
Igenomix
Valencia, Spain

Emilia Mateu, PhD
Non-Invasive Prenatal Testing Unit
Igenomix SL
Valencia, Spain

Miguel Milán Sánchez, PhD
Non-Invasive Prenatal Testing Unit
Igenomix SL
Valencia, Spain

Jose Miravet-Valenciano, MSc
Endometrial Receptivity Unit
Igenomix
Valencia, Spain

Roser Navarro, MSc
Bioinformatics Unit
Igenomix
Valencia, Spain

Pere Mir Pardo, PhD
Carrier Screening and Non-Invasive Prenatal
   Testing Laboratories
Igenomix SL
Valencia, Spain

Vanessa Peinado, PhD
Preimplantation Genetic Testing and
   Molecular Cytogenetics
Igenomix
Valencia, Spain

Maria Eugenia Poo, MSc
Embryology and Reproductive Genetics Lab
Igenomix Mexico
Mexico City, Mexico

Marcia Riboldi, PhD
Reproductive Genetics Lab
Igenomix Brazil
São Paulo, Brazil

Alejandro Rincon, MSc
Endometrial Receptivity Unit
Igenomix
Valencia, Spain

Rocío Rivera, PhD
Andrology Laboratory and Sperm Bank
Instituto Universitario IVI Valencia
Valencia, Spain

Beatriz Rodriguez, PhD
Carrier Screening Unit
Igenomix
Valencia, Spain

Lorena Rodrigo Vivó, PhD
Preimplantation Genetic Testing and
   Molecular Cytogenetics
Igenomix
Valencia, Spain

Francisco Rodriguez, MBA
Igenomix
New Delhi, India

María Ruiz-Alonso, MSc
Endometrial Receptivity Unit
Igenomix
Valencia, Spain

Maribel Sánchez-Piris, PhD
Preimplantation Genetic Testing for Single
   Gene Disorders Unit
Igenomix
Valencia, Spain

Lucía Sanz-Salvador, PhD
Preimplantation Genetic Testing for Single
   Gene Disorders
Igenomix
Valencia, Spain

Zaida Sarrate, PhD
Genetics of Male Fertility Group
Unitat de Biologia Cel·lular
Universitat Autònoma de Barcelona
Bellaterra, Spain

Alan Thornhill, PhD
Reproductive Genetic Labs Igenomix, UK
London, United Kingdom
and
Department of Biosciences
University of Kent
Canterbury, United Kingdom

Diana Valbuena, MD
Igenomix SL
Valencia, Spain

Maria Vera, PhD
Embryo Genetics Research Group Igenomix
Valencia, Spain

Francesca Vidal, PhD
Genetics of Male Fertility Group
Unitat de Biologia Cellular
Universitat Autònoma de Barcelona
Bellaterra, Spain

主译简介

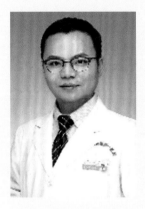

李友筑 厦门大学附属第一医院生殖医学中心实验室负责人，副教授。曾在国内、国外多家生殖中心交流学习。近年来，作为项目负责人主持各级课题 5 项，研究方向为配子及胚胎发育潜能、生育力保存等。任中华医学会生殖医学分会青年委员，中华医学会生殖医学分会实验室学组委员，《中华生殖与避孕杂志》通讯编委，中国优生科学协会生殖医学与生殖伦理学分会委员，中国性学会女性生殖医学分会委员，中国康复医学会生殖健康专业委员会委员，福建省辅助生殖技术质控中心委员等多项学术职务。

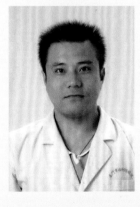

沙艳伟 硕士研究生，副主任医师，厦门大学附属妇女儿童医院男科医生，现任亚洲男科学协会男性不育学组委员，中华医学会计划生育学分会男性生育调控学组委员，中华医学会男科学分会男性生殖与不育学组委员，中国性学会男性生殖医学分会青年委员，中国性学会妇幼保健分会常委，主要从事男性不育方面的诊疗工作，在精子发生异常、受精障碍等方面有较深入的研究。发表论文 50 余篇，主译专著 3 部，主持国家、省、市级课题 6 项，申请发明专利 7 项，获科技奖 4 项。

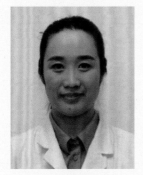

严杰 北京大学第三医院生殖医学中心医生，博士研究生，副研究员。主要研究方向为生育力保存和卵泡发育，以及卵子成熟相关机制和转化应用研究。主持国家自然科学基金和"十三五"国家重点研发计划等多项课题。以第一作者或通讯作者发表SCI文章13篇，以第一完成人获实用新型专利3项和发明专利3项。获国家科学技术进步奖二等奖、北京市科学技术进步奖一等奖等奖项6项。目前任中国妇幼保健协会生育力保存专业委员会青年委员会主任委员。

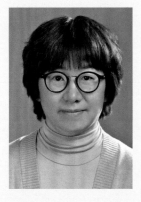

高媛 免疫学博士，研究员，主要从事单基因遗传病的分子检测与诊断，并应用于临床胚胎植入前遗传学检测。已完成超过200种单基因遗传病的临床分子检测与诊断，以及超过100个基因的胚胎植入前遗传学检测。2015年作为主要研究者参与完成我国首例胚胎植入前遗传学诊断（PGD）阻断先天性耳聋项目中的PGD工作，研究成果入选当年《健康报》医学科技十大新闻；参与《胚胎植入前遗传筛查/诊断技术专家共识》的编写。

原著作者简介

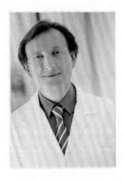

Carlos Simón　西班牙生殖内分泌学家，研究员。西班牙瓦伦西亚大学妇产科教授，加利福尼亚斯坦福大学医学院妇产科临床兼职教授，得克萨斯州休斯顿贝勒医学院妇产科系兼职教授，Igenomix 公司科技总监。

他在同行评审期刊上发表了 412 篇论文，累计影响因子为 1827.122，被引用了 14 355 次，平均每篇论文被引用 35 次，H 指数为 66。

他用英文、西班牙文、葡萄牙文出版了 18 本书籍，其工作质量获得了美国生殖医学学会、妇科研究学会，西班牙妇产科学会、西班牙生殖医学学会及西班牙生育协会的认可，他于 2011 年获得医学研究 Jaime I 奖，并于 2016 年获得 ASRM 杰出研究奖。

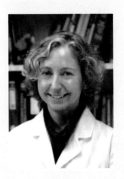

Carmen Rubio　曾在西班牙瓦伦西亚大学接受科学和生物化学培训，并具有人类胚胎学研究背景。她于 2004 年取得生殖遗传学博士学位，擅长配子和胚胎的细胞遗传学研究。

由于对人类胚胎染色体异常的浓厚兴趣，她在 Patricia Hunt 和 Terry Hassold 分子生物科学学院的实验室（华盛顿州立大学普尔曼校区）进行了有关男性和女性减数分裂以及人类非整倍体机制的博士后研究。

目前，她在 Igenomix（西班牙瓦伦西亚）主攻胚胎遗传学和植入前胚胎检测。她在该领域的主要同行评审期刊上发表了 100 多篇论文，参与了多部图书的编著，并多次在国际会议上作学术报告。她有超过 25 年的专业经验，是该领域被引用最多的作者之一。

郑重声明

由于医学是不断更新拓展的领域，因此相关实践操作、治疗方法及药物都有可能会改变，希望读者可审查书中提及的器械制造商所提供的信息资料及相关手术的适应证和禁忌证。作者、编辑、出版者或经销商不对书中的错误或疏漏以及应用其中信息产生的任何后果负责，关于出版物的内容不作任何明确或暗示的保证。作者、编辑、出版者和经销商不就由本出版物所造成的人身或财产损害承担任何责任。

译 序

　　我认识李友筑副教授是在数年前的一次学术会议上，他对体外胚胎培养实验室技术的执着追求给我留下了深刻印象。此后，我偶尔会听到他的消息，直到今年3月在厦门出差，他专程在机场接我，并希望我为他主译的《生殖医学遗传诊断新技术指南：改善生殖结局》一书作序，不料我事务繁多，他多次来电试探着询问"序言"的进展，就这样，我在忙碌中完成了"序言"。

　　基因诊断应用于辅助生殖技术是在1989年，Alan Handyside教授首次在人类植入前胚胎中成功诊断出 β- 地中海贫血基因，从此拓宽了生殖医学的应用领域，基因诊断技术也迅速地应用于人类辅助生殖技术。近年来随着基因诊断技术的发展，尤其是高通量测序技术的进步，人类在早期胚胎阶段阻断遗传性疾病成为可能。当然，从时间顺序上，应是继IVF技术后出现PGD技术，然后在1992年出现了ICSI技术，所以将IVF称为"第一代试管婴儿"，ICSI技术称为"第二代试管婴儿"，PGD技术称为"第三代试管婴儿"在时间顺序上有误。

　　《生殖医学遗传诊断新技术指南：改善生殖结局》由Carlos Simón和Carmen Rubio两位著名的生殖医学专家主编，作者在阅读大量文献的基础上，佐以丰富的临床数据，对目前临床上应用的许多技术提出了诸多独特见解并加以总结。本书从单基因遗传病携带者的筛查，男性不育中的减数分裂异常机制，精子染色体分析，子宫内膜容受性分子诊断在临床上的应用，以及生殖遗传学的动态与伦理学等方面进行了全面的阐述，深入浅出，通俗易懂，紧跟时代前沿。本书涵盖了生殖医学基因诊断技术，并对有争议的问题提出了解决方案。为从事生殖医学工作的同行提供了一本实用的遗传学诊断与研究的参考专著。

　　生殖医学的发展离不开青年人才的建设，而本书的主译均为来自临床一线的优秀青年医生，在生殖医学、胚胎实验室工作多年，拥有丰富的临床实践及科研经验，保证了对原文理解的准确度和翻译质量。他们在繁忙的医教研工作之余，不辞辛苦，任劳任怨，完成了这一专著的翻译，对于促进生殖医学的发展具有积极作用。

　　感谢他们为本书的辛苦付出。

2019.04.18

原著序

有人对"遗传学的发现正在改变生殖医学"存有疑问么？近几十年来，遗传学技术和分析手段进步显著。结合性类固醇生物学、胚胎组织培养和冷冻保存技术的发展，辅助生殖技术和其他生殖医学领域已经发生了革命性的变化。

Simón博士和Rubio博士为这一转变做出了重要贡献。他们不仅完成了相关的基础研究并撰写成本书，而且将这些研究成果用于优化临床诊疗。他们的观点和经验有助于识别基因检测的应用范围，这正是研究者和临床医生想知道的。那么，何时应该进行基因检测呢？它们的有效性如何？结果将如何改变临床诊疗？

在男性不育症中，有一系列看似有意义的新技术，但精子非整倍体在多大程度上起作用？体外精子DNA碎片率真的有显著临床意义吗？有没有比这更好的方法？已知减数分裂异常将导致不良结局，哪个指标最能识别这些异常？何时进行卵胞浆内单精子注射或其他治疗？Garrido, Vidal和Rodrigo将这些问题分不同章节进行了讨论，并提供了所需技术的重要细节。

孕前基因筛查的应用范围正在不断扩大。曾经只与特定种族相关的疾病，现在都可以用全基因组进行检测。Martin客观地分析了这些有潜在价值的信息。在另一章中，Cervero和Rubio分别讨论了单基因疾病的植入前基因检测和非整倍体疾病。鉴于能获取的DNA很少（1或5~10个细胞），因此选择合适的技术至关重要，这需要对技术的适用情况进行明确阐述。书中还讨论和比较了24条染色体非整倍性检测的各种方法。普遍观点是植入前非整倍体基因检测应该与植入前单基因检测同步进行，并且已经有实施方案。

母体血浆中的游离 DNA 越来越多地被用来检测胎儿非整倍体和其他情况。Milan 对这项快速发展的技术进行了详细阐述。目前，一旦怀孕就可进行无创性筛查（即仅静脉采血）。

但并不是所有妊娠都能顺利分娩。流产的相关研究仍然是生殖医学咨询和管理的重要组成部分。Al-Asmar 使用阵列比较基因组杂交或新一代测序来分析流产胎儿的染色体情况。

这些技术具有很大的临床应用价值，因为它们都不要求妊娠产物培育成功。

总的来说，本指南涵盖了生殖专家、实验室主任及工作人员常用的重要实验室技术。本书涵盖范围广，细节翔实，离不开编者们的辛苦付出。

Joe Leigh Simpson, MD, FACOG, FACMG, FRCOG

Senior Vice President, Research and Global Programs

March of Dimes, New York, USA

目 录

第一章

单基因病的携带者筛查

Julio Martin, Beatriz Rodriguez, Arantxa Hervas, et al

▐▐▐ 引　言

基因变异在人类疾病中的作用是众所周知的，但在医学实践中进行遗传研究却具有挑战性。携带者筛查能够甄别具有高生育风险的个体和夫妇，他们的子代可能会患单基因突变导致的疾病，因此携带者筛查是孕前和产前保健的重要组成部分。

20世纪60年代，人们首次提出用疾病导向性携带者筛查来检测苯丙酮尿症以及之后的镰状细胞贫血病、泰－萨克斯病，这些筛查主要是针对高危人群。其他疾病如囊性纤维化随后被纳入筛查项目。这一策略使得人群中常见严重疾病的发病率显著下降。然而，随着现代遗传学的不断发展，人类已经发现了近10 000种孟德尔遗传病，其中大约1150种疾病是隐性致病基因导致的（www.ncbi.nlm.nih.gov/omim），这为扩大预防性筛查的范围提供了可能。

通过基因筛查来预防孟德尔遗传病具有重要的临床意义，这些遗传病占婴儿死亡率的20%，儿童住院率的10%[1-2]。此外，随着新一代测序技术（NGS）、高效靶向捕获方法和生物信息学的发展，全面孕前筛查变得更加可行，可以为多种遗传疾病提供快速、简便、高效而经济的筛查手段，尤其是针对以往未查明病因的有家族史的遗传疾病。运用靶向捕获高通量测序技术，研究者和临床医生可以找到合适的方法进行DNA（或者RNA）测序，以分析存在的序列变异，找出致病突变[3]。在本章中，我们将讨论如何使用NGS技术对导致孟德尔疾病的基因进行全面的DNA测序，并将其应用于个体的检测，以明确其携带负荷和遗传风险，这是确保新生儿健康的最佳方法。

▐▐▐ 现　状

携带者筛查是指对无症状的外观健康个体进行的基因检测，以确定该个体是否具有与某种疾病相关的基因突变。筛查适用于单一疾病、多种特定疾病或多重疾病的检测。同时对大量疾病进行的筛查被称为扩展型携带者筛查。值得注意的是，扩展型携带者筛查能够识别出大多数有患所筛查疾病风险的个体，但是仍然存在假阳性结果和假阴性结果的残留风险。

携带者筛查的最终目标是为个人提供有意义的信息，并指导生育。以往，只有少数已知的具有特定疾病突变风险的人群才建议行孕前携带者筛查，最常见的筛查疾病包括囊性纤维化、血红蛋白病、与德系犹太人相关的疾病、脊髓性肌萎缩，以及女性脆性 X 染色体综合征。是否纳入携带者筛查的疾病列表主要依据专业协会的指南，其标准基于病情严重程度、种族或民族、患病率、携带者频率、检出率和残留风险。然而，随着多种族社会而发展出的泛民族基因检测已成为当前的趋势。事实上，一些作者认为，利用目前可用的工具和技术，遗传分析应该尽可能多地发现变异[6]。基于传统和种族的检测方法被认为具有更高的突变检出率和成本 – 效益比，但不适合于混血或种族背景不明的患者[6-7]。

基于 NGS 的遗传分析的优势在于可以设计一个综合的测试来检测所有患者的可能性，无论这些患者是否有临床病史，以及患者的种族类型[8]。目前，扩展型筛查中绝大多数疾病都是常染色体隐性遗传病，然而，部分是常染色体显性遗传病和 X 连锁遗传病[9]。此外，泛种族携带者检测已经扩展到配子捐赠者，并且他们应该在加入筛查项目之前进行携带者筛查[9-10]。

▌筛查哪些遗传疾病

传统的方法通常集中在显著影响预期寿命或生活质量的遗传疾病中，包括胎儿期、新生儿期或儿童早期发病且表型明确的疾病，以及影响认知功能、导致身体残疾或需终身医治的疾病[9]。

考虑到遗传物质中基因 / 突变的不同大小也是疾病纳入标准的一部分，扩展筛查疾病列表的制定应遵循那些传统的临床标准和专业协会关于疾病 / 基因的建议，包括临床实用性、疾病流行率、疾病严重程度、检测精度和成本、已知的具有高度外显表型的变异，以及大多数的隐性和 X– 连锁遗传病。此外，多基因检测组合的纳入标准必须考虑多个基因可以导致一种特定的疾病，因此在诊断一种遗传病的病因或影响因素时应想到多种基因。双基因型遗传是另一个需要考虑的情况。扩展筛查还可以包括其他情况，如临床表现差异很大的疾病，以及一些携带频率未知、可检测的致病变异比例未知的罕见病。因此，对于所有疾病来说，在阴性筛查结果之后去计算其残留风险是不可能的。已有专家指出，在筛查时应排除成人时期发病的疾病、具有高等位基因频率和低外显率的变异体，以及不确定变异类型的情况。然而，在筛查列表中普遍存在的具有中等表型的单基因疾病并不少见。重要的是，筛查人员应遵循指南，以确保向个人和目标家庭提供可实施的方案[11]。

一些研究者已使用基于 NGS 的方法筛查了超过 400 个严重常染色体和 X 连锁隐性疾病的致病基因，包括低发病率和严重程度不同的遗传病基因[12]。另外一些研究已经通过种群建模来进行计算，并应用扩大携带者筛查来实现疾病预防和降低健康成本[13]。与未行检测的夫妇相比，选用 NGS 法行基因筛查的夫妇的子代儿童发病率显著下降了 61%。虽然更长期的影响还有待进一步研究，但将 NGS 基础上扩展型筛查的有益预期与已报道的在高危人群中利用携带者筛查预防遗传疾病的证据相结合[14]，利用目前的遗传知识和技术，我们非常有希望为广大人群提供更多有益的医疗保健机会。

▍ 筛查方法和变异解读

微阵列杂交分析最初被用于扩展型携带者筛查[15]，这项检查虽然可以节约成本，但它也是一种固定内容的检测项目，具有明显的分析局限性，如只能检测出每个基因有限的突变类型。能检测到的有效突变类型主要局限于核苷酸替换，这会影响检测的临床实用性，因为很大一部分携带者无法检出。另一方面，目标捕获和 NGS 在人类外显子和基因组重测序方面表现出有效性和可扩展性[12,16-17]，具有出色的分析准确性、敏感性和特异性，以及进行携带者筛查的操作灵活性[7,10,12,18-19]。

对于变异的解读，不同的筛查者可能会使用自己的标准来判断测序结果的临床意义，所以，我们在这里介绍基于标准和指南对变异分类的通用规则。第一步，必须从数据库里标注的变异体（ClinVar[21] 或 HGMD[22]）中选择致病性或可能致病的变异体。一个好的列表也许可以将变异自动分类。这些变异通常与患者中报告的变异相对应，它们都具有确凿的临床证据，且已被归为致病性变异。然而，通常还需要更多的筛选步骤。第二步筛查与等位基因频率相关，用于将检测到的变异分类为常见变异或罕见变异。在单核苷酸多态性数据库 dbSNP（www.ncbi.nlm.nih.gov/SNP）、千人基因组数据库（www.1000genomes.org）中或在内部数据库中，等位基因频率 >1% 就被定义为常见变异，并且通常被归类为疑似多态性。等位基因变异频率 >1%，且具有详细描述和注释的致病性变异也有例外。频率小于 1% 的变异被认为是罕见变异。进一步的数据筛选还考虑了变异的类型及其功能，杂合性、疾病流行率、患者及对照组的检测等。关于突变类型，对于罕见的错义 SNV 和框内编码的小插入或缺失（indels）序列的突变类型，其等位基因频率低于相应病症的估计发病率，在对照中未检测到纯合状态，未在患者中报道或者报道了而没有明确的致病依据，这类突变通常被归类为意义不明的变异（VOUS）。最后，罕见变异（通常低于 1%）具有严重的功能影响（移码缺失、无义 SNV 和剪接位点变异），且等位基因频率低于在对照组中检测到的纯合状态变异的相应疾病患病率，这类变异被归类为可能致病性变异。

▎临床结果

目前已有一些基于 NGS 的携带者筛查的临床前和临床验证报告发表[7,10,18-19]。所有的研究在临床前验证方面是相当相似的：以前通常采用 Sanger 测序技术等不同方法进行分析验证。在我们的研究中[10]，所选择的 DNA 样本中 27 个目的基因突变的检测结果是阳性的。总体来说，分析的灵敏度为 99%，临床灵敏度为 98%。

对于临床结果，由于基因／突变含量、方法途径（微阵列杂交技术、扩增子捕获与 NGS 重测序），以及对序列变异分类策略的不同，可能会出现不同的携带者负荷。在我们的研究中[10]，我们对来生殖诊所接受孕前携带者筛查的个体（包括患者和配子捐赠者）共进行了 2570 次检测，共检测到了 1796 种独特的致病变异或可能致病性突变，13 785 个临床意义不明的变异（VOUS）。在调查的 2570 例患者中，有 2161 例（约占 84%）至少有一个阳性致病突变，每个样本隐性或 X- 连锁遗传疾病的平均携带者负荷为 2.3 个突变。在 138 对使用自身配子的夫妇中，有 7 对夫妇的携带者筛查结果显示，两人都携带相同基因的致病变异或可能致病性变异，这占到参与检测分析夫妇的 5%。鉴于此，在检测后的遗传咨询中就会推荐应用植入前遗传学诊断（PGD）技术。在 287 名女性患者中，6 例（约占总人数的 2%）X- 连锁遗传病检测到了阳性结果，占总队列研究人数的 2%，这种情况下同样建议行 PGD。微生物检测阴性的配子供体应同时进行染色体核型分析和脆性 X 染色体（仅限女性）检测，异常核型个体不再做进一步检测并且禁止其捐赠配子。另外有 18 名女性捐赠者被排除在捐赠计划之外，因为她们携带了 X 染色体的致病变异或可能致病性变异，包括脆性 X 综合征，占要求筛查总数的 1.94%。医生根据检测结果给予他们遗传咨询，并劝阻他们加入捐赠者计划。其余的捐赠者则被纳入盲选、信息保密的数据库中。根据需求，匹配系统始终显示一组与有配子捐赠需求的患者基因相匹配的捐赠者。盲选系统允许我们将 VOUS 作为纳入匹配捐献者的标准。这一系统不支持与某疾病已知 VOUS 具有相同基因的捐赠者，反之亦然。

局限性

遗传疾病患者是世界上有特殊医疗保健需求人口的重要组成部分[2]。基于这一观点的遗传知识和技术的最新进展，我们认为提供携带者相关筛查信息对个人、家庭和社会都有重大益处。然而，很少有证据表明进行扩展型携带者筛查能够改善生育结局。的确，向准备组建家庭的个人和（或）夫妇提供关于后代遗传风险的信息，在出现阳性结果时可能会影响他们做重大决定。此外，即使阴性结果也存在遗传残留风险。NGS 技术并不能覆盖所有的基因区域或检测出所有的基因突变，而众多突变的分子基础目前尚不清楚，所以必须在分析前和获得结果后充分告知患者。

对高通量测序产生的海量测序数据的分析和解读是另一个挑战。大多数遗传变异仍然缺乏临床解读（例如，关于 VOUS 变异体，特别是在临床上表型多变或不完全外显的情况），这给临床医生带来了挑战，因为在检测结果不明确的情况下无法给患者提出医疗方面的指导建议。为了克服这个问题，科学家们已经开发出有助于预测突变致病性的计算方法，它们会遵循一些标准，诸如核酸或氨基酸变化的高度保守性，核酸变化导致的蛋白序列变化，例如无义突变造成的蛋白质截短，或者移码突变造成开放阅读框的改变。这些标准可以进行不同加权，通过对不同变异的计算得出不同的分级。美国医学遗传学和基因组学学会发布的指南建议，只有在多种预测算法结果完全一致的情况下，才能将此结果作为中／弱证据用于"致病性变异"的分类分析。此外，还需要收集大量数据来创建基因型和表型关联的数据库。我们还应认识到基因捕获技术和（或）测序效率方面的差异以及不同研究间对变异注释的差别也会影响我们对人类携带者负荷的正确评估。

结　论

携带者筛查是孕前保健的重要组成部分，它的目的是鉴别出有将遗传病遗传给后代风险的夫妇。如今，通过高通量测序和基因分型方法已可以对众多疾病同时进行高效的筛查，即扩展型携带者筛查。这里所描述的全面或扩展型携带者遗传检测是在具有诸多优势的新一代 DNA 测序平台的基础上完成的。

无论是筛查前还是筛查后，合理和准确的遗传咨询都是极其重要的。个人和夫妇必须了解基因检测的目的、检测的疾病种类及其严重程度，而事实上，即使对于阴性的检测结果，残余风险仍然存在。此外，他们还必须考虑新发突变、检测未涵盖的突变或未检测的罕见突变引起的疾病。对配子捐赠者可能需要额外的筛查。配子捐赠者通常是因配子捐赠的目的而来到生殖诊所的年轻人，他们可能并不希望进行遗传性疾病的检测。即使在筛查前咨询和对筛查知情同意的情况下，捐赠者根本不会去想自己是否会携带某种基因突变这个问题。因此，如果筛查的结果为阳性，捐赠者会对自己因此不能进行捐赠而感到震惊，而遗传咨询师可能不得不进行充分解释。在这种情况下，筛查后的遗传咨询必须向受检者强调：一般来说，被筛查个体没有临床患病风险，但同时必须提示他们日后准备生育时必须考虑到这些信息（图1.1）。

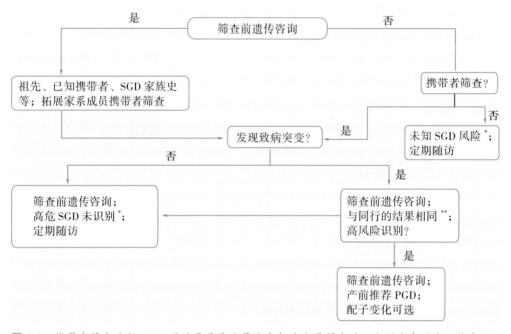

图1.1　携带者筛查流程。* 不同结果是基于算法中相应变量得出的，分别代表后代可能患 AR 和 XL 疾病的风险。** 筛查对象确定。AR：常染色体隐性遗传；SGD：单基因遗传病；XL：X－连锁遗传

参考文献

[1] Costa T, Scriver CR, Childs B. The effect of Mendelian disease on human health: A measurement. Am J Med Genet, 1985(21):243–255.

[2] Kumar P, Radhakrishnan J, Chowdhary MA, et al. Prevalence and patterns of presentation of genetic disorders in a pediatric emergency department. Mayo Clin Proc, 2001, 76(8):777–783.

[3] Martin J, Cervero A, Mir P, et al. The impact of next-generation sequencing technology on preimplantation genetic diagnosis and screening. Fertil Steril, 2013, 99(4):1054–1061.

[4] ACMG Committee on Genetics. Committee Opinion No. 690: Carrier screening in the age of genomic medicine. American College of Obstetricians and Gynecologists. Obstet Gynecol, 2017,129(3):e35–e40.

[5] Beaudet AL. Global genetic carrier testing: A vision for the future. Genome Med, 2015,7(1):79.

[6] Perreault-Micale C, Davie J, Breton B, et al. A rigorous approach for selection of optimal variant sets for carrier screening with demonstration of clinical utility. Mol Genet Genom Med, 2015,3(4):363–373.

[7] Hallam S, Nelson H, Greger V, et al. Validation for clinical use of, and initial clinical experience with, a novel approach to population-based carrier screening using high-throughput, next-generation DNA sequencing. J Mol Diagn, 2014,16(2):180–189.

[8] Lazarin GA, Haque IS, Nazareth S, et al. An empirical estimate of carrier frequencies for 400+ causal Mendelian variants: Results from an ethnically diverse clinical sample of 23 453 individuals. Genet Med, 2013,15(3):178–186.

[9] Edwards JG, Feldman G, Goldberg J, et al. Expanded carrier screening in reproductive medicine—Points to consider. A joint statement of the American College of Medical Genetics and Genomics, American College of Obstetricians and Gynecologists, National Society of Genetic Counselors, Perinatal Quality Foundation, and Society for Maternal-Fetal Medicine. Obstet Gynecol, 2015,125(3):653–662.

[10] Martin J, Asan, Yi Y, et al. Comprehensive carrier genetic test using next-generation deoxyribonucleic acid sequencing in infertile couples wishing to conceive through assisted reproductive technology. Fertil Steril, 2015,104(5):1286–1293.

[11] Grody W, Thompson B, Gregg A, et al. ACMG position statement on prenatal/preconception expanded carrier screening. Genet Med, 2013,15(6):482–483.

[12] Bell CJ, Dinwiddie DL, Miller NA, et al. Carrier testing for severe childhood recessive diseases by next-generation sequencing. Sci Transl Med, 2011,3(65):65ra4.

[13] Azimi M, Schmaus K, Greger V, et al. Carrier screening by next-generation sequencing: Health benefits and cost effectiveness. Mol Genet Genom Med, 2016, 4(3):292–302.

[14] Kaback MM. Population-based genetic screening for reproductive counselling: The Tay-Sachs disease model. Eur J Pediatr, 2000(159):S192–S195.

[15] Srinivasan BS, Evans EA, Flannick J, et al. A universal carrier test for the long tail of Mendelian disease. Reprod Biomed Online, 2010,21(4):537–551.

[16] Ng SB, Buckinghsm KJ, Lee S, et al. Exome sequencing identifies the cause of a Mendelian disorder. Nat Genet, 2010,42(1):30–35.

[17] Roach JC, Glusman G, Smit AFA, et al. Analysis of genetic inheritance in a family quartet by whole-genome sequencing. Science, 2010,328(5978):636–639.

[18] Umbarger MA, Kennedy CJ, Saunders P, et al. Next-generation carrier screening. Genet Med, 2014, 16(2):132–140.

[19] Abulí A, Boada M, Rodríguez-Santiago B, et al. NGS-based assay for the identification of individuals carrying recessive genetic mutations in reproductive medicine. Hum Mutat, 2016,37(6):516–523.

[20] Richards S, Aziz N, Bale S, et al. Standards and guidelines for the interpretation of sequence variants: A joint consensus recommendation of the American College of Medical Genetics and Genomics and the Association for Molecular Pathology. Genet Med, 2015,17(5):405–423.

[21] Landrum MJ, Lee JM, Benson M, et al. ClinVar: Public archive of interpretations of clinically relevant

variants. Nucleic Acids Res, 2016,44(D1):D862–D868.

[22] Stenson PD, Mort M, Ball EV, et al. The Human Gene Mutation Database: Towards a comprehensive repository of inherited mutation data for medical research, genetic diagnosis and next-generation sequencing studies. Hum Genet, 2017(136):665–677.

第二章

男性不育中的减数分裂异常

Zaida Sarrate, Joan Blanco, Francesca Vidal

▌▌减数分裂概述

　　减数分裂是精子发生过程中的一个关键环节，使其最终产生含有单倍体基因组的精子，这一过程的详情已在大量修订版的专业著作中发表过[1-14]。在减数分裂中，DNA 复制一次伴随着两次连续的细胞分裂导致染色体数量减半，即第一次减数分裂同源染色体向两极分离导致染色体数量减半，第二次减数分裂是姐妹染色单体分离（图 2.1）。第一次减数分裂前期包含高度复杂的事件发生，并由细线期、偶线期、粗线期、双线期和终变期 5 个亚期组成。在第一次减数分裂前期，发生同源染色体配对，联会复合体的组装和解离，以及被称为减数分裂重组的同源染色体交叉互换。在男性减数分裂中，特别是在偶线期和粗线期阶段，X 和 Y 染色体形成一种称为性泡的特殊结构。前期 I（第一次减数分裂前期）结束时，二倍体染色体发生交叉互换，导致可见的重组发生；其次，在中期 I（第一次减数分裂中期），染色体高度凝集，交叉清晰可见，二倍体的同源染色体排列在赤道板上并在后期 I 向两极移动并分离。最终，第一次减数分裂产生了两个单倍体细胞（每条染色体包含两条姐妹染色单体）。第二次减数分裂过程中无 DNA 复制，姐妹染色单体间的内聚力消失，两条染色单体分离，产生四个单倍体细胞（每条染色体含有一个染色单体）。

　　减数分裂过程受到高度调控，包括用来检测染色体配对和分离异常的不同的细胞控制机制（检查点）。若染色体配对异常，粗线期检查点阻止细胞进入下一阶段[2,15]，这一阶段的生精停滞与染色体重组缺失或同源染色体联会缺失有关[8,16]。纺锤体组装检查点调控着中期 I 向后期 I（第一次减数分裂后期）的转变，它会使细胞一直停留在减数分裂中期 I 直到二倍体正确地指向纺锤体[17-18]，这是染色体正确分离的前提条件。

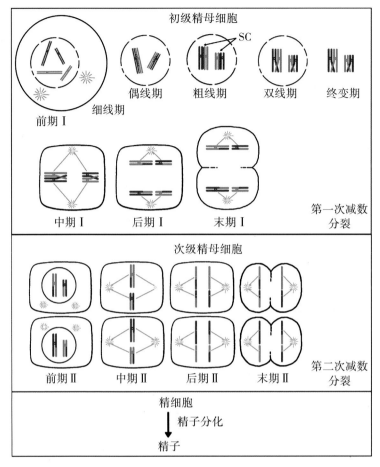

图 2.1　精子形成过程中的减数分裂概况。SC：联会复合体

▌▌▌研究方法

　　减数分裂的细胞遗传学研究主要检测特异性影响生殖系统的异常情况。因此，相关研究需要在睾丸组织细胞中进行。局部麻醉条件下进行活检获得睾丸组织并根据后续分析的类型使用适当的方法分离活检组织。自 20 世纪 80 年代以来，已经开展了数种细胞遗传学技术。这些技术基本上能够用于联会复合体的研究和减数分裂中染色体的分析[19]。

　　联会复合体组成元件和 *MLH*1 基因重组点的免疫染色（图 2.2）已被用于评价粗线期[20]染色体的联会和重组。此外，使用着丝粒特异的多色荧光原位杂交（cenM-FISH）技术或亚端粒标记技术[21-23]对每个联会复合体进行个体识别有助于更好地理解正常和异常的联会过程，然而，这些研究在临床中的应用有限，本章不做讨论。

　　与此相反，约有 9 个实验室用均匀染色法研究减数分裂染色体。简而言之，这个方案包括在低渗溶液（0.075 M KCl）中用机械法分解睾丸组织，随后用甲醇：乙酸固定液（3:1）固定细胞。将细胞悬液滴到载玻片上，用 Leishman 染液（20%）染色，最后用光学显微镜进行观察（图 2.3）。这种方法可以分析前期Ⅰ、中期Ⅰ和中期Ⅱ（第二次减数分裂中期）的染色体特征，并能鉴别这些阶段的减数分裂异常（图 2.4）。

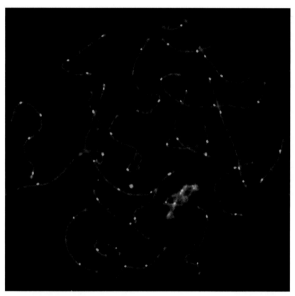

图 2.2　人类粗线期精母细胞免疫荧光图。联会复合体（SYCP3）染成红色，中心体（CREST）染成蓝色，*MLH*1 重组位点染成绿色

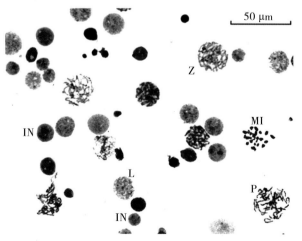

图 2.3　人类睾丸组织中生精细胞利什曼染色。IN：间期核；L：细线期；MI：中期Ⅰ；P：粗线期；Z：偶线期

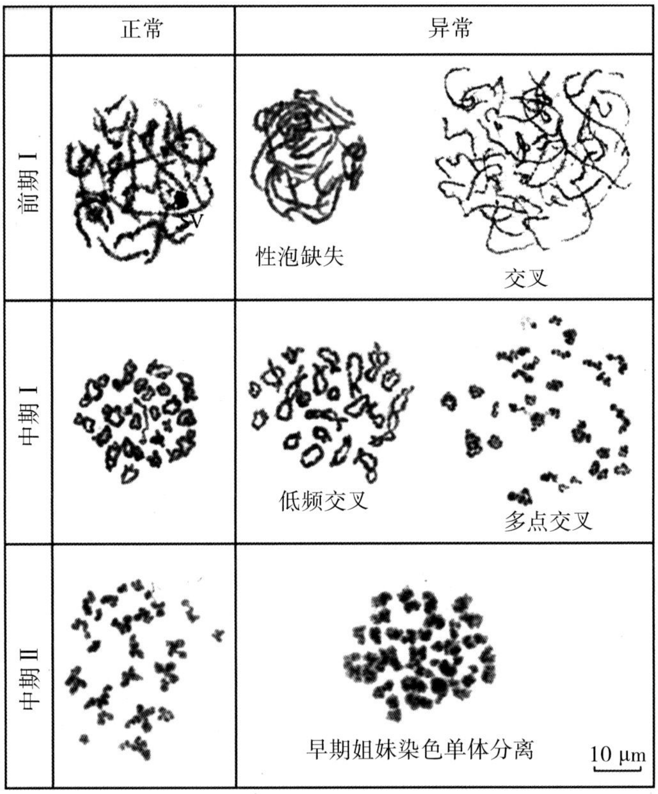

图2.4　人类睾丸组织活检减数分裂利什曼染色图。SV：性泡

多重荧光原位杂交技术（M-FISH）的实施使中期Ⅰ和中期Ⅱ染色体容易识别[24]（图2.5）。这种方法为用统一的染色技术来描述染色体减数分裂异常提供了新的数据，但由于此技术在成本和获得信息之间的不对称性而只局限于科学研究领域的应用[25-26]。

▐ 减数分裂异常的分类

减数分裂异常通常分为两类：不联会和联会消失。不联会是早前期染色体配对异常，无性泡形成，联会复合体异常，以及中期Ⅰ中染色体交叉数量大量减少[27-28]。联会消失是表面上染色体正常配对，直到粗线期有性囊泡形成，但在中期Ⅰ在某些联会复合体上出现可见异常及染色体交叉数目降低[28-29]。中期Ⅰ中的二倍体异常可能影响一个、数个或大部分染色体。此外，这些异常可能涉及所有细胞或与正常细胞系共存[19]。

在一个临床方案中，对统一染色制品的分析，能让我们完成"正常减数分裂"

男性不育中的减数分裂异常第二章

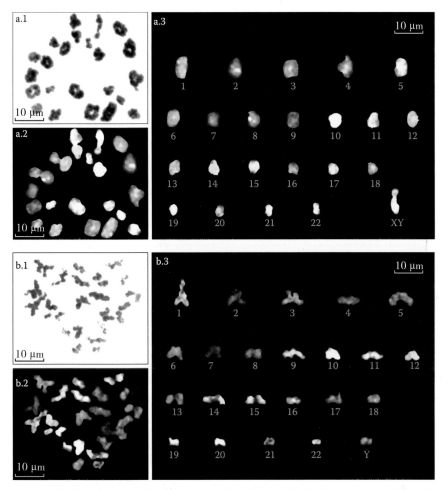

图2.5　利用利什曼染色和染色体FISH鉴定中期Ⅰ和中期Ⅱ的染色体。(a) 中期Ⅰ（MⅠ）。（b）中期Ⅱ（MⅡ）。a.1、b.1：利什曼染色；a.2、b.2：M-FISH 成像；a.3、b.3：M-FISH 核型

或"异常减数分裂"的诊断。正常减数分裂中，各级生精阶段细胞都呈现正常比例，显示正常细胞特征。在异常减数分裂中，通常由于减数分裂前期Ⅰ或中期Ⅰ细胞的积累，会导致部分生精细胞异常。如果出现低交叉数或存在单倍染色体等异常，也会出现异常的减数分裂。

低交叉数

每个二倍染色体交叉数的减少会影响它们在赤道板上排列的方向，从而影响后期Ⅰ中同源染色体的分离[1]。这种现象再结合调控机制的失控，可能会增加精子染色体异常的比例[30]。

已有很多作者描述过男性不育与低交叉数间的关系会影响这些个体的生殖

健康[19,37-41]。利用 M-FISH 技术已经证实由中等和大染色体形成的二倍体最易受这种现象影响[25]。尽管如此，由于这些染色体交叉基数多于两个[32]，交叉数减少很少会导致单价体产生。因此，精子 FISH 研究并没有显示中等和大染色体异常有更多的增加[37]。因此，在大多数情况下，至少有一个交叉的存在似乎保证了染色体在减数分裂过程中的正确分离。

单倍体的出现

同源染色体之间的交叉缺失影响了它们在中期 I 的定位，导致染色体分离错误并产生染色体异常的配子[42]。

一些研究报道在不育男性个体中出现了单倍体[19,32,37]。这种由染色体交叉数量极度减少引起的异常是精母细胞中最常出现的异常，通常涉及性染色体和小的常染色体[25]。前期 I 中同源染色体在配对、联会和（或）重组过程中的缺陷可能导致非交叉染色体的产生[5,7]。由于小常染色体（F 组和 G 组）和性染色体常呈现单个交叉[32]，因此它们被观察到呈单倍体的频率高就不足为奇了[35]。这一减数分裂行为与精子 FISH 研究结果是一致的，即性染色体和 G 组染色体（特别是 21 号染色体）是发生非整倍体比例最高的[37]。

减数分裂停滞

在不孕不育患者的某些生精阶段，以不定比例出现的减数分裂停滞已有研究者报道过[19,43]。粗线期和中期 I / 后期 I 阶段检查点的激活将会捕获和清除减数分裂异常的细胞[44]。根据改变的严重程度和控制机制的有效性，会发生精子完全阻滞或部分阻滞，将导致不同严重程度的无精子症、严重少精子症。据推测，精子数量少与染色体异常率增加有关，这可能是由于调控机制的低效造成的。

▌ 减数分裂异常与男性不育的关系

目前公布的数据显示，男性不育的患者常发生减数分裂异常[19]。对一组 1100 例不育症患者终变期 / 中期 I 的研究发现 6%~8% 的男性存在染色体联会异常[45]，这些患者包括染色体正常核型的无精子症和正常精子的患者，他们正在寻求不孕不育的建议。一项针对 103 名严重少弱精子症不育男性的研究显示，这些异常的发生率更高（17.5%）[46]。另一项对 60 名精子正常但具有长期不育史或体外受精（IVF）失败史的男性研究也发现，染色体联会异常率达 27%[19]。此外，一项针对 31 名不育男性的研究表明，应用 M-FISH 技术可以更好地描述减数分裂异常，结果显示这些异常可以达到 48.4% 并且与少精症密切相关[25]。

所有这些证据表明，在精子正常而长期不育或 IVF 失败（胚胎因素、不受精、反复 IVF 失败）或严重少精子症的不育男性中，开展减数分裂研究的最佳候选者是核型正常和不明原因的不育症患者[45]。

减数分裂在男性不育临床诊断中的研究

技术局限性

该技术成本低、速度快、易于操作、可靠。减数分裂图像的分析比较复杂，但有经验的检测人员很容易识别出异常情况。

然而，样本的特性常常成为研究的限制，这是由获得的材料比较少，只有少量细胞处于分裂期，部分细胞停滞在前期Ⅰ，只有少量中期Ⅰ和Ⅱ的精母细胞能用于分析等原因造成的。此外，由于染色体染色程序的一致性，再加上中期Ⅰ和Ⅱ染色体特征性的表现，很难识别出受特定异常影响的染色体。另一个局限性是从染色体制片中获得的染色体特征偶尔会与细胞遗传学分析的不一致。

最后，也是很重要的一点，为了确保分析结果的准确性，强烈建议不同实验室建立各自实验室内部的减数分裂正常值参考范围。

结果解释

减数分裂研究可以判断精子发生过程中减数分裂的进程是否正确，但在这一过程中观察到的异常现象并不总是与由此产生的精子异常率增加有关。从这个意义上说，同一个体的精子分别进行减数分裂研究和 FISH 分析，两者结果比较发现，74% 的患者的精子发生过程中异常细胞明显减少[37]，这很可能是由于检查点的激活会选择性地消除非整倍体细胞[47-48]。即便如此，异常减数分裂的诊断也将被用作解释染色体配对、重组和（或）减数分裂染色体分离等过程异常的依据，这表明精子发生受到损伤。

考虑到所有这些因素，应该提醒被诊断为减数分裂异常的个体有生殖风险，并强烈建议他们进行精子 FISH 分析（本卷见第 3 章），以确定在精子发生过程的最后时期染色体异常的最终结果。

致　谢

这项研究由 2014SGR-524 项目（西班牙加泰罗尼亚）和 CF-180034 项目（西班牙巴塞罗那自治大学）支持。

参考文献

[1] Petronczki M, Siomos MF, Nasmyth K. Un ménage à quatre: The molecular biology of chromosome segregation in meiosis. Cell, 2003,112(4):423–440.

[2] Burgoyne PS, Mahadevaiah SK, Turner JM. The consequences of asynapsis for mammalian meiosis. Nat Rev Genet, 2009,10(3):207–216.

[3] Ding DQ, Haraguchi T, Hiraoka Y. From meiosis to postmeiotic events: Alignment and recognition of homologous chromosomes in meiosis. FEBS J, 2010,277(3):565–570.

[4] Longhese MP, Bonetti D, Guerini I, et al. DNA double-strand breaks in meiosis: Checking their formation, processing and repair. DNA Repair, 2009,8(9):1127–1138.

[5] Handel MA, Schimenti JC. Genetics of mammalian meiosis: Regulation, dynamics and impact on fertility. Nat Rev Genet,2010(11):124–136.

[6] Maiato H, Lince-Faria M. The perpetual movements of anaphase. Cell Mol Life Sci, 2010, 67(13):2251–2269.

[7] Székvölgyi L, Nicolas A. From meiosis to postmeiotic events: Homologous recombination is obligatory but flexible. FEBS J, 2010,277(3):571–589.

[8] Kurahashi H, Kogo H, Tsutsumi M, et al. Failure of homologous synapsis and sex-specific reproduction problems. Front Genet, 2012(3):112.

[9] Watanabe Y. Geometry and force behind kinetochore orientation: Lessons from meiosis. Nat Rev Mol Cell Biol, 2012,13(6):370–382.

[10] Baudat F, Imai Y, de Massy B. Meiotic recombination in mammals: Localization and regulation. Nat Rev Genet, 2013,14(11):794–806.

[11] Miller MP, Amon A, Ünal E. Meiosis I: When chromosomes undergo extreme makeover. Curr Opin Cell Biol, 2013,25(6):687–696.

[12] Hunter N. Meiotic recombination: The essence of heredity. Cold Spring Harb Perspect Biol, 2015, 7(12):1–35.

[13] Manhart CM, Alani E. Roles for mismatch repair family proteins in promoting meiotic crossing over. DNA Repair, 2015(38):84–93.

[14] Cahoon CK, Hawley RS. Regulating the construction and demolition of the synaptonemal complex. Nat Struct Mol Biol, 2016,23(5):369–377.

[15] Subramanian VV, Hochwagen A. The meiotic checkpoint network: Step-by-step through meiotic prophase. Cold Spring Harb Perspect Biol, 2014(6):a016675.

[16] Li XC, Barringer BC, Barbash DA. The pachytene checkpoint and its relationship to evolutionary patterns of polyploidization and hybrid sterility. Heredity, 2009,102(1):24–30.

[17] Vogt E, Kirsch-Volders M, Parry J, et al. Spindle formation, chromosome segregation and the spindle checkpoint in mammalian oocytes and susceptibility to meiotic error. Mutat Res, 2008,651(1-2):14–29.

[18] Gorbsky GJ. The spindle checkpoint and chromosome segregation in meiosis. FEBS J, 2015, 282(13): 2471–2487.

[19] Egozcue J, Sarrate Z, Codina-Pascual M, et al. Meiotic abnormalities in infertile males. Cytogenet Genome Res, 2005,111(3-4):337–342.

[20] Barlow AL, Hultén MA. Combined immunocytogenetic and molecular cytogenetic analysis of meiosis I human spermatocytes. Chromosome Res, 1996,4(8):562–573.

[21] Oliver-Bonet M, Liehr T, Nietzel A, et al. Karyotyping of human synaptonemal complexes by cenMFISH. Eur J Hum Genet, 2003,11(11):879–883.

[22] Codina-Pascual M, Kraus J, Speicher MR, et al. Characterization of all human male synaptonemal complexes by subtelomere multiplex-FISH. Cytogenet Genome Res, 2004(107):18–21.

[23] Sun F, Oliver-Bonet M, Liehr T, et al. Human male recombination maps for individual chromosomes. Am J Hum Genet, 2004,74(3):521–531.

[24] Sarrate Z, Blanco J, Egozcue S, et al. Identification of meiotic anomalies with multiplex fluorescence in situ hybridization: Preliminary results. Fertil Steril, 2004,82(3):712–717.

[25] Sarrate Z, Vidal F, Blanco J. Meiotic abnormalities in metaphase I human spermatocytes from infertile males: Frequencies, chromosomes involved, and the relationships with polymorphic karyotype and seminal parameters. Asian J Androl, 2014(16):838–844.

[26] Sarrate Z, Blanco J, Valero O, et al. A comprehensive analysis of chromosomal anomalies in metaphase II spermatocytes from infertile patients. Asian J Androl, 2017(19):1–2. doi:10.4103/1008-682X.194819.

[27] Hultén M, Eliasson R, Tillinger KG. Low chiasma count and other meiotic irregularities in two infertile 46, XY men with spermatogenic arrest. Hereditas, 1970,65(2):285–290.

[28] Egozcue J. Patología de la meiosis// Diagnóstico de la Esterilidad Masculina, Marina S. Barcelona: ASESA, 1983: 167–177.

[29] Pearson PL, Ellis JD, Evans HJ. A gross reduction in chiasma formation during meiotic prophase and a defective DNA repair mechanism associated with a case of human male infertility. Cytogenetics,1970,9(6):460–467.

[30] Ioannou D, Tempest HG. Meiotic nondisjunction: Insights into the origin and significance of aneuploidy in human spermatozoa. Adv Exp Med Biol, 2015,868(1):1–21.

[31] McDermott A. The frequency and distribution of chiasmata in man. Ann Hum Genet, 1973,37(1):13–20.

[32] Skakkebaek NE, Bryant JI, Philip J. Studies on meiotic chromosomes in infertile men and controls with normal karyotypes. J Reprod Fertil, 1973,35(1):23–36.

[33] Chandley AC, Maclean N, Edmond P, et al. Cytogenetics and infertility in man. II. Testicular histology and meiosis. Ann Hum Genet, 1976,40(2):165–176.

[34] Lamont MA, Faed MJ, Baxby K. Comparative studies of spermatogenesis in fertile and subfertile men. J Clin Pathol, 1981,34(2):145–150.

[35] Laurie DA, Hultén MA. Further studies on bivalent chiasma frequency in human males with normal karyotypes. Ann Hum Genet, 2012,49(3):189–201.

[36] Uroz L, Rajmil O, Templado C. Meiotic chromosome abnormalities in fertile men: Are they increasing? Fertil Steril, 2011,95(1):141–146.

[37] Sarrate Z, Vidal F, Blanco J. Role of sperm fluorescent in situ hybridization studies in infertile patients: Indications, study approach, and clinical relevance. Fertil Steril, 2010,93(6):1892–1902.

[38] Rubio C, Gil-Salom M, Simón C, et al. Incidence of sperm chromosomal abnormalities in a risk population: Relationship with sperm quality and ICSI outcome. Hum Reprod, 2001,16(10):2084–2092.

[39] Carrell DT, Liu L, Peterson CM, et al. Sperm DNA fragmentation is increased in couples with unexplained recurrent pregnancy loss. Arch Androl, 2003,49(1):49–55.

[40] Vialard F, Hammoud I, Molina-Gomes D, et al. Gamete cytogenetic study in couples with implantation failure: Aneuploidy rate is increased in both couple members. J Assist Reprod Genet, 2008,25(11-12): 539–545.

[41] Caseiro AL, Regalo A, Pereira E, et al. Implication of sperm chromosomal abnormalities in recurrent abortion and multiple implantation failure. Reprod Biomed Online, 2015(31):481–485.

[42] Hassold T, Hunt P. To err (meiotically) is human: The genesis of human aneuploidy. Nat Rev Genet, 2001,2(4):280–291.

[43] Martin RH. Meiotic chromosome abnormalities in human spermatogenesis. Reprod Toxicol, 2006, 22(2):142–147.

[44] Hunt PA, Hassold TJ. Sex matters in meiosis. Science, 2002(296):2181–2183.

[45] Egozcue J, Templado C, Vidal F, et al. Meiotic studies in a series of 1100 infertile and sterile males. Hum Genet, 1983,65(2):185–188.

[46] Vendrell JM, García F, Veiga A, et al. Meiotic abnormalities and spermatogenic parameters in severe oligoasthenozoospermia. Hum Reprod, 1999,14(2):375–378.

[47] Blanco J, Farreras A, Egozcue J, et al. Meiotic behavior of the sex chromosomes in a 45,X/46,X,r(Y)/ 46,X,dic r(Y) patient whose semen was assessed by fluorescence in situ hybridization. Fertil Steril, 2003(79):913–918.

[48] Buwe A, Guttenbach M, Schmid M. Effect of paternal age on the frequency of cytogenetic abnormalities in human spermatozoa. Cytogenet Genome Res, 2005,111(3-4):213–228.

第三章

精子染色体分析

Lorena Rodrigo Vivó, Vanessa Peinado, Lucía Marín

‖ 引 言

　　不孕不育问题困扰着全世界 10%~15% 的育龄夫妇。1992 年，世界卫生组织（WHO）确认有 10%~30% 的不孕不育是由男方因素引起的[1]。很多男性不育的病因与遗传有关，如染色体异常、影响生殖系统或生精过程的基因缺陷。在男性减数分裂过程中，联会、重组和 DNA 修复过程发生错误能导致第一次减数分裂同源染色体异常分离或者第二次减数分裂过程中姐妹染色单体的异常分离，从而产生染色体数目异常的精子，如非整倍体精子或二倍体精子。

　　调控精子减数分裂不同阶段的几个检查点机制能够清除有缺陷的生殖细胞，确保精子的染色体含量正常。因此，精子发生可被阻滞在成熟过程中的任何阶段，若部分被阻滞，导致少精子症（精子数目减少）；若全部被阻滞，导致无精子症（没有精子）。然而，如果这些调控机制存在缺陷，任何异常的细胞系都可以避开检查点，导致染色体异常的精子产生。

　　对于严重男性因素导致不能生育的夫妇，卵胞浆内单精子注射技术（ICSI）增加了妊娠成功的机会。但是值得关注的是，通过 ICSI 技术获得妊娠的产前诊断数据表明胎儿新发的性染色体非整倍体和结构重排发生率升高[2-3]。这些妊娠中的染色体畸变大多数是父源性的[4-5]，并且源于不育男性的精子质量问题[6-7]。在染色体核型正常的不育男性中，有 2%~26% 的人表现出局限于生殖细胞系的细胞遗传学异常[8-9]，这使得精子染色体研究特别重要。

　　第一项精子染色体研究出现在 1970 年，当时使用的是对特定染色体区域的差异性染色。精子总体非整倍体率约为 38%，其中性染色体为 1.4%，常染色体平均为 2%[10]。有人认为这些非整倍体率被高估了，可能是因为当时的染色体特异性检测技术水平较低的缘故。1978 年，有人发明了一种精子与没有透明带的仓鼠卵母细胞融合的技术[11]，该技术在 1982 年被标准化[12]，并能够提供精子全部染色体组成的信息。然而，该技术流程复杂，劳动强度大，一般仅限于分析有受精能力的精子。在 20 世纪 80 年代中期出现了采用放射性同位素标记特定 DNA 探针的原位杂交技术[13]，后来在 20 世纪 90 年代开发了非放射性同位素标记 DNA 探针技术，使得精子染色体可通过荧光原位杂交（FISH）技术在显微镜下直接观察[14]。

精子染色体分析的 FISH 技术

FISH 技术使用荧光标记的 DNA 探针直接与间期精子核中的特定 DNA 序列结合，通过荧光显微镜观察杂交信号，可以鉴定射出精子、附睾和睾丸精子核中的染色体数目异常。如果同时使用针对不同染色体的特异性探针可以快速且相对简单地评估大量精子，从而检测出染色体结构和数目异常[15-16]。在应用 FISH 技术之前，必须先将精子固定并铺展在载玻片上，避免重叠；使用还原剂将鱼精蛋白之间的二硫键打开以使精子核去凝集，从而允许 DNA 探针进入；然后精子双链 DNA 和 FISH 探针在高温孵育下变性；最后精子核与 DNA 探针共孵育并杂交形成互补的双链结构（图 3.1）。

精子的 FISH 检测技术通常使用着丝粒、基因座特异性和亚端粒荧光 DNA 探针进行检测。对于染色体结构重排的分离研究，可以使用这三类探针组合去分析特定的重排情况。然而，在性染色体数目异常携带者或正常核型的不育男性患者中，最常分析的是 13、18、21 号染色体，以及 X 和 Y 染色体，因为这些染色体的非整倍体不是致死性的，胎儿能够存活并出生（图 3.2）。

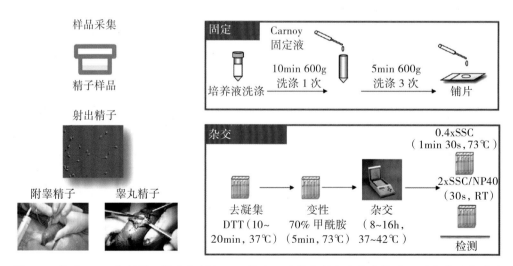

图 3.1　精子 FISH 分析样品提取与制备。从精液、附睾或睾丸中收集精子，固定液固定并铺片在载玻片上。用特异荧光标记的 DNA 探针进行杂交并分析。DTT：二硫苏糖醇；xSSC：柠檬酸钠缓冲液；NP40：一种细胞裂解液；RT：逆转录

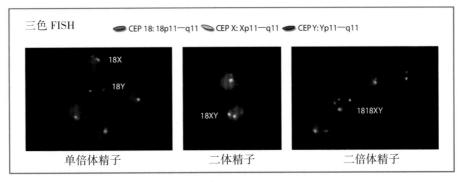

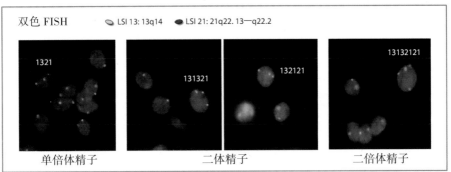

图 3.2　荧光显微镜观测精子 FISH 信号。用三色荧光标记的 18 号染色体、X 和 Y 染色体的着丝粒探针（CEP）和二色荧光标记的 13 号和 21 号染色体的基因座特异标识探针与精子染色体进行杂交。有 1 个常染色体荧光信号和 1 个性染色体（X 或 Y）信号的精子被认为是正常的单倍体精子；一个染色体有两个信号，而其他染色体有 1 个信号的精子被认为是异常的二体精子；所有检测的染色体均有两个信号的精子是异常的二倍体精子

在具有正常染色体核型的健康男性人群中，精子总体非整倍体率约为 6%，其中性染色体二体发生率为 0.31%，常染色体二体发生率平均为 0.12%[16]。鉴于这么低的非整倍体率，在临床应用中建议每份精液最低要计数 1000 个精子的染色体情况；但是对于精子数量很少的病例，例如隐匿精子症或无精子症，这个数字会更小。经过评估之后，与正常可生育男性人群对照组比较，某份精子样本染色体数目异常（非整倍体和或二倍体）的精子比例显著增高，那么这份精子样品的 FISH 结果被判定为异常。

‖ 适应证

目前，精子的 FISH 分析被用于男性不育的诊断方案中，以评估染色体缺陷向子代传递的风险。区别具有正常和异常核型的不育男性需进行精子 FISH 分析，指征如下。

异常核型的男性不育患者

·性染色体数目异常的携带者。克氏综合征（47，XXY）和XYY综合征（47，XYY）患者有生精功能低下、精子质量差、异常染色体构成等风险[17-20]。Blanco等的报道表明，这些男性患者精子中性染色体非整倍体的发生率为1%~20%，二倍体精子发生率为1%[21]。

·染色体结构异常的携带者。平衡的染色体重排携带者，例如罗伯逊易位或相互易位和倒位，即使在配子形成过程中染色体有不同范围的改变，也可能会产生正常精子症或少精子症，甚至无精子症。精子形成后，有一定比例的精子存在染色体不平衡[22]。染色体重排的非平衡精子的发生率，罗伯逊易位携带者为10%~40%，相互易位携带者为50%~65%，倒位携带者为1%~55%[23]。

正常核型的男性不育患者

·睾丸病理示减数分裂受损。减数分裂粗线期，精子中染色体重组率低与精子非整倍体率高相关[24]，多为性染色体异常[25]。事实上，生精细胞中性染色体重组位点的缺失与精子中性染色体二体间有显著的相关性[26]。Peinado等最近的研究也表明，与输精管结扎后的梗阻性无精子症的对照组相比，81.2%的非梗阻性无精子症患者具有更低的染色体重组水平，且精子FISH结果也是异常的，与对照组相比二体精子比例增加了4倍[27]。

·精液参数改变。大多数针对少弱精子症患者的研究表明，与正常精子对照组相比，患者组精子非整倍体率和二倍体率升高[28-35]。性染色体是受影响最大的染色体，非整倍体率似乎与少精子症的严重程度直接相关，精子浓度低于$5×10^6$/mL的患者具有更高的精子非整倍体率[36-46]（图3.3[47]）。在无精子症患者的睾丸精子中也观察到同样的相关性，主要是非梗阻性无精子症患者[37,44,48-52]，其中高达42%的男性有异常的精子FISH结果[53]。

然而，这种相关性在精子的活力和形态方面似乎不那么明显。不同的研究都将注意力集中在单纯的弱精子症上，即使将同一份样本中活动精子与不动精子分别进行FISH分析[54-55]，也没发现精子活力与减数分裂错误的相关性[42]。虽然如此，在伴有特定精子鞭毛畸形的单纯严重弱精子症的病例中，发现其与精子减数分裂错误有更高的相关性[35,56-57]。对于单纯畸形精子症的患者，非整倍体和多倍体的发生率升高似乎与孤立性畸形精子症如大头精子、多尾精子等特定形态学缺陷有关[58-63]。

·化疗和放疗。大多数的化疗和放疗具有生殖毒性，并在不同程度上影响精子的生成，其影响程度与治疗的种类和时间相关。有报道显示，与基础水平

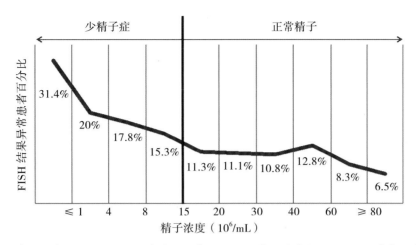

图3.3 精子浓度与 FISH 结果的关系。图中结果显示精子浓度与 FISH 结果异常的患者比例呈负相关。（摘自 Rodrigo L, Mateu E, Peinado V, et al. Why Preimplantation Genetic Screening (PGS) improves clinical outcome in couples with low sperm counts? Impact of spermaneuploidy. 14th International Conference on PGDIs, Chicago, IL, 2015.）

相比，治疗 6 个月后，二倍体精子以及常染色体、性染色体为非整倍体的精子数量增加了 5 倍[64-66]；而且，一般来说，这些比率会在接受治疗后 18~24 个月下降到基础水平[67]。有几项研究也报道了霍奇金淋巴瘤与生精功能受损之间的关系，其中一些研究发现，在治疗前非整倍体精子已显著增加[68-69]。这些数据表明肿瘤本身也可以诱发减数分裂的错误。

·不明原因复发性流产的妊娠史。流产物中大约 66% 的异常核型为父方来源[70]。已有研究报道复发性流产病例中存在男方减数分裂异常[8,50]和精子的非整倍体问题[42,71-76]。这些研究大多报道了精子染色体二体发生率的增加，并且在采用供卵助孕发生复发性流产的患者亚群中，男方精子二倍体率升高[72]。而且，在复发性流产夫妇，精子非整倍体率增加的男性比例也较高[77]。

·反复种植失败的临床经历。有研究表明携带异常染色体的精子与卵子受精，可能导致胚胎着床失败[30]。一项对 3 次或 3 次以上 ICSI 周期失败的患者研究表明，31.6% 的患者性染色体二体精子比例升高[42]。更近的一些研究也表明精子 FISH 结果异常患者的 ICSI 助孕周期妊娠率和胚胎种植率均降低[78-80]。

·染色体病妊娠史。在有父源染色体异常，例如唐氏综合征（21 三体）、克氏综合征（XXY 三体）和特纳综合征（X 单体）等的子代中，男性受染色体改变的影响，精子会有 1%~20% 的非整倍体发生率[81-84]。

精子染色体异常的临床影响

作为一项临床诊断工具，精子 FISH 分析应该具有评估不育夫妇生育可能性的临床预测功能。因此，应根据影响临床结局的程度来评估 FISH 的异常结果。

在临床结局层面上，染色体异常的精子比例升高与实施 ICSI 周期的不育夫妇中临床妊娠率下降和流产率风险增加相关。Rubio 等（2001）[42] 比较了精子 FISH 结果正常的 108 个 ICSI 周期和精子 FISH 结果异常的 23 个 ICSI 周期的患者的临床结局，结果表明两组具有相似的受精率（71.5% vs. 74.5%），FISH 结果正常组有更高的临床妊娠率（36.5% vs. 23.6%）和更低的流产率（54.8% vs. 80.0%）。同样，Burrello 等（2003）[79] 分析了 48 例 ICSI 周期患者的临床结局，他们发现与正常发病率（正常值 <1.55%）组相比，精子非整倍体率较高的患者的妊娠率更低（34% vs. 75%），着床率也更低（13% vs. 34%），而流产率则更高（38.9% vs. 11.1%）；但是受精率和胚胎质量两组相当。在更近一些的研究中，Rodrigo 等 [46] 回顾性分析了无任何复发性流产史和反复种植失败史的男方因素不孕不育夫妇的生育结局。与精子 FISH 结果正常的夫妇相比，精子 FISH 结果异常的夫妇的传统 IVF/ICSI 周期结局显示胚胎移植率显著降低（64.0% vs. 84.8%），胚胎移植平均胚胎数增加（2.3 ± 0.9 vs. 2.0 ± 0.6），而妊娠率（22.9% vs. 30.8%）和着床率均降低（12.4% vs. 21.4%）。Nicopoullos 等 [80] 也发现，与 ICSI 后妊娠的患者相比，未获得妊娠的患者具有更高的精子非整倍体率（2.37% vs. 1.18%），而且精子非整倍体率每增加 1%，临床妊娠率就下降 72.2%。在另一项研究中，Petit 等 [78] 发现与 1~3 个 ICSI 周期获得妊娠的病例比较，≥ 4 个 ICSI 周期仍未获妊娠的病例中，其男方精子的非整倍体精子和二倍体精子的比例更高。

在胚胎层面上，植入前非整倍体遗传学检测（PGT-A）技术能够在胚胎层面上分析高比例的非整倍体精子对胚胎染色体构成的影响。一些研究报道了更高的异常胚胎发生率，其中性染色体非整倍体率和嵌合体胚胎发生率最高 [17,85–90]。在精子 FISH 结果异常或减数分裂受损的少精子症及无精子症患者中，胚胎遗传学异常比例为 43%~78% [17,86–94]。在那些携带 Y 染色体微缺失的严重少精子症和隐匿精子症的患者中胚胎非整倍体增加得更多，尤其是 X 染色体单体 [95]。研究表明不同类型的精子染色体异常对胚胎染色体的构成带来的影响亦不同，因此，性染色体二体精子比例升高与非致死性非整倍体胚胎比例升高相关（Patau 综合征、Edwards 综合征、唐氏综合征、克氏综合征、特纳综合征、XXX 综合征、XYY 综合征）。与此相反，二倍体精子比例升高与三倍体胚胎增加有关，但这些胚胎大多数在分娩之前就流产了[17]。

在染色体易位携带者中，异常染色体配子的比例与异常胚胎的比例具有相关性[96]。在正常染色体核型的患者中，一项对 249 例严重的单纯男方因素的 PGT-A 周期回顾性分析表明遗传学异常胚胎比例与精子总体非整倍体率呈线性相关[97]。

在子代层面上，对唐氏综合征、克氏综合征和特纳综合征患儿父母进行的几项研究表明，精子染色体异常增加，染色体异常患儿增加。在对父源性的唐氏综合征患儿的两名父亲进行的一项研究显示，精子 21 号染色体二体率分别为 0.75% 和 0.78%[81]。类似研究也报道了在发生流产或子代为性染色体异常（特纳综合征或克氏综合征）携带者的夫妇中，精子染色体非整倍体率升高，为 0.20% ~24.7%[82-84,98-100]。

▌ 临床生育咨询

正如本章前文所述，精子染色体数量异常会导致临床结局异常，例如不育问题或子代遗传风险增加。所以，当在精子中发现 FISH 结果异常时，必须对患者夫妇进行临床遗传咨询。另外，应当根据精子异常的严重程度向临床提供可行的建议（图 3.4）。

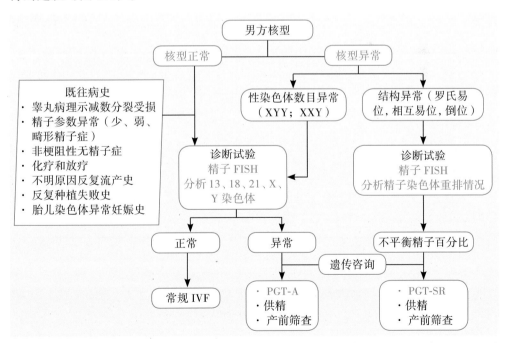

图 3.4　管理流程图。FISH：荧光原位杂交；IVF：体外受精；PGT-SR：对染色体结构重排进行植入前遗传学检测；PGT-A：对非整倍体进行植入前遗传学检测

1. 与对照人群相比，那些精子非整倍体率显著增加的患者可选择 PGT-A 助孕，因为 PGT-A 能够提高怀健康胎儿的成功率[86-88]。一组对精子中 9 条染色体行 FISH 分析后行 PGT-A 周期的回顾性研究表明，与精子 FISH 结果正常组比较，精子 FISH 结果异常组获得了更高的临床妊娠率（39.7% *vs.* 28.3%）和胚胎种植率（33.8% *vs.* 21.4%），但其平均胚胎移植数却少于正常组（1.6 ± 0.6 *vs.* 1.7 ± 0.6）。有意思的是，精子 FISH 结果正常的患者无论是常规 IVF/ICSI 周期还是 PGT-A 周期，其临床结局相似；而精子 FISH 结果异常的患者行 PGT-A 后，有更高的临床妊娠率和胚胎种植率[46]。而且，对男方因素导致的不孕不育夫妇提供 24 条染色体非整倍体筛查后患者表现出更好的临床结局，有 83.6% 的周期至少有 1 个整倍体胚胎可移植，每个移植周期临床妊娠率为 62.9%，种植率为 54.2%，活产率为 50.9%[94]。

2. 对于因减数分裂严重受损而导致的异常精子比例增加特别高的病例，选择供精能够提供更好的临床结局和更大的生育健康宝宝的机会。

参考文献

[1] World Health Organization. Recent Advances in Medically Assisted Conception. WHO Technical Report Series 820. Geneva: World Health Organization, 1992.

[2] Van Steirteghem A, Bonduelle M, Devroey P, et al. Follow-up of children born after ICSI. Hum Reprod Update, 2002,8(2):111–116.

[3] Bonduelle M, Van Assche E, Joris H, et al. Prenatal testing in ICSI pregnancies: Incidence of chromosomal anomalies in 1586 karyotypes and relation to sperm parameters. Hum Reprod, 2002,17(10):2600–2614.

[4] Van Opstal D, Los F, Ramlakhan S, et al. Determination of the parent of origin in nine cases of prenatally detected chromosome aberrations found after intracytoplasmic sperm injection. Hum Reprod, 1997(12):682–686.

[5] Meschede D, Lemcke B, Exeler JR, et al. Chromosome abnormalities in 447 couples undergoing intracytoplasmic sperm injection—Prevalence, types, sex distribution and reproductive relevance. Hum Reprod, 1998,13(3):576–582.

[6] In't Veld P, Branderburg H, Verhoeff A, et al. Sex chromosomal abnormalities and intracytoplasmic sperm injection. Lancet, 1995(346):773.

[7] Bonduelle M, Aytoz A, Van Assche E, et al. Incidence of chromosomal aberrations in children born afterassisted reproduction through intracytoplasmic sperm injection. Hum Reprod, 1998,13(4):781–782.

[8] Vendrell JM, García F, Veiga A, et al. Meiotic abnormalities and spermatogenic parameters in severe oligoasthenozoospermia. Hum Reprod, 1999,14(2):375–378.

[9] Egozcue S, Vendrell JM, García F, et al. Increased incidence of meiotic anomalies in oligoasthenozoos-permic males preselected for intracytoplasmic sperm injection. J Assist Reprod Genet, 2000,17(6):307–309.

[10] Pawlowitski IH, Pearson PL. Chromosomal aneuploidy in human spermatozoa. Humangenetik, 1972,16(1-2):119–122.

[11] Rudak E, Jacobs PA, Yanagimachi R. Direct analysis of the chromosome constitution of human spermatozoa. Nature, 1978,274(5674):911–913.

[12] Martin RH, Balkan W, Burns K, et al. Direct chromosomal analysis of human spermatozoa. Am J Hum Genet, 1982,34(3):459–468.

[13] Joseph AM, Gosden JR, Chandley AC. Estimation of aneuploidy levels in human spermatozoa using chromosome-specific probes and in situ hybridization. Hum Genet, 1984, 66(2-3):234–238.

[14] Wyrobek AJ, Alhborn T, Balhorn R, et al. Fluorescence in situ hybridization to Y chromosome in decondensed human sperm nuclei. Mol Reprod Dev, 1990, 27(3):200–208.

[15] Downie SE, Flaherty SP, Matthews CD. Detection of chromosomes and estimation of aneuploidy in human spermatozoa using fluorescence in-situ hybridization. Mol Hum Reprod, 1997,3(7):585–598.

[16] Egozcue J, Blanco J, Vidal F. Chromosome studies in human sperm nuclei using fluorescence in-situ hybridization (FISH). Hum Reprod Update, 1997, 3(5):441–452.

[17] Rodrigo L, Peinado V, Mateu E, et al. Impact of different patterns of sperm chromosomal abnormalities on the chromosomal constitution of preimplantation embryos. Fertil Steril, 2010, 94(4):1380–1386.

[18] González-Merino E, Hans C, Abramowicz M, et al. Aneuploidy study in sperm and preimplantation embryos from nonmosaic 47, XYY men. Fertil Steril, 2007, 88(3):600–606.

[19] García-Quevedo L, Blanco J, Serrate Z, et al. Hidden mosaicism in patients with Klinefelter's syndrome: Implications for genetic reproductive counselling. Hum Reprod, 2011, 26(12):3486–3493.

[20] Vialard F, Bailly M, Bouazzi H, et al. The high frequency of sperm aneuploidy in Klinefelter patients and in non-obstructive azoospermia is due to meiotic errors in euploid spermatocytes. J Androl, 2012, 33(6): 1352–1359.

[21] Blanco J, Egozcue J, Vidal F. Meiotic behaviour of the sex chromosomes in three patients with sex chromosome anomalies (47,XXY, mosaic 46,XY/47,XXY and 47,XYY) assessed by fluorescence in-situ hybridization. Hum Reprod, 2001(16):887–892.

[22] Rosenbusch B. Somatic chromosomal abnormalities in couples undergoing infertility treatment by intracytoplasmic sperm injection. J Genet, 2010, 89(1):105–108.

[23] Antón E, Vidal F, Blanco J. Role of sperm FISH studies in the genetic reproductive advice of structural reorganization carriers. Hum Reprod, 2007(22):2088–2092.

[24] Ma S, Ferguson K, Arsovs.ka S, et al. Reduced recombination associated with the production of aneuploid sperm in an infertile man: A case report. Hum Reprod, 2005, 21(4):980–985.

[25] Ferguson KA, Chan Wong E, Chow V, et al. Abnormal meiotic recombination in infertile men and its association with sperm aneuploidy. Hum Mol Genet, 2007,16(23):2870–2879.

[26] Sun F, Mikhaail-Philips M, Oliver-Bonet M, et al. Reduced meiotic recombination on the XY bivalent is correlated with an increased incidence of sex chromosome aneuploidy in men with nonobstructive azoospermia. Mol Hum Reprod, 2008, 14(7):399–404.

[27] Peinado Cervera V. Estudio de anomalías meióticas y aneuploidías en pacientes con azoospermia secretora. Universidad de Valencia, Valencia. Roderic.uv.es, 2016.

[28] Moosani N, Pattinson HA, Carter MD, et al. Chromosomal analysis of sperm from men with idiopathic infertility using sperm karyotyping and fluorescence in situ hybridization. Fertil Steril, 1995, 64(4):811–817.

[29] Lähdetie J, Saari N, Ajosenpää-Saari M, et al. Incidence of aneuploid spermatozoa among infertile men studied by multicolor fluorescence in situ hybridization. Am J Med Genet, 1997,71(1):115–121.

[30] Pang MG, Hoegerman SF, Cuticchia AJ, ct al. Dctcction of ancuploidy for chromosomes 4, 6, 7, 8, 9, 10, 11, 12, 13, 17, 18, 21, X and Y by fluorescence in-situ hybridization in spermatozoa from nine patients with oligoasthenozoospermia undergoing intracytoplasmic sperm injection. Hum Reprod, 1999, 14(5):1266–1273.

[31] Pfeffer J, Pang MG, Hoegerman SF, et al. Aneuploidy frequencies in semen fractions from ten oligoasthenoteratozoospermic patients donating sperm for intracytoplasmic sperm injection. Fertil Steril, 1999, 72(3):472–478.

[32] Gole LA, Wong PF, Ng PL, et al. Does sperm morphology play a significant role in increased sex chromosomal disomy? A comparison between patients with teratozoospermia and OAT by FISH. J Androl, 2001(22):759–763.

[33] Schmid TE, Kamischke A, Bollwein H, et al. Genetic damage in oligozoospermic patients detected by fluorescence in-situ hybridization, inverse restriction site mutation assay, sperm chromatin structure assay and the Comet assay. Hum Reprod, 2003,18(7):1474–1480.

[34] Liu CH, Tsao HM, Cheng TC, et al. DNA fragmentation, mitochondrial dysfunction and chromosomal aneuploidy in the spermatozoa of oligoasthenoteratozoospermic males. J Assist Reprod Genet, 2004, 21(4):119–126.

[35] Tempest HG, Homa ST, Dalakioridou M, et al. The association between male infertility and sperm disomy: Evidence for variation in disomy levels among individuals and correlation between particular semen parameters and disomy of specific chromosome pairs. Reprod Biol Endocrinol, 2004, 2(1):82.

[36] Bernardini L, Borini A, Preti S, et al. Study of aneuploidy in normal and abnormal germ cells from semen of fertile and infertile men. Hum Reprod, 1998, 13(12):3406–3413.

[37] Bernardini L, Gianaroli L, Fortini d, et al. Frequency of hyper-, hypohaploidy and diploidy in ejaculate, epididymal and testicular germ cells of infertile patients. Hum Reprod, 2000, 15(10):2165–2172.

[38] Rives N, Saint Clair A, Mazurier S, et al. Relationship between clinical phenotype, semen parameters and aneuploidy frequency in sperm nuclei of 50 infertile males. Hum Genet, 1999, 105(3):266–272.

[39] Vegetti W, Van Assche E, Frias A, et al. Correlation between semen parameters and sperm aneuploidy rates investigated by fluorescence in-situ hybridisation in infertile men. Hum Reprod, 2000,15(2):351–365.

[40] Ushijima C, Kumasako Y, Kihaile PE, et al. Analysis of chromosomal abnormalities in human spermatozoa using multi-colour fluorescence in-situ hybridization. Hum Reprod, 2000, 15(5):1107–1111.

[41] Nishikawa N, Murakami I, Ikuta K, et al. Sex chromosomal analysis of spermatozoa from infertile men using fluorescence in situ hybridization. J Assist Reprod Genet, 2000(17):97–102.

[42] Rubio C, Gil-Salom M, Simón C, et al. Incidence of sperm chromosomal abnormalities in a risk population: Relationship with sperm quality and ICSI outcome. Hum Reprod, 2001, 16(10):2084–2092.

[43] Calogero AE, De Palma A, Grazioso C, et al. High sperm aneuploidy rate in unselected infertile patients and its relationship with intracytoplasmic sperm injection outcome. Hum Reprod, 2001, 16(7):1433–1439.

[44] Martin RH, Rademaker AW, Greene C, et al. A comparison of the frequency of sperm chromosome abnormalities in men with mild, moderate and severe oligozoospermia. Biol Reprod, 2003, 69(2):535–539.

[45] Miharu N. Chromosome abnormalities in sperm from infertile men with normal somatic karyotypes: Oligozoospermia. Cytogenet Genome Res, 2005, 111(3–4):347–351.

[46] Rodrigo L, Rubio C, Mateu E, et al. FISH on sperm to identify infertile male patients with higher

aneuploidy risk. Hum Reprod, 2013, 28(S1):458.

[47] Rodrigo L, Mateu E, Peinado V, et al. Why Preimplantation Genetic Screening (PGS) improves clinical outcome in couples with low sperm counts? Impact of spermaneuploidy. 14th International Conference on PGDIs, Chicago, IL, 2015.

[48] Levron J, Aviram-Goldring A, Madgar I, et al. Sperm chromosome abnormalities in men with severe male factor infertility who are undergoing in vitro fertilization with intracytoplasmic sperm injection. Fertil Steril, 2001, 76(3):479–484.

[49] Burrello N, Calogro AE, De Palma A, et al. Chromosome analysis of epididymal and testicular spermatozoa in patients with azoospermia. Eur J Hum Genet, 2002(10):362–366.

[50] Mateizel I, Verheyen G, Van Assche E, et al. FISH analysis of chromosome X, Y and 18 abnormalities in testicular sperm from azoospermic patients. Hum Reprod, 2002, 17(9):2249–2257.

[51] Palermo GD, Colombero LT, Hariprashad JJ, et al. Chromosome analysis of epididymal and testicular sperm in azoospermic patients undergoing ICSI. Hum Reprod, 2002, 17(3):570–575.

[52] Rodrigo L, Rubio C, Mateu E, et al. Analysis of chromosomal abnormalities in testicular and epididymal spermatozoa from azoospermic ICSI patients, by fluorescence in-situ hybridisation (FISH). Hum Reprod, 2004, 19(1):118–123.

[53] Rodrigo L, Rubio C, Peinado V, et al. Testicular sperm from patients with obstructive and nonobstructive azoospermia: Aneuploidy risk and reproductive prognosis using testicular sperm from fertile donors as control samples. Fertil Steril, 2011, 95(3):1005–1012.

[54] Samura O, Miharu N, He H, et al. Assessment of sex chromosome ratio and aneuploidy rate in motile spermatozoa selected by three different methods. Hum Reprod, 1997, 12(11):2437–2442.

[55] Zeyneloglu HB, Baltaci V, Ege S, et al. Detection of chromosomal abnormalities by fluorescent in-situ hybridization in immotile viable spermatozoa determined by hypo-osmotic sperm swelling test. Hum Reprod, 2000, 15(4):853–856.

[56] Hristova R, Ko E, Greene C, et al. Chromosome abnormalities in sperm from infertile men with astheno-teratozoospermia. Biol Reprod, 2002, 66(6):1781–1783.

[57] Rives NM. Chromosome abnormalities in sperm from infertile men with normal somatic karyotypes: Asthenozoospermia. Cytogenet Genome Res, 2005, 111(3–4):358–362.

[58] In't Veld PA, Broekmans FJ, de France HF, et al. Intracytoplasmic sperm injection (ICSI) and chromosomally abnormal spermatozoa. Hum Reprod, 1997, 12(4):752–754.

[59] Viville S, Mollard R, Bach ML, et al. Do morphological anomalies reflect chromosomal aneuploidies? Case report. Hum Reprod, 2000, 15(12):2563–2566.

[60] Devillard F, Metzler-Guillemain C, Pelletier R, et al. Polyploidy in large-headed sperm: FISH study of three cases. Hum Reprod, 2002, 17(5):1292–1298.

[61] Vicari E, de Palma A, Burrello N, et al. Absolute polymorphic teratozoospermia in patients with oligoasthenozoospermia is associated with an elevated sperm aneuploidy rate. J Androl, 2003, 24(4):598–603.

[62] Lewis-Jones I, Aziz N, Seshadri S, et al. Sperm chromosomal abnormalities are linked to sperm morphologic deformities. Fertil Steril, 2003, 79(1):212–215.

[63] Mateu E, Rodrigo L, Prados N, et al. High incidence of chromosomal abnormalities in large-headed and multiple-tailed spermatozoa. J Androl, 2006, 27(1):6–10.

[64] Robbins WA, Meistrich ML, Moore D, et al. Chemotherapy induces transient sex chromosomal and

autosomal aneuploidy in human sperm. Nat Genet, 1997(16):74–78.

[65] Martin RH, Ernst S, Rademaker A, et al. Analysis of sperm chromosome complements before, during, and after chemotherapy. Cancer Genet Cytogenet, 1999, 108(2):133–136.

[66] Frias S, Van Hummelen P, Meistrich ML, et al. NOVP chemotherapy for Hodgkin's disease transiently induces sperm aneuploidies associated with the major clinical aneuploidy syndromes involving chromosomes X, Y, 18, and 21. Cancer Res, 2003, 63(1):44–51.

[67] Tempest HG, Ko E, Chan P, et al. Sperm aneuploidy frequencies analysed before and after chemotherapy in testicular cancer and Hodgkin's lymphoma patients. Hum Reprod, 2008, 23(2):2518.

[68] Viviani S, Ragni G, Santoro A, et al. Testicular dysfunction in Hodgkin's disease before and after treatment. Eur J Cancer, 1991, 27(11):1389–1392.

[69] Rueffer U, Breuer K, Josting A, et al. Male gonadal dysfunction in patients with Hodgkin's disease prior to treatment. Ann Oncol, 2001, 12(9):1307–1311.

[70] Kim JW, Lee WS, Yoon TK, et al. Chromosomal abnormalities in spontaneous abortion after assisted reproductive treatment. BMC Med Genet, 2010, 3(11):153. doi:10.1186/1471-2350-11-153.

[71] Giorlandino C, Calugi G, Iaconianni L, et al. Spermatozoa with chromosomal abnormalities may result in a higher rate of recurrent abortion. Fertil Steril, 1998, 70(3):576–577.

[72] Rubio C, Simón C, Blanco J, et al. Implications of sperm chromosome abnormalities in recurrent miscarriage. J Assist Reprod Genet, 1999,16(5):253–258.

[73] Carrell DT, Wilcox AL, Lowy L, et al. Elevated sperm chromosome aneuploidy and apoptosis in patients with unexplained recurrent pregnancy loss. Obstet Gynecol, 2003, 101(6):1229–1235.

[74] Somprasit C, Aguinaga M, Cisneros PL, et al. Paternal gonadal mosaicism detected in a couple with recurrent abortions undergoing PGD: FISH analysis of sperm nuclei proves valuable. Reprod Biomed Online, 2004, 9(2):225–230.

[75] Bernardini LM, Costa M, Bottazzi C, et al. Sperm aneuploidy and recurrent pregnancy loss. Reprod Biomed Online, 2004, 9(3):312–320.

[76] Al-Hassan S, Hellani A, Al-Shahrani A, et al. Sperm chromosomal abnormalities in patients with unexplained recurrent abortions. Arch Androl, 2005, 51(1):69–76.

[77] Ramasamy R, Scovell JM, Kovac JR, et al. Fluorescence in situ hybridization detects increased sperm aneuploidy in men with recurrent pregnancy loss. Fertil Steril, 2015, 103(4):906–909. doi:10.1016/j.fertnstert.01.029

[78] Petit FM, Frydman N, Benkhalifa M, et al. Could sperm aneuploidy rate determination be used as a predictive test before intracytoplasmic sperm injection? J Androl, 2005, 26(2):235–241.

[79] Burrello N, Vicari E, Shin P, et al. Lower sperm aneuploidy frequency is associated with high pregnancy rates in ICSI programmes. Hum Reprod, 2003,18(7):1371–1376.

[80] Nicopoullos JD, Gilling-Smith C, Almeida PA, et al. The role of sperm aneuploidy as a predictor of the success of intracytoplasmic sperm injection? Hum Reprod, 2007, 23(2):240–250.

[81] Blanco J, Gabau E, Gómez D, et al. Chromosome 21 disomy in the spermatozoa of the fathers of children with trisomy 21, in a population with a high prevalence of Down syndrome: Increased incidence in cases of paternal origin. Am J Hum Genet, 1998, 63(4):1067–1072.

[82] Martínez-Pasarell O, Nogués C, Bosch M, et al. Analysis of sex chromosome aneuploidy in sperm from fathers of Turner syndrome patients. Hum Genet, 1999(104):345–349.

[83] Eskenazi B, Wyrobek AJ, Kidd SA, et al. Sperm aneuploidy in fathers of children with paternally and

maternally inherited Klinefelter syndrome. Hum Reprod, 2002, 17(3):576–583.

[84] Tang SS, Gao H, Robinson WP, et al. An association between sex chromosomal aneuploidy in sperm and an abortus with 45,X of paternal origin: Possible transmission of chromosomal abnormalities through ICSI. Hum Reprod, 2004(19):147–151.

]85] Gianaroli L, Magli MC, Ferraretti AP, et al. Preimplantation diagnosis after assisted reproduction techniques for genetically-determined male infertility. J Endocrinol Invest, 2000, 23(10):711–716.

[86] Silber S, Escudero T, Lenahan K, et al. Chromosomal abnormalities in embryos derived from testicular sperm extraction. Fertil Steril, 2003, 79(1):30–38.

[87] Rubio C, Rodrigo L, Pérez-Cano I, et al. FISH screening of aneuploidies in preimplantation embryos to improve IVF outcome. Reprod Biomed Online, 2005, 11(4):497–506.

[88] Gianaroli L, Magli MC, Ferrareti AP. Sperm and blastomere aneuploidy detection in reproductive genetics and medicine. J Histochem Cytochem, 2005, 53(3):261–267.

[89] Sánchez-Castro M, Jiménez-Macedo AR, Sandalinas M, et al. Prognostic value of sperm fluorescence in situ hybridization analysis over PGD. Hum Reprod, 2009, 24(6):1516–1521.

[90] Al-Asmar N, Peinado V, Vera M, et al. Chromosomal abnormalities in embryos from couples with a previous aneuploid miscarriage. Fertil Steril, 2012, 98(1):145–150.

[91] Arán B, Veiga A, Vidal F, et al. Preimplantation genetic diagnosis in patients with male meiotic abnormalities. Reprod Biomed Online, 2004, 8(4):470–476.

[92] Platteau P, Staessen C, Michiels A, et al. Comparison of the aneuploidy frequency in embryos derived from testicular sperm extraction in obstructive and non-obstructive azoospermic men. Hum Reprod, 2004, 19(7):1570–1574.

[93] Magli MC, Gianaroli L, Ferraretti AP, et al. Paternal contribution to aneuploidy in preimplantation embryos. Reprod Biomed Online, 2009, 18(4):536–542.

[94] Rodrigo L, Mateu E, Mercader A, et al. New tools for embryo selection: Comprehensive chromosome screening by array comparative genomic hybridization. Biomed Res Int, 2014, 2014:517125.

[95] Mateu E, Rodrigo L, Martínez MC, et al. Aneuploidies in embryos and spermatozoa from patients with Y chromosome microdeletions. Fertil Steril, 2010, 94(7):2874–2877.

[96] Escudero T, Abdelhadi I, Sandalinas M, et al. Predictive value of sperm fluorescence in situ hybridization analysis on the outcome of preimplantation genetic diagnosis for translocations. Fertil Steril, 2003, 79(Suppl 3):1528–1534

[97] Rodrigo Vivó L. Valor de los estudios cromosómicos en espermatozoides mediante la técnica de hibridación in situ fluorescente (FISH) en parejas estériles. Universidad de Valencia, Valencia. Rodreric. uv.es, 2013.

[98] Moosani N, Chernos J, Lowry RB, et al. A 47, XXY fetus resulting from ICSI in a man with an elevated frequency of 24,XY spermatozoa. Hum Reprod, 1999, 14(4):1137–1138.

[99] Martínez-Pasarell O, Templado C, Vicens-Calvet E, et al. Paternal sex chromosome aneuploidy as a possible origin of Turner syndrome in monozygotic twins: Case report. Hum Reprod, 1999b(14):2735–2738.

[100] Lowe X, Eskenazi B, Nelson DO, et al. Frequency of XY sperm increases with age in fathers of boys with Klinefelter syndrome. Am J Hum Genet, 2001(69):1046–1054.

第四章

精子中的 DNA 碎片：真的没关系吗？

Nicolás Garrido, María Gil, Rocío Rivera

‖ 引　言

精子质量检测的必要性

　　精子 DNA 碎片率是一个广义的概念，涉及精子 DNA 序列完整性受影响的各种情况，可通过特定的技术检测及量化。

　　近几十年来，辅助生殖技术及治疗性干预技术的迅速发展，使得对改进评估妊娠率或预测生殖结局的诊断手段的需求增加。此外，恰当的诊断方法的应用可以避免反复妊娠失败或生育不健康的子代，从而对生殖成功产生积极的影响。

　　这些检测方法似乎特别适用于一半以上因男性因素造成生育失败的不育患者。有证据表明精子功能受多种因素的影响。事实上，人们需要在体外受精（IVF）或卵胞浆内单精子注射（ICSI）之前进行精子选择，甚至需要在同一男性的多次射精中选择精子，这使得寻找评估精子功能的生物标志物尤为重要[1]。

　　在正确地将父本遗传物质释放到卵母细胞中，并完成胚胎发育、着床及长成一个健康婴儿的这些过程中，精子 DNA 完整性显得尤为重要。

　　然而，关于辅助生殖结局与 DNA 完整性关系的文献报道越来越多，导致了相关文章扎堆，它们常常解释不清出现某种结局的原因，并且临床适用性有限[2-3]。这是由于精子 DNA 碎片检测相对成本低且容易获得生物样本导致的。这些研究的普及导致了海量的研究工作，包括联合应用不同的技术、不同技术的应用范围、主要结果的测量、样本量的大小和统计学意义、影响程度、试验设计和潜在偏倚等，这可能会使这些检测的操作者、读者或临床医生困惑。

　　在本章中，我们描述了精子 DNA 碎片分析的基本原理和现状，应用及其与生育成功和儿童健康间的联系，在临床适当情况下作为基本精子分析的补充工具提供循证建议。

▌ 什么是精子 DNA 碎片？病因是什么？它为什么重要？

20 世纪 80 年代初，美国开展的 DNA 碎片的开拓性研究首次表明，精子 DNA 完整性的评估可以作为衡量动物和人类生育能力的一个独立生物标记[4]。后来的一些研究结果也支持这一假说，因为精子有严重缺陷时其 DNA 损伤率更高[5]，并且精子 DNA 质量受损时，男性自然生育能力下降且辅助生殖结局往往欠佳[6-7]。

这些发现在当时是有意义的，因为从理论上讲，精子 DNA 完整性与将父源基因组正确地传递给子代及胚胎的早期发育有关。

精子 DNA 损伤可以分为三种类型：① 8- 羟基 -2’脱氧鸟苷（8OHdG）复合物的形成，主要是作为氧化物影响 DNA 碱基对；②单个 DNA 链断裂；③ DNA 双链断裂（图 4.1）[8]。

许多研究表明，这种 DNA 损伤可以由几种内部和外部因素或两者共同作用引起。

精子发生过程中的特定缺陷可能会导致 DNA 受损的精子产生，尽管有生育能力的男性通常也有一小部分精子有一定程度的 DNA 损伤[6,9-11]。

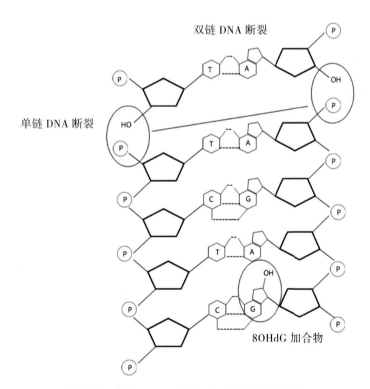

图 4.1　精子 DNA 分子可能发生的损伤类型

一般认为双链断裂是在减数分裂阶段的正常精子发生过程中，为促进减数分裂交叉事件的形成，以及在精子发生的后期，鱼精蛋白取代组蛋白后，单倍体圆形精子细胞的染色质发生凝集时，由内源性因素诱导发生的[12]。随后，精子在附睾成熟和贮存期间可能会导致额外的 DNA 损伤[13]。

鱼精蛋白结构缺陷也与精子 DNA 损伤相关[14-15]，这一发现与一些不育男性存在鱼精蛋白缺陷增多或完全缺失[16]的事实相吻合，这种缺陷会导致染色质凝集异常[17]且更易发生 DNA 损伤。

同样，精子发生导致的瞬时 DNA 裂痕的修复缺陷已被看作是精子 DNA 链断裂的原因[18]。

先前不同的研究已证实，除了由精子发生改变引起的 DNA 断裂外，异常高水平活性氧（ROS）的存在也是 DNA 断裂的原因。这些 ROS 可能是由正常精子代谢自然产生的，但是由缺陷性精子和精液白细胞引起的过量 ROS 均会引起精子功能障碍。精子 DNA 损伤与精子源性 ROS 之间的关系表明，DNA 损伤可能是由于精子发生过程中的缺陷造成[19]，而来自白细胞的 ROS 造成的睾丸后缺损可能与感染或炎症有关[20]。过量的 ROS 产物和减少的精液抗氧化物会导致这种失衡[21-22]。

凋亡中止是一个术语，最初是由 Sakkas 提出，它通过实例解释了细胞凋亡启动的环境，此环境最终导致 DNA 损伤，同时又不损害细胞的生存能力。维持细胞内稳态和避免精子畸形产生的细胞凋亡可能会在某些精子中被阻滞，从而产生 DNA 损伤的活性精子[23]。

年龄增长和性腺毒素与睾丸生殖细胞凋亡水平的降低及射精精子中 DNA 损伤百分率增加有关，这提示在这些人群中，精子发生和细胞凋亡都发生了紊乱[24]。

年龄的增长[25-27]与精子 DNA 损伤的增加有关，而那些导致肥胖和糖尿病等疾病的行为方式亦与此相关[28-29]。

患有霍奇金淋巴瘤或睾丸癌等癌症的男性可能会出现明显的精子 DNA 损伤[30-31]，这种损伤可能会因化疗剂量的累积而加剧[32-33]，并且会在化疗停止和精子生成恢复后仍持续很长时间。

在诸如睾丸炎或前列腺炎等男性生殖道感染和（或）炎症情况下，随着白细胞计数的增加，精子中的 ROS 会增加，随后的 DNA 损伤程度也有所增高[34]。此外，精索静脉曲张被认为与氧化应激导致的 DNA 碎片增加有关[35-37]，而 DNA 完整性在精索静脉曲张修复后得到了改善[38]。

激素异常也被证明与 DNA 碎片有关，如血清睾酮水平，与不育男性精子

DNA 损伤呈负相关[14-15]。

损害精子 DNA 的外在因素包括成瘾性或医学药物的影响（例如，吸烟或化疗）、环境暴露、生活方式的选择和习惯。吸烟与精子畸形和精子 DNA 损伤的增加有关[39-40]，这可能是由于白细胞 ROS 的产物增加导致的。杀虫剂和空气污染也可能产生同样的后果[41-42]。

阴囊温度的升高也可能会引起精子 DNA 的显著损伤[43-44]。辅助生殖技术干预可引起医源性但可预防的 DNA 碎片化，例如不必要地延迟精子制备时间或遵守既定的精子制备方案[45-46]。

总之，DNA 碎片化的原因有许多，最初可能仅仅是通过不育患者的详尽病历回顾发现的。建议在进行精子 DNA 碎片率测试之前进行咨询。保持 DNA 完整性对于将我们的健康基因组传给后代至关重要。

▌如何检测精子 DNA 碎片率？

DNA 损伤和低生育率之间最初的及具前景的相互关系导致了精子 DNA 完整性检测的引入，同时世界卫生组织亦将此检测加入基础精子分析，以用于男性生育能力的临床评估。

为此，可以利用各种技术来测量精子 DNA 损伤的各项指标。这些分析方法可用不同方法进行分类，包括检测的分子基础、损伤的种类、测量的参数或指标，或使用的分子生物学技术[47]。

可以用来检测的方法包括经末端脱氧核糖核苷酸转移酶介导的 dUTP 缺口末端标记（TUNEL）分析、彗星试验和原位缺口平移（ISNT）等直接 DNA 损伤评估法，或利用 FISH、精子染色质扩散试验（SCD）、吖啶橙，以及目视或流式细胞术精子染色质结构分析（SCSA）及精子 DNA 碎片分析（SDFA）[10,48-50]等间接评估法。

彗星试验、TUNEL 和 ISNT 检测实际的 DNA 链断裂，而 SCSA 和 SCD 则主要检测染色质的完整性和 DNA 变性的易感性[11,51-53]。由天然双链 DNA 形成单链DNA 的前提是，与双链 DNA 相比，缺口 DNA 更易变性。

TUNEL 分析的基础是通过结合荧光标记修饰核苷酸（脱氧尿苷三磷酸，dUTP）的 3'-OH 断裂来定量测定，它能够通过末端脱氧核苷酸转移酶来检测单链或双链断裂，而不依赖于模板[54]。通过显微镜或流式细胞仪来测量荧光可提供断裂位点数目的信息。这种荧光是由荧光基团 FITC 与碘化丙啶（PI）或 4'，6-二脒基 -2- 苯基吲哚（DAPI）结合或由标记的抗 dUTP 抗体放大的荧光产生的（图 4.2a）。

彗星试验也可用于研究单链或双链 DNA 的真实断裂，以确定在电场中单精子电泳迁移的 DNA 残留。损伤的 DNA 在电泳时迁移，与未损伤的核 DNA 所在的核心分离，形成延伸的尾部，类似于彗星（因此而得名），代表 DNA 碎片的数量[55]（图 4.2b）。

接着可以用溴化乙啶或 SYBR GREEN 作为染料的专用成像软件进行荧光显微分析。精子细胞被包埋在琼脂糖中，涂在载玻片上，经裂解缓冲液处理，去除鱼精蛋白和组蛋白。受损 DNA 片段在彗星尾部迁移的距离取决于它们的大小，并且可以从彗星尾部 DNA（彗星尾部与头部中 DNA 含量的百分比）和橄榄形尾矩（OTM，彗星尾部 DNA 乘以彗星尾部和头部荧光值差值）得到尾部长度（从头部的前缘开始）的信息[8]。

ISNT 技术是在模板引导下，利用 DNA 聚合酶 I 的作用，将有生物素标记的 dUTP 结合到单链缺口上。

SCSA 通过测量酸性变性条件下由绿色荧光向红色荧光的异染性位移来确定 DNA 损伤的程度（图 4.2c）。

具有链断裂的染色质在酸性环境下会因稳定性降低而变性，提示 DNA 链断裂[56]。天然 DNA 和变性 DNA 在荧光颜色上会有所不同（分别为绿色荧光和黄色 / 红色荧光），可以通过流式细胞仪或荧光显微镜进行测量。

DNA 碎片化指数（DFI）表示精子群体中 DNA 损伤程度由中到高的百分比。它是通过计算红色荧光与总荧光（红色荧光与绿色荧光）的比率得到的。表现出高水平绿色荧光的精子具有高的 DNA 染色性（%HDS）[57-58]。

SCD 或光晕分析是用来测定染色质分散程度的。这是最简单、方便的技术，因为它可以在每个实验室进行。它利用荧光或明视野显微镜，在确定的变性条件下，用二硫苏糖醇去除核蛋白，观察形成的光晕来估计 DNA 损伤的程度[59-60]（图 4.2d）。

SCD 分析基于以下原理，即带有碎片 DNA 的精子在酸变性和去核蛋白后不能产生特征晕[50]。

文献不一致的部分原因是精子 DNA 检测的多样性，缺乏标准化的方案、实验室间的差异、阈值范围宽泛，以及一定程度上对每个精子 DNA 检测实际测量的内容理解有限[3,51,62]。

尽管在检测分析方法上存在若干差异，但除了人工吖啶橙试验外，采用不同方法得到的所有结果基本上是相互关联的[63]。

尽管如此，我们也必须记住，"精子 DNA 碎片检测"的不同技术之间的相

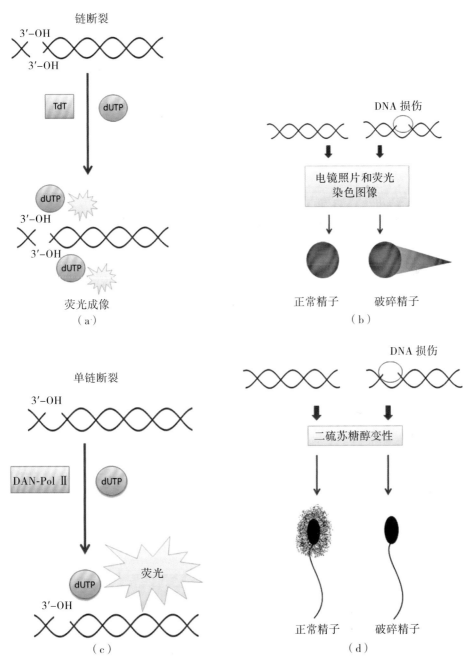

图 4.2　（a）TUNEL 分析。（b）彗星试验。（c）ISNT。（d）SCD。样品（至少有 500 个精子）在显微镜的 100 倍油镜下进行评估，其依据是，附着在核心中央的 DNA 松弛环将分散在琼脂糖中，最终会产生一种没有 DNA 断裂的光晕，而碎片化的 DNA 不会产生这样的光晕

关性不一定是理想的。叫重复性才是目的。确认统计学关系不应该仅仅依赖于 Spearman 相关。为了确定两个或多个不同检测是否得到测量一致的结果，必须参考 Kappa 系数或组内相关系数（ICC）的情况，但文献中通常都缺乏这类信息。

测量 DNA 碎片的分子生物学技术可能会用到流式细胞仪这类昂贵的仪器。它的优势在于，每次试验都可以检测数千个细胞，从而缩短了时间，提高了稳定性，但是花费和实用性意味着生殖诊所可能无法获得所需的昂贵设施。其他基于电泳和（或）亮视野或荧光显微镜的检测比较容易实现。

精子 DNA 碎片率是如何与生殖结局相关联的？

预测生殖成功或失败

精子 DNA 碎片率检测的目的是预测生殖结局。检测的第一个用途是作为预测性检测。作为预测试验，必须具备几个实用性特征：①它应该有一个能被普遍接受的金标准结果，诸如临床妊娠率、活产率、流产率等；②研究人群应是该检测的适用人群，如男性不育症；③检测在实验室中可准确地重复；④最佳阈值的确定必须通过观察检测特性和优化受试者工作特征曲线（ROC）的灵敏度和特异度来实现。

除了稳定性和可重复性外，检测还应具有根据所得结果对预期结果进行事先分类的能力。这将有助于我们在某个精子样本用于 ART 之前知道其生殖成功的可能性。如果结果不理想，可以采取一些措施，例如使用新的射精标本或改变供精者的配子。

这可以通过 ROC 曲线进行统计测量。ROC 曲线分析是一个图表，以用于说明二元分类系统在识别阈值变化时的性能，通过绘制所有阈值设置下的真阳性率（TPR，灵敏度）与假阳性率（FPR，1- 特异度）的关系来创建曲线。ROC 分析是做诊断决策时成本 / 效益分析中的一个重要考虑因素。

在精子 DNA 碎片分析中，使用诊断检测来判断夫妇在完成样本检测后是否能实现妊娠。当精子样本检测结果阳性，但实际上没能生育子代，此时为假阳性；检测结果为阴性，而实际生育了子代，也就是说精子是健康的，此时为假阴性。

最好的预测方法是在曲线下画一个面积为 1 的区域，表示 100% 的灵敏度（无假阴性）和 100% 的特异度（无假阳性），用 ROC 曲线下面积（AUC）表示方法的真实性。

根据检测的性质，在灵敏度、特异度和 AUC 方面，人们可以使用更宽的标准。通常，只有 AUC>0.85 的测试才被认为是好的，而高于这个数值的灵敏度和特异度也很好，并且可能足以使该检测成为不育症患者的常规检查项目。

我们可以将这些信息与之前公开的结果进行比较。在 EMBASE 和 PubMed 中大约有 650 篇关于 DNA 片段和生殖结局的文章。建议对最全面的综述和 meta 分析进行仔细研究。一个基本的主题是利用 ROC 曲线分析预测宫腔内人工授精、体外受精或 ICSI，不同方法对应不同的 AUC 值，但很少高于 0.85，灵敏度或特异度区间从 0.06 到 0.96 不等。2000 年以来发表的论文及相应数据可在其他地方查阅[64-68]。由于各自情况不同，很难比较彼此的结果，也难以就本章标题中所述的问题得出普遍结论（表 4.1）。

表 4.1　精子 DNA 碎片与生殖结局关联研究中起效应调节或混杂作用的因素

精子 DNA 碎片研究的潜在偏倚来源

· 研究人群

· 样品分析（原始的或制备好的精子）

· 射精与分析之间的时间间隔是否受控

· 主要结局测量（生化妊娠、临床妊娠、持续妊娠、活产、生化流产、临床流产）

· 检测 DNA 碎片使用的技术

· 使用的辅助生殖技术（简称 IUI、IVF、ICSI，有时也算 PGS）

· 是否考虑剩余胚胎冷冻 / 解冻在后续周期中的作用

· 将样本分类为是否病理性的阈值 / 临界值（范围可能从 4% 起到 60%~80%）

· 是否采用盲法研究（收集样品的研究与进行检测或分析结果的研究不一样）

· 效应大小（阳性和阴性样本的比值比为 0.2 至 10.0、55 和 76，置信区间为 0.11 至近 100），不同样本量（从 12 到 20，到将近 400）

· 控制女性因素（包括纳入标准，或限定是否使用自己的或捐献的卵母细胞）

· 检测了很多精子，但是只用了一个精子

总体来说，以 DNA 断裂相关的一些不良胚胎质量指标来评估胚胎质量分析的研究数量与无法找到任何相关性的研究数量大致相同。

Li 等人的 meta 分析[64]得出结论，精子 DNA 损伤与 IVF 临床妊娠率相关，而与 ICSI 结局无关。Collins 等人的另一项 meta 分析[66]总结道，对精子 DNA 损伤的评估还不足以为精子 DNA 检测评估不育男性提供任何临床优势。美国生殖学会实践委员会[2]得出的结论是，现有数据不支持异常 DNA 完整性和 ART 结局之间的一致性关系。

预测流产

越来越明确的是，由于 DNA 的高损伤率会增加妊娠失败的风险，所以 DNA

检测是必不可少的，无论是使用哪种检测（彗星试验、TUNEL 或 SCSA）。

有统计学意义的 OR 为 2.5，95%CI（1.5~4.0），相当于正常（阴性）检测 10% 的流产率和异常（阳性）检测 37% 的流产率。尽管有这些令人鼓舞的数字，但我们应该清楚，精子 DNA 检测未能识别出 60% 的流产病例，因为灵敏度仅为 40%[56,69]。

为此，我们只纳入了报告了流产率的文献，而且这些文献的数据还存在很大的差异。这些作者承认，他们不能因为发现 DNA 碎片率高就建议一对夫妇不进行体外受精/卵胞浆内单精子注射（IVF/ICSI）治疗，因为任何怀孕都有大约 2/3 的机会有好的结局。此外，在大多数患者中都没有已证实的可提高 DNA 完整性的治疗方法，因此，检测结果并不会影响对病例的管理。这是在决定是否进行这项检测时需要考虑的最相关的要点之一。

预测子代缺陷

另一个令人关注的问题是由于偶然使用受损 DNA 的精子后出现的对子代健康造成损害的可能性，同时还需要考虑到由于全世界范围内应用这类技术的夫妇数量增长而带来的放大效应[8,29]。由于缺乏直接证据，只有动物实验或间接证据才能提供一些初步的线索。

研究发现，吸过烟和正在吸烟的男性所生育的后代罹患诸如白血病等血液肿瘤的概率较高，这与精子中 DNA 碎片增多有关。人们普遍认为，化疗会造成 DNA 碎片化，从而对子代造成影响，但是，一些已接受过癌症治疗而处于缓解期的父母，自然怀孕后生育的孩子的情况并不支持这一假说。

受损的 DNA 及行 ICSI 后较高的流产率与严重疾病的发病率增加有关[29]。然而，现有的信息仍然匮乏，无法得出有力的结论。

该给谁做测试？

最初，理想的情况是检测那些已确认有 DNA 碎片增加相关风险的患者。

鉴于他们的临床表现，不育的男性是潜在的候选人，但这将意味着要做大规模的筛选，而从之前公布的指南显示的成本效益分析来看，这似乎是不必要的。

上述几种 DNA 碎片化的原因或诱发因素可通过详细的既往史（如习惯、疾病等）加以识别，而其他原因（如精子发生缺陷、流产凋亡等）则不能确定。不幸的是，在某些情况下，没有进一步的检测方法可用，更重要的是，尚无治疗方法。

另一方面，反复妊娠失败的患者，主要是那些排除其他诱因的患者，可以作为开展进一步 DNA 检测的候选对象。最近 Zhao 等人的 meta 分析[65]结果提示，对那些反复妊娠失败的患者可建议检测精子 DNA 损伤的情况。

▌当我们发现 DNA 碎片率水平升高时可以采取什么措施？

一旦检测出高水平精子 DNA 碎片，就可推断出最坏的生育结局，很可能包括流产风险增加和（或）子代患某些（罕见）疾病的风险显著增加（但可能不是临床上的）。目前还没有明确的患者咨询计划。

可以采用两种方法，即处理样本或治疗男性。

在处理样本方面，目前很少有治疗技术可以选择精子 DNA 碎片率较低的精子细胞。在以下三种情况下，磁珠活化细胞分选是有用的，即细胞凋亡引起的碎片化的筛选，对高度空泡化的精子行形态选择性卵胞浆内精子注射，在未成熟精子中预检测透明质酸受体行 ICSI。这意味着，应进行额外的检测以尝试鉴别诱因。改善精子整体质量的详细方法可以在其他地方找到[1]，尽管其中许多方法可能被认为是试验性的，而且没有足够的证据来支持其应用。

在男性治疗方面，有一些证据表明，经治疗后精子 DNA 碎片率显著降低。这一点在 Cochrane 关于抗氧化剂应用的综述里一目了然。

由于无法在个体身上找到直接诱因，对不育男性进行治疗会更困难。如果有可能消除病因，我们至少有希望降低精子 DNA 的碎片化程度。环境污染物、不良习惯、肥胖、成瘾性或治疗性药物、吸烟或氧化应激可能造成 DNA 碎片化。行为方式的改变可能也是有益的。这种改变往往是一种低成本和常识性的补救措施。

关于特定的治疗方案，在某些情况下，ICSI（而不是 IVF）已成为一种选择，但支撑它的证据有限，这对一些使用 ICSI 治疗作为主要的辅助生殖手段的中心来说还是很有意义的。

最近的文献报道支持这样一种假说，即当精子的损伤是在附睾内造成时，直接睾丸取精可以提高精子 DNA 的质量和助孕结局。

极端情况可能导致卵母细胞发生改变。我们的研究结果表明，由于年轻和健康的卵母细胞具有修复能力，捐赠的卵子可缓冲精子带来的负面影响。

综上所述，鉴于造成 DNA 碎片化的原因是多方面的且未必能确定，而且其治疗方法也并非总是有效的，因此不存在一种单一的解决方案，深入研究个体发生 DNA 碎片化的原因可能就不那么具有成本效益。

‖ 结论：DNA 碎片是否重要？

某种程度上，不育患者的精子 DNA 碎片有所增加，并且与有害的习惯、暴露和疾病有关，从而导致流产率的上升，并且可能（仅仅是可能）增加了后代损伤的风险。现有的数据不足以支持异常 DNA 完整性和辅助生殖结局间的关系强度，因此不能在生育咨询和策略上取得显著改善。

此外，到目前为止，仅有精子 DNA 完整性检测的结果无法充分预测妊娠率，无论是通过自然受孕还是借助 IUI、IVF 或 ICSI 等辅助生殖技术手段。

精子 DNA 完整性分析并不被推荐作为常规精子分析的一部分，因为关于其与妊娠失败、流产或疾病风险增加之间关系的证据并不充分。从检索到的信息来看，由于缺乏基于证据的技术来提高 DNA 质量或选择射出精子中 DNA 较完整的精子，所以还没有明确的 DNA 完整性分析后的管理或决策方法。

相反地，当需要获得额外的信息来做出临床决策时，精子完整性分析可用于原发不孕诊断检测后高风险病例的 DNA 碎片化程度检测，亦可用于无明确原因且胚胎质量差的反复 IVF 失败的病例分析。

参考文献

[1] Sakkas D, Ramalingam M, Garrido N, et al. Sperm selection in natural conception: What can we learn from Mother Nature to improve assisted reproduction outcomes? Hum Reprod Update, 2015,21(6):711–726.

[2] Practice Committee of the American Society for Reproductive Medicine. The clinical utility of sperm DNA integrity testing: A guideline. Fertil Steril, 2013, 99(3):673–677.

[3] Barratt CLR, Aitken RJ, Björndahl L, et al. Sperm DNA: Organization, protection and vulnerability: From basic science to clinical applications: Position report. Hum Reprod Oxf Engl, 2010, 25(4):824–838.

[4] Evenson DP, Darzynkiewicz Z, Melamed MR. Relation of mammalian sperm chromatin heterogeneity to fertility. Science, 1980, 210(4474):1131–1133.

[5] Sun JG, Jurisicova A, Casper RF. Detection of deoxyribonucleic acid fragmentation in human sperm: Correlation with fertilization in vitro. Biol Reprod, 1997, 56(3):602–607.

[6] Spanò M, Bonde JP, Hjøllund HI, et al. Sperm chromatin damage impairs human fertility. The Danish First Pregnancy Planner Study Team. Fertil Steril, 2000, 73(1):43–50.

[7] Larson KL, DeJonge CJ, Barnes AM, et al. Sperm chromatin structure assay parameters as predictors of failed pregnancy following assisted reproductive techniques. Hum Reprod Oxf Engl, 2000, 15(8):1717–1722.

[8] Lewis SEM, Agbaje IM. Using the alkaline comet assay in prognostic tests for male infertility and assisted reproductive technology outcomes. Mutagenesis, 2008, 23(3):163–170.

[9] Kodama H, Yamaguchi R, Fukuda J, et al. Increased oxidative deoxyribonucleic acid damage in the spermatozoa of infertile male patients. Fertil Steril, 1997, 68(3):519–524.

[10] Evenson DP, Jost LK, Marshall D, et al. Utility of the sperm chromatin structure assay as a diagnostic and prognostic tool in the human fertility clinic. Hum Reprod Oxf Engl, 1999,14(4):1039–1049.

[11] Zini A, Bielecki R, Phang D, et al. Correlations between two markers of sperm DNA integrity, DNA denaturation and DNA fragmentation, in fertile and infertile men. Fertil Steril, 2001, 75(4):674–677.

[12] Rathke C, Baarends WM, Awe S, et al. Chromatin dynamics during spermiogenesis. Biochim Biophys Acta, 2014, 1839(3):155–168.

[13] Ramos L, Kleingeld P, Meuleman E, et al. Assessment of DNA fragmentation of spermatozoa that were surgically retrieved from men with obstructive azoospermia. Fertil Steril, 2002, 77(2):233–237.

[14] Aoki VW, Moskovtsev SI, Willis J, et al. DNA integrity is compromised in protamine-deficient human sperm. J Androl, 2005, 26(6):741–748.

[15] Aoki VW, Emery BR, Liu L, et al. Protamine levels vary between individual sperm cells of infertile human males and correlate with viability and DNA integrity. J Androl, 2006, 27(6):890–898.

[16] Zhang X, San Gabriel M, Zini A. Sperm nuclear histone to protamine ratio in fertile and infertile men: Evidence of heterogeneous subpopulations of spermatozoa in the ejaculate. J Androl, 2006, 27(3):414–420.

[17] Aravindan GR, Krishnamurthy H, Moudgal NR. Enhanced susceptibility of follicle-stimulatinghormone-deprived infertile bonnet monkey (Macacaradiata) spermatozoa to dithiothreitol-induced DNA decondensation in situ. J Androl, 1997, 18(6):688–697.

[18] Marcon L, Boissonneault G. Transient DNA strand breaks during mouse and human spermiogenesis new insights in stage specificity and link to chromatin remodeling. Biol Reprod, 2004, 70(4):910–918.

[19] Gomez E, Buckingham DW, Brindle J, et al. Development of an image analysis system to monitor the retention of residual cytoplasm by human spermatozoa: Correlation with biochemical markers of the cytoplasmic space, oxidative stress, and sperm function. J Androl, 1996, 17(3):276–287.

[20] Ochsendorf FR. Infections in the male genital tract and reactive oxygen species. Hum Reprod Update, 1999, 5(5):399–420.

[21] Carrell DT, Liu L. Altered protamine 2 expression is uncommon in donors of known fertility, but common among men with poor fertilizing capacity, and may reflect other abnormalities of spermiogenesis. J Androl, 2001, 22(4):604–610.

[22] Sakkas D, Moffatt O, Manicardi GC, et al. Nature of DNA damage in ejaculated human spermatozoa and the possible involvement of apoptosis. Biol Reprod, 2002, 66(4):1061–1067.

[23] Sakkas D, Seli E, Bizzaro D, et al. Abnormal spermatozoa in the ejaculate: Abortive apoptosis and faulty nuclear remodelling during spermatogenesis. Reprod Biomed Online, 2003, 7(4):428–432.

[24] Brinkworth MH, Nieschlag E. Association of cyclophosphamide-induced malemediated, foetal abnormalities with reduced paternal germ-cell apoptosis. Mutat Res, 2000, 447(2):149–154.

[25] Colagar AH, Jorsaraee GA, Marzony ET. Cigarette smoking and the risk of male infertility. Pak J Biol Sci PJBS, 2007, 10(21):3870–3874.

[26] Enciso M, Muriel L, Fernández JL, et al. Infertile men with varicocele show a high relative proportion of sperm cells with intense nuclear damage level, evidenced by the sperm chromatin dispersion test. J Androl, 2006, 27(1):106–111.

[27] Soares SR, Melo MA. Cigarette smoking and reproductive function. Curr Opin Obstet Gynecol, 2008, 20(3):281–291.

[28] Lavranos G, Balla M, Tzortzopoulou A, et al. Investigating ROS sources in male infertility: A common

end for numerous pathways. Reprod Toxicol (Elmsford, NY), 2012, 34(3):298–307.

[29] Lewis SEM, Kumar K. The paternal genome and the health of the assisted reproductive technology child. Asian J Androl, 2015, 17(4):616–622.

[30] Meseguer M, Santiso R, Garrido N, et al. The effect of cancer on sperm DNA fragmentation as measured by the sperm chromatin dispersion test. Fertil Steril, 2008, 90(1):225–227.

[31] O'Flaherty C, Vaisheva F, Hales BF, et al. Characterization of sperm chromatin quality in testicular cancer and Hodgkin's lymphoma patients prior to chemotherapy. Hum Reprod Oxf Engl, 2008, 23(5):1044–1052.

[32] Fosså SD, De Angelis P, Kraggerud SM, et al. Prediction of posttreatment spermatogenesis in patients with testicular cancer by flow cytometric sperm chromatin structure assay. Cytometry, 1997, 30(4):192–196.

[33] Morris ID. Sperm DNA damage and cancer treatment. Int J Androl, 2002 ,25(5):255–261.

[34] Erenpreiss J, Hlevicka S, Zalkalns J, et al. Effect of leukocytospermia on sperm DNA integrity: A negative effect in abnormal semen samples. J Androl, 2002 ,23(5):717–723.

[35] Saleh RA, Agarwal A, Sharma RK, et al. Evaluation of nuclear DNA damage in spermatozoa from infertile men with varicocele. Fertil Steril, 2003, 80(6):1431–1436.

[36] Zini A, Defreitas G, Freeman M, et al. Varicocele is associated with abnormal retention of cytoplasmic droplets by human spermatozoa. Fertil Steril, 2000, 74(3):461–464.

[37] Fischer MA, Willis J, Zini A. Human sperm DNA integrity: Correlation with sperm cytoplasmic droplets. Urology, 2003, 61(1):207–211.

[38] Zini A, Blumenfeld A, Libman J, et al. Beneficial effect of microsurgical varicocelectomy on human sperm DNA integrity. Hum Reprod Oxf Engl, 2005, 20(4):1018–1021.

[39] Viloria T, Meseguer M, Martínez-Conejero JA, et al. Cigarette smoking affects specific sperm oxidative defenses but does not cause oxidative DNA damage in infertile men. Fertil Steril, 2010, 94(2):631–637.

[40] Viloria T, Garrido N, Fernández JL, et al. Sperm selection by swim-up in terms of deoxyribonucleic acid fragmentation as measured by the sperm chromatin dispersion test is altered in heavy smokers. Fertil Steril, 2007, 88(2):523–525.

[41] Sánchez-Peña LC, Reyes BE, López-Carrillo L, et al. Organophosphorous pesticide exposure alters sperm chromatin structure in Mexican agricultural workers. Toxicol Appl Pharmacol, 2004 , 196(1):108–113.

[42] Rubes J, Selevan SG, Evenson DP, et al. Episodic air pollution is associated with increased DNA fragmentation in human sperm without other changes in semen quality. Hum Reprod Oxf Engl, 2005, 20(10):2776–2783.

[43] Sailer BL, Sarkar LJ, Bjordahl JA, et al. Effects of heat stress on mouse testicular cells and sperm chromatin structure. J Androl, 1997,18(3):294–301.

[44] Banks S, King SA, Irvine DS, et al. Impact of a mild scrotal heat stress on DNA integrity in murine spermatozoa. Reprod Camb Engl, 2005, 129(4):505–514.

[45] Gosálvez J, Cortés-Gutierez E, López-Fernández C, et al. Sperm deoxyribonucleic acid fragmentation dynamics in fertile donors. Fertil Steril, 2009, 92(1):170–173.

[46] Gosálvez J, Cortés-Gutiérrez EI, Nuñez R, et al. A dynamic assessment of sperm DNA fragmentation versus sperm viability in proven fertile human donors. Fertil Steril, 2009, 92(6):1915–1919.

[47] Henkel R, Hoogendijk CF, Bouic PJD, et al. TUNEL assay and SCSA determine different aspects of sperm DNA damage. Andrologia, 2010, 42(5):305–313.

[48] Gorczyca W, Gong J, Darzynkiewicz Z. Detection of DNA strand breaks in individual apoptotic cells by the in situ terminal deoxynucleotidyl transferase and nick translation assays. Cancer Res, 1993, 53(8):1945–1951.

[49] Hughes CM, Lewis SE, McKelvey-Martin VJ, et al. A comparison of baseline and induced DNA damage in human spermatozoa from fertile and infertile men, using a modified comet assay. Mol Hum Reprod, 1996, 2(8):613–619.

[50] Fernández JL, Muriel L, Goyanes V, et al. Simple determination of human sperm DNA fragmentation with an improved sperm chromatin dispersion test. Fertil Steril, 2005, 84(4):833–842.

[51] Zini A, Sigman M. Are tests of sperm DNA damage clinically useful? Pros and cons. J Androl, 2009, 30(3):219–229.

[52] Zini A. Are sperm chromatin and DNA defects relevant in the clinic? Syst Biol Reprod Med, 2011, 57(1–2):78–85.

[53] Zini A, Fischer MA, Sharir S, et al. Prevalence of abnormal sperm DNA denaturetion in fertile and infertile men. Urology, 2002, 60(6):1069–1072.

[54] Gorczyca W, Traganos F, Jesionowska H, et al. Presence of DNA strand breaks and increased sensitivity of DNA in situ to denaturation in abnormal human sperm cells: Analogy to Apoptosis of Somatic Cells. Experimental Cell Research, 1993, 207(1):200-205.

[55] Ostling O, Johanson KJ. Microelectrophoretic study of radiation-induced DNA damages in individual mammalian cells. Biochem Biophys Res Commun, 1984, 123(1):291–298.

[56] Zini A, Boman JM, Belzile E, et al. Sperm DNA damage is associated with an increased risk of pregnancy loss after IVF and ICSI: Systematic review and meta-analysis. Hum Reprod Oxf Engl, 2008, 23(12):2663–2668.

[57] Bungum M, Spanò M, Humaidan P, et al. Sperm chromatin structure assay parameters measured after density gradient centrifugation are not predictive for the outcome of ART. Hum Reprod Oxf Engl, 2008, 23(1):4–10.

[58] Evenson DP, Larson KL, Jost LK. Sperm chromatin structure assay: Its clinical use for detecting sperm DNA fragmentation in male infertility and comparisons with other techniques. J Androl, 2002, 23(1):25–43.

[59] Meseguer M, Santiso R, Garrido N, et al. Sperm DNA fragmentation levels in testicular sperm samples from azoospermic males as assessed by the sperm chromatin dispersion (SCD) test. Fertil Steril, 2009, 92(5):1638–1645.

[60] Zhang L, Qiu Y, Wang K, et al. Measurement of sperm DNA fragmentation using bright-field microscopy: Comparison between sperm chromatin dispersion test and terminal uridine nick-end labeling assay. Fertil Steril, 2010, 94(3):1027–1032.

[61] Muriel L, Meseguer M, Fernández JL, et al. Value of the sperm chromatin dispersion test in predicting pregnancy outcome in intrauterine insemination: A blind prospective study. Hum Reprod Oxf Engl, 2006, 21(3):738–744.

[62] Barratt CLR, De Jonge CJ. Clinical relevance of sperm DNA assessment: An update. Fertil Steril, 2010, 94(6):1958–1959.

[63] Chohan KR, Griffin JT, Lafromboise M, et al. Comparison of chromatin assays for DNA fragmentation evaluation in human sperm. J Androl, 2006, 27(1):53–59.

[64] Li Z, Wang L, Cai J, et al. Correlation of sperm DNA damage with IVF and ICSI outcomes: A systematic

review and meta-analysis. J Assist Reprod Genet, 2006, 23(9 10):367 376.

[65] Zhao J, Zhang Q, Wang Y, et al. Whether sperm deoxyribonucleic acid fragmentation has an effect on pregnancy and miscarriage after in vitro fertilization/intracytoplasmic sperm injection: A systematic review and meta-analysis. Fertil Steril, 2014, 102(4):998–1005. e8.

[66] Collins JA, Barnhart KT, Schlegel PN. Do sperm DNA integrity tests predict pregnancy with in vitro fertilization? Fertil Steril, 2008, 89(4):823–831.

[67] Cui Z-L, Zheng D-Z, Liu Y-H, et al. Diagnostic accuracies of the TUNEL, SCD, and comet based spermDNA fragmentation assays for male infertility: A meta-analysis study. Clin Lab, 2015, 61(5–6):525–535.

[68] Osman A, Alsomait H, Seshadri S, et al. The effect of sperm DNA fragmentation on live birth rate after IVF or ICSI: A systematic review and meta-analysis. Reprod Biomed Online, 2015, 30(2):120–127.

[69] Robinson L, Gallos ID, Conner SJ, et al. The effect of sperm DNA fragmentation on miscarriage rates: A systematic review and meta-analysis. Hum Reprod Oxf Engl, 2012,27(10):2908–2917.

[70] Greco E, Scarselli F, Iacobelli M, et al. Efficient treatment of infertility due to sperm DNA damage by ICSI with testicular spermatozoa. Hum Reprod Oxf Engl, 2005, 20(1):226–230.

[71] Esteves SC, Sánchez-Martín F, Sánchez-Martín P, et al. Comparison of reproductive outcome in oligozoospermic men with high sperm DNA fragmentation undergoing intracytoplasmic sperm injection with ejaculated and testicular sperm. Fertil Steril, 2015, 104(6):1398–1405.

[72] Mehta A, Bolyakov A, Schlegel PN, et al. Higher pregnancy rates using testicular sperm in men with severe oligospermia. Fertil Steril, 2015,104(6):1382–1387.

第五章

人类卵母细胞与植入前胚胎的非整倍体

Eva R. Hoffmann, Alan H. Handyside, Antonio Capalbo

‖ 引 言

人类非整倍体研究的历史背景

过去 30 年的时间里，人们普遍认为人类有 48 条染色体，直到 20 世纪 50 年代，核型分析技术的改进使我们发现人类有 46 条染色体（包括 X、Y 性染色体）[1]。利用改良的细胞遗传学技术，Jacobs 与 Strong [2] 报道了男性克氏综合征的病因是有一条多余的 X 染色体[2]。同年，Jejeune、Gauthier 和 Turpin [3-4] 与 Jacobs 团队 [5] 分别发现唐氏综合征是由一条多余的 21 号染色体引起的。Ford 及其同事 [6] 发现，女性特纳综合征由一条 X 染色体缺失（45，X）引起，并报道了第一例嵌合个体 （XXY/XX）[7]。这些发表于 1959 年的研究引起了对于非整倍体的井喷式探究 [8-12]，并引发了对于自然流产与活产的流行病学和广泛的队列研究（图 5.1）。在自发性流产中，近 50% 是染色体异常，主要是非整倍体（占 1/3），而三倍体妊娠也较常见 [13]。迄今为止，最全面的队列研究是由 Terry Hassold 和 Stephanie Sherman 发起的美国国家唐氏综合征项目 [14]。

群体研究揭示了人类非整倍体的三个重要方面。首先，临床确认的三体妊娠大多来源于母亲，随着母亲年龄的增长有增加的趋势。染色体也表现出不同的老化特征，表明卵母细胞的普遍老化特性与染色体特异的易感性之间存在复杂的相互作用[15]。第二，除了母亲年龄以外，重组也是影响卵子染色体构成的关键因素[16]。因此，染色体特定的重组模式有助于特定染色体显示不同年龄相关的非倍体曲线。与重组的重要性相一致，更高的母系（而非父系）重组率与生育成功率的增加相关（更多的后代数）[17]。这意味着，胎儿发育时期发生的重组会影响几十年后成年阶段女性排卵时期卵母细胞的染色体分离。第三，更大规模的队列研究揭示出其他的流行病学因素，包括社会经济状态的影响[18]。由此引发了关于生活方式与健康问题如何影响人类卵子和胚胎发育质量的重要问题。

47

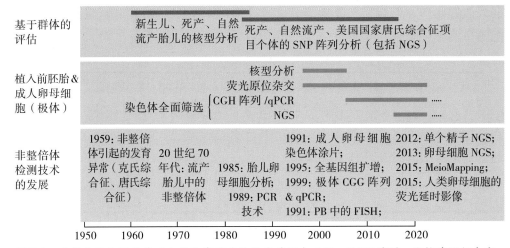

基于群体的评估	新生儿、死产、自然流产胎儿的核型分析	死产、自然流产、美国国家唐氏综合征项目个体的 SNP 阵列分析（包括 NGS）	
植入前胚胎&成人卵母细胞（极体）		核型分析 荧光原位杂交	
	染色体全面筛选 {	CGH 阵列 /qPCR NGS	…… ……

| 非整倍体检测技术的发展 | 1959: 非整倍体引起的发育异常（克氏综合征、唐氏综合征） | 20 世纪 70 年代：流产胎儿中的非整倍体 | 1985: 胎儿卵母细胞分析；
1989: PCR 技术 | 1991: 成人卵母细胞染色体涂片；
1995: 全基因组扩增
1999: 极体 CGG 阵列 & qPCR；
1991: PB 中的 FISH； | 2012: 单个精子 NGS;
2013: 卵母细胞 NGS；
2015: MeioMapping；
2015: 人类卵母细胞的荧光延时影像 |

1950　1960　1970　1980　1990　2000　2010　2020

图 5.1　非整倍体检测及其对人类健康重要性的发展历史回顾。CGH 阵列：比较基因组杂交；FISH：荧光原位杂交；NGS：新一代测序；qPCR：定量聚合酶链式反应；SNP：单核苷酸多态性。MeioMapping 技术可在卵母细胞与相应极体中复原来自同一细胞的染色体与遗传变异（SNPs）；PB：极体

人类非整倍体的 J 形曲线

人类非整倍体的发生率与母亲年龄的关联性可用 J 形曲线描述（图 5.2）。

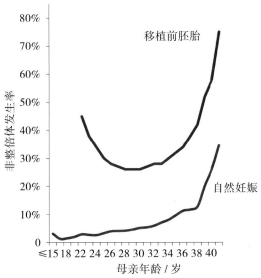

图 5.2　非整倍体妊娠的 J 形曲线。蓝色代表临床确认妊娠中的三体妊娠百分比。红色代表第 5 天囊胚滋养外胚层样品中囊胚非整倍体的百分比。[摘自 Hassold T, Hunt P. To err (meiotically) is human: The genesis of human aneuploidy. Nat Rev Genet, 2001, 2(4): 280−291; Franasiak JM, Forman EJ, Hong KH, et al. Aneuploidy across individual chromosomes atthe embryoniclevel in trophectoderm biopsies: Changes with patient age and chromosome structure. J Assist Reprod Genet, 2014, 31(11):1501−1509.]

在唐氏综合征中首次报道[19] 临床确诊的三体妊娠率与母亲年龄的函数关系呈现出三段式 J 形曲线（图 5.2）[20]。非整倍体在青少年中的发生率略高，然后线性增长期（20~30 岁）之前略微降低，随后在 30~35 岁转入指数增长期。

J 形曲线在卵母细胞、极体及移植前胚胎（图 5.2，红色曲线）的研究中也可观察到。着床前胚胎（也被称为"妊娠产物"）的数量远高于临床确诊的妊娠数[22-27]。数量增加的部分原因是对某些胚胎的选择，这些胚胎的染色体组合与胚胎和胎儿早期发育不相容，如常染色体单体和复杂的非整倍体，其中会有多条染色体受到影响[20]。因此，基于人群的评估大大低估了配子与胚胎的基因组多样性。的确，在"年轻"女性（30 岁以下）的卵母细胞中，母系非整倍体率估计为 10%~30%；在高龄女性中（35 岁以上），非整倍体率为 30%~85%（图 5.3）[25,27-37]。这个宽泛的范围反映出不同研究中按女性年龄分布的非整倍体发生率的指数曲线。然而，不同算法的应用也可能会影响非整倍体率估测的差异性。例如，在有些案例中，基于荧光原位杂交（FISH）的评估方法有时不被作为首选方法，因而无法体现出它的优势[38]。尽管如此，卵子捐赠项目中，卵母细胞的捐赠者年龄越小，活产率越高；而受者的年龄与活产率成反比，这表明卵细胞的染色体错误是导致不育及妊娠失败的原因[39-40]。

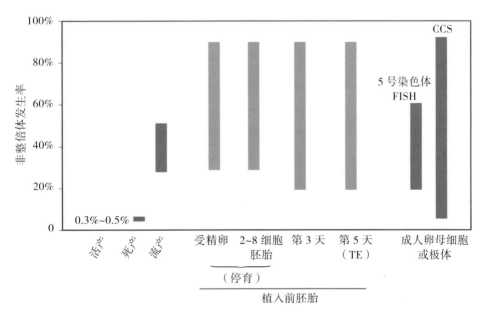

图 5.3　经报道的非整倍体发生率的差异。chr：染色体；CCS：染色体全面筛选；TE：滋养层细胞活检；FISH：荧光原位杂交（经许可，摘自文献 [24]~[25]，[27]~[37]）

染色体特异效应及单体与三体在人类卵母细胞和植入前胚胎中的相同作用

与基于人群的研究结果相一致，卵母细胞与植入前胚胎的基因组研究也表明非整倍体指数增长期在 35 岁左右开始。并且，在非整倍体风险与母亲年龄相关性的曲线中，不同染色体的风险不尽相同 [21,25-27]。这包括了非整倍体在特定染色体中多发，尤其是最小的 21 号与 22 号染色体，当然还包括 15 号与 16 号染色体。一般来讲，染色体本身的大小与年龄相关的非整倍体呈现负相关 [27]。基于人群的研究发现，不同染色体发生染色体分离错误的时刻（即第一次减数分裂或第二次减数分裂）明显不同 [16]。这些数据的收集须行染色体指纹识别，但目前尚未获得大量卵母细胞及植入前胚胎的染色体指纹数据。

对卵母细胞和胚胎非整倍体的直接评估为阐明其起源提供了新思路。几项来自辅助生殖技术的发现表明，在非整倍体中，单体发生率与三体发生率至少持平，前者甚至更高 [24,27-28,30,41]。相反，自然妊娠中唯一可存活的单体是（45，X）（特纳综合征），这表明在围着床期和妊娠期，染色体异常的妊娠会被淘汰或发育潜能低下 [20,42]。非整倍体胚胎可能会由于着床时对蜕膜细胞钙信号的异常激活而造成着床失败 [43]。

影响卵母细胞与着床前胚胎 J 形曲线的因素

除了数量的变化之外，与临床确认的妊娠相比，还有三项额外的特征影响了卵母细胞与移植前胚胎的 J 形曲线。首先，与自然妊娠相比，此 J 形曲线表现得更加夸张（图 5.2）。J 形曲线的差异可能反映了多个因素，包括胚胎中所有染色体都经过评估（图 5.4），而在三体妊娠中，J 形曲线与 13 号、16 号、18 号和 21 号染色体高度相关。由于在植入前胚胎中，有丝分裂错误与减数分裂错误都存在，与年龄相关的有丝分裂率的变化也可能导致 J 形曲线形状的变化。由于卵裂胚胎的前两到三次细胞分裂受到母源蛋白驱动，卵子的特征可能影响有丝分裂的保真度（图 5.5）。

第二，利用减数分裂图谱（MeioMapping）一次性评估同一次减数分裂所产生的三个细胞，可精确推断减数分裂错误导致的人类卵细胞非整倍体的起源 [44-45]。这类"三合一"分析表明，减数分裂 I 期的错误可被减数分裂 II 期抵消性的错误所"纠正"，从而形成整倍体卵子。约有一半的分离错误可导致非整倍体卵子的产生，在其余情况下，受影响的为极体 [44-45]。因此，在对胚胎与胎儿的分析中，仅有一半发生在减数分裂时期的错误可被检出。

第三，对于植入前胚胎来说，J 形曲线的形状很大程度上取决于取样时胚胎处于发育的哪个阶段。应用荧光原位杂交，可识别较多的有丝分裂错误（合子

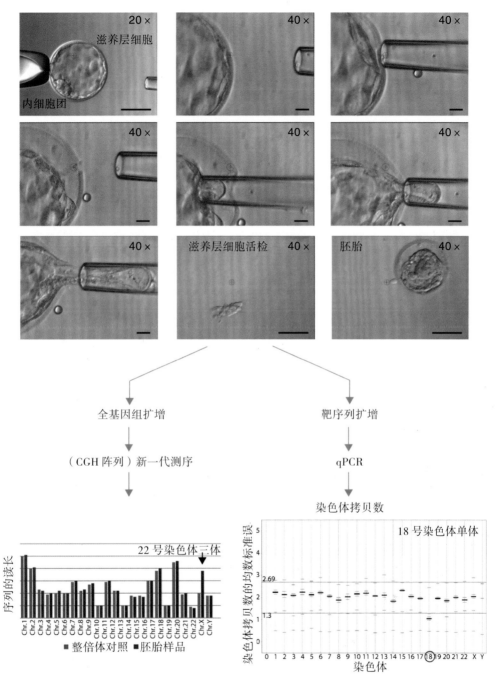

图 5.4　在囊胚中取滋养层细胞检测染色体构成。从滋养层中活检 5~10 个细胞的样本。第一种方法采用全基因组扩增结合二代 DNA 测序（左侧），第二种方法利用 qPCR（右侧）。全基因组扩增法可获得单个细胞的基因序列及染色体构成，包括卵母细胞和极体。[摘自 Hou Y, Fan W, Yan L, et al. Genome analyses of single human oocytes. Cell, 2013, 155(7): 1492−1506; Ottolini CS, Newnham LJ, Capalbo A, et al. Genome-wide maps of recombination and chromosome segregation in human oocytes and embryos show selection for maternal recombination rates. Nat Genet, 2015, 47(7):727−735.]

形成后）导致的非整倍体（例如，文献 [46]）。基因组评估报告显示，第二天卵裂期胚胎有较高的非整倍体率，且常常表现为核型混乱[27,47-48]。相比之下，第五天胚胎的核型混乱率较低，可能与第三天染色体高度不稳定的卵裂期胚胎遭到淘汰有关[27]。与此相一致，植入前胚胎在第三天的停育率相对较高（20%~30%），尽管其中一些胚胎为整倍体胚胎[48]。染色体不稳定性及胚胎停育的原因迄今不详。一项基因组范围的关联研究（GWAS）表明，在早期植入前胚胎中，*PLK4* 的常见变异体可能会导致有丝分裂的不稳定[49]，但 *PLK4* 特异的等位基因影响细胞分裂的机制尚需要通过功能与机制研究来阐明。胚胎分裂过程中的 DNA 损伤也可能导致卵裂期胚胎的高停育率[50]。这与成熟卵母细胞中细胞周期和 DNA 损伤应答基因的转录上调相一致[51]，后者驱动前 2~3 次有丝分裂，直至胚胎基因组激活（EGA）（图 5.5）[52]。

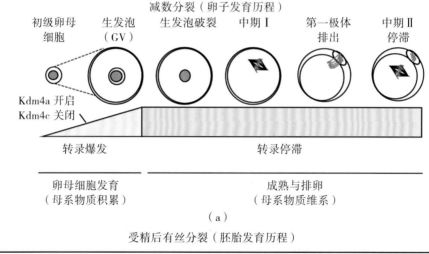

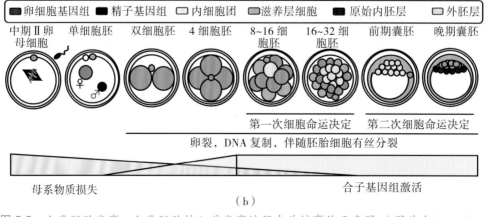

图 5.5　人类胚胎发育。人类胚胎植入前发育过程中关键事件示意图（图片由 Dr. Aditya Sankar 提供）

文献中也报道了其他可能导致植入前胚胎非整倍体发生率有很大起伏的可能因素[53]。其中包括方法差异，例如女性的激素刺激方案是否会影响非整倍体发生率[54-57]，所使用的培养基类型，以及评估染色体组成的技术等（见综述[58]）。在卵母细胞捐赠者中，不同中心的非整倍体发生率有显著差异[59]，表明非整倍体率的差异性可能不仅限于接受不孕治疗的女性患者。在自然妊娠中，不同地域的非整倍体率也存在差异[60]。了解这些差异是否具有生物学意义，可能为非整倍体的起源指明新方向。随着整条染色体以及"局部"非整倍体检测方法的改进，我们的研究重点将过渡到阐明导致植入前胚胎染色体不稳定的生物学现象及其对胚胎功能的影响（表 5.1）。

表 5.1　人类生殖不同阶段非整倍体的估测发生率以及类型

	发生率	常见类型	参考文献
卵母细胞			
整条染色体非整倍体	20%~90%		Fragouli et al., 2011
－三体	55.0% 为非整倍体	+15，+16，+18，+19，+21，+22	Gabriel et al., 2011
－单体	45.0% 为非整倍体		Fragouli et al., 2013
复杂非整倍体	4%~30% 为非整倍体卵母细胞	ND	
整倍性改变	ND	NA	
单亲二倍体（UPDs）	ND	NA	
致病性拷贝数变异（CNVs）	ND	NA	
致病性未知变异（VOUS）	ND	NA	
嵌合体	NA	NA	
植入前胚胎			
整条染色体非整倍体	25%~90%		Franasiak et al., 2014
－三体	50.0% 为非整倍体	+15，+16，+18，+19，+21，+22	Alfarawati et al., 2011
－单体	50.0% 为非整倍体		Capalbo et al., 2014，2016
复杂非整倍体	5%~30% 为非整倍体卵母细胞	ND	Gueye et al., 2014
整倍性改变	<2%	单体，三体	
单亲二倍体	<2%	ND	
致病性拷贝数变异	ND	NA	
致病性未知变异	ND	NA	
嵌合体	4%~5%	ND	
POCs（流产时孕周≤ 12 周）			
整条染色体非整倍体	40%~70%		Rodriguez-Purata et al., 2015
－三体	85% 为非整倍体	+13，+14，+15，+16，+17，+18，+21，+22，45X	Wang et al., 2016
－单体	15% 为非整倍体		Levy et al., 2014

续表

	发生率	常见类型	参考文献
复杂非整倍体	缺失	NA	Huang et al., 2009 Fritz et al., 2001
整倍性改变	<2%	三体	Wapner et al., 2012 Baird et al., 1988
单亲二倍体	<2%	ND	Hook et al., 1983
致病性拷贝数变异	2%~5%	ND	
致病性未知变异	2%~3%	ND	
嵌合体	<2%	2号，8号，16号，性染色体，结构性（7号，13号，18号，20号，21号）	
持续怀孕（>12周）			
整条染色体非整倍体	<5%		Huang et al., 2009
－三体	95%为非整倍体	+13，+18，+21，45X，47XXX，48XXY	Forabosco et al., 2009
－单体	5%为非整倍体		Wapner et al., 2012
复杂非整倍体	缺失	NA	Martin et al., 2015
整倍性改变	缺失 ~0.01%	三体	Sudmant et al., 2015
单亲二倍体	0.01%	ND	
致病性拷贝数变异	约0.5%	del 7q11.23, del/dup 8p23.1, del 15q11.2q13, del/dup 17p11.2, del 17q21.31, del 22q11.2	
致病性未知变异	2%~3%	dup 4q35.2, dup 8p22, del 15q11.2, dup 15q13.3, del/dup 16p13.11, del 16p11.2, dup Xp22.11	
嵌合体	<0.5%	16号，性染色体，结构性（7号，13号，18号，20号，21号）	
新生儿			
整条染色体非整倍体	0.1%~4%		Hassold et al., 1996
－三体	95%为非整倍体	+13，+18，+21，45X，47XXX，47XXY	Wellesley et al., 2012
－单体	5%为非整倍体		Martin et al., 2015
复杂非整倍体	缺失	NA	Sudmant et al., 2015 Dolk, et al., 2010
整倍性改变	缺失	NA	Hamerton, et al., 1975
单亲二倍体	<0.01%	ND	
致病性拷贝数变异	约0.5%	del 7q11.23, del/dup 8p23.1, del 15q11.2q13, del/dup 17p11.2, del 17q21.31, del 22q11.2	
致病性未知变异	2%~3%	dup 4q35.2, dup 8p22, del 15q11.2, dup 15q13.3, del/dup 16p13.11, del 16p11.2, dup Xp22.11	
嵌合体	<0.5%	性染色体	

POCs：妊娠产物；ND：未测知；NA：不适用

母系染色体错误的来源

卵母细胞与精母细胞通过一种被称为减数分裂的特殊的分裂方式使染色体数目减半。尽管精子与活化卵母细胞的染色体构成相同，它们发育为成熟配子的过程呈现极大的二相性。原始生殖细胞在胎儿发育时期迁移至生殖嵴，由性腺内环境决定细胞是进入减数分裂（卵母细胞）还是停滞，直到青春期（男性）。小鼠实验表明，胎儿卵母细胞在胎儿卵巢中视黄酸的作用下进入减数分裂与分化[61-62]。胎儿卵母细胞通过 DNA 复制，形成粘连在一起的姐妹染色单体。在第一次减数分裂前期，同源染色体联会并重组[63]，形成二价染色体结构（图 5.6）。卵母细胞

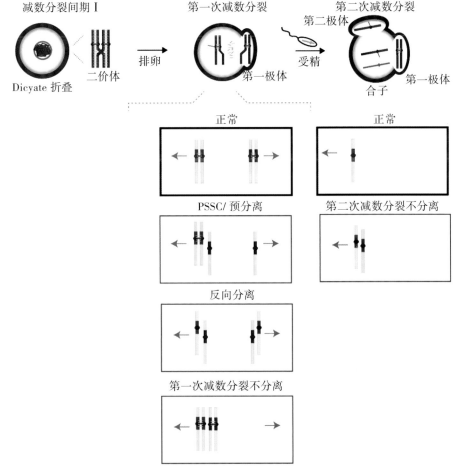

图 5.6　女性减数分裂中的染色体分离错误。两对同源染色体分别用红色和蓝色表示。胎儿卵母细胞发生重组，一旦形成二价染色体，在卵母细胞期停滞。它们的形成取决于两个姐妹染色单体之间的重组及结合。当遗传变异（SNP）存在时，可以区分不同的染色体分离模式（摘自 Hou Y, Fan W, Yan L, et al. Genome analyses of single human oocytes. Cell, 2013, 155(7): 1492−1506; Ottolini CS, Newnham LJ, Capalbo A, et al. Genome-wide maps of recombination and chromosome segregation in human oocytes and embryos show selection for maternal recombination rates. Nat Genet, 2015, 47(7):727−735 ）

接下来进入较长的停滞时期（核网期）直到月经初潮，这时一个卵泡成熟，卵细胞完成第一次减数分裂。从胚胎发育时期到更年期开始，卵巢中的卵母细胞逐渐耗尽。在 500~700 万个胎儿卵母细胞中，只有 450 个能够完成第一次减数分裂，受精后实现姐妹染色单体分离并完成第二次减数分裂的更加稀少[64]。

传统上把源自女性减数分裂的非整倍体划分为第一次减数分裂错误或第二次减数分裂错误，这取决于额外的染色体是否包含来源于两条或仅有一条母系染色体的遗传信息（染色体指纹）（图5.7）。第一次减数分裂错误比第二次减数分裂错误发生得更为频繁[44-45]。对人类卵母细胞和极体的直接分析揭示了使卵细胞更易产生非整倍体的分离模式：减数分裂Ⅰ不分离，姐妹染色体过早分离或预分裂，减数分裂Ⅱ不分离，以及最近发现的反向分离[45]。

辅助生殖技术卵母细胞中的预分裂是第一次减数分裂错误的主要原因

在人类成年卵母细胞和极体的研究中，最令人吃惊的发现之一是，姐妹染

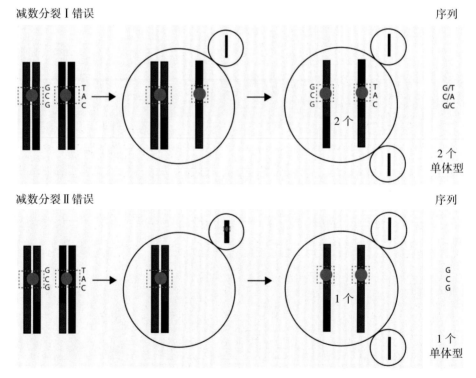

图5.7 利用染色体指纹可以推断多余染色体的起源。同源染色体之间重组会引起遗传物质的重排。然而，由于重组被抑制在着丝粒附近，染色体的起源被保留（灰色色块，红色和蓝色）。遗传标记，如着丝粒周围的单核苷酸多态性可作为染色体指纹。减数分裂Ⅰ错误导致两个母体染色体信息同时来源于蓝色和红色染色体（上图）。相比之下，减数分裂Ⅱ错误导致两个母体染色体具有相同的染色体指纹

色单体过早分离（PSSC）的发生率（也被 Darlington 在 1937 年命名为预分裂）较经典的第一次减数分裂不分离高出 2 到 10 倍。在人类卵母细胞可获取后，铺展中期染色体的细胞遗传学技术可用于评价染色体的结构与数目 [65-67]。未受精的阻滞于中期 II 的"新鲜"卵母细胞含有额外的整套染色体，这与减数分裂 I 不分离相一致 [67]。1991 年，Angell 等报道了在腹腔镜手术中发现的减数分裂 II 卵母细胞，或体外受精中失败的减数分裂 II 卵母细胞中，存在更多的多余的染色单体，而非染色体 [68-69]。后来，不依靠染色体涂片，而是依靠检测 DNA 含量的方法（图 5.1）也证实了这一结论，即预分裂在人类卵母细胞中普遍存在，至少在经促性腺激素刺激而获得的卵母细胞中如此表现 [25,27-37,44-45]。

最近的两项为三种女性减数分裂细胞（卵细胞和两个对应的极体）绘制遗传信息和染色体含量图谱的研究（图 5.7）显示，单个染色单体的预分裂或 PSSC 的发生率比经典减数分裂 I 期不分离高出 5~10 倍。这意味着预分裂的发生很普遍，至少在 ART 人群中如此。

反向分离：一种新的分离模式

所有三种减数分裂细胞的染色体指纹图谱已有力地证实了同源染色体在减数分裂 I 期分离，姐妹染色单体在减数分裂 II 期（经典减数分裂）分离。染色体指纹图谱的建立是基于交叉（或重组）会在着丝粒附近被抑制的假设，因此两个姐妹染色单体能够拥有诸如单核苷酸多态性（SNP）这样的相同的遗传标记。第一次减数分裂后，卵母细胞含有两个姐妹染色单体（一条同源染色体），第一极体则含有另一条同源染色体的两条姐妹染色单体。然而，Ottolini 等人 [45] 发现第一极体常常会含有两条非姐妹染色单体，即来自母体的两条染色体的染色体指纹信息。与两个独立的预分裂事件的预期发生率相比，第一极体含有两条非姐妹染色单体的频率增加了 100 倍以上，这提示二者具有共同的起源。此外，还有研究报道了两个非姐妹染色单体在减数分裂 II 中以倾向于平衡的方式存在，使得卵母细胞和第二极体均包含一个染色单体。因此，总体而言，整个减数分裂过程染色体是平衡的。然而，分离的模式却颠倒过来：姐妹染色单体在减数分裂 I 分离，之后是减数分裂 II 中的同源染色体的分离（图 5.8）。报告还显示，在卵母细胞内只有一个或几个染色体遵循反向分离模式 [45]。这表明在整个卵细胞衰老过程中，特定的染色体对非整倍体具有易感性。

延时成像系统揭示染色体的"衰老"分离中的误差可能先于错误发生

反向分离是如何发生的？对固定染色体的分析表明，二价染色体的结构要么不能在胎儿发育过程中正确建立[63,70-72]，要么常常在成年卵母细胞中遭到破坏。特别是单价体，被称为"脆弱的"染色体结构（图5.9）。小鼠卵母细胞的延时成像显示单价体具有第一次减数分裂不分离和PSSC/预分裂的风险[73]。在人类中，注射荧光标记的着丝点和微管蛋白mRNA的卵母细胞延时成像的最新进展显示，姐妹染色体着丝点（动粒）常在"第一次减数分裂"中"反转"。因此，姐妹染色单体的动粒不是同向的，而是附着在来自相反纺锤体极的微管上。当两个染色体都发生反转时，就会产生完全倒位的结构。当只有一个同源染色体受到影响时，半倒位结构就会形成。在一些情况下，单价体形成与姐妹着丝点的双向性有关（图5.8）。单价体的形成很可能早于双向定向，这说明着丝点反转可能是二价体退化的一个体现。

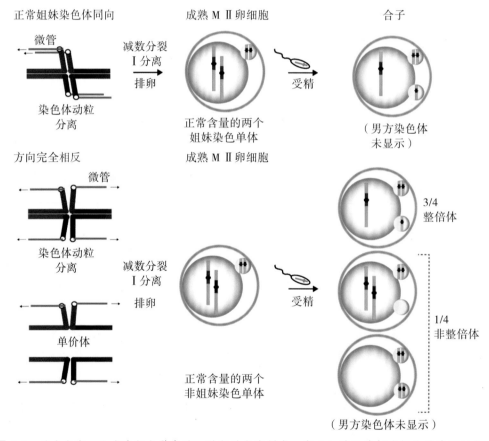

图5.8 反向分离，人类减数分裂中的一种新的分离模式。卵母细胞及其相应极体的基因组分析表明，反向分离是人类卵母细胞中最常见的非经典分离模式。在第一极体中常常出现两个非姐妹染色单体（紫色和红色），而不是单个染色体和基因型。"完全倒位"的结构可能先于姐妹染色单体向两个源染色体相对应的两极分离，这种分离是模仿有丝分裂样分离模式完成的。单价体在第一次减数分裂中发生有丝分裂样分裂的风险更高。仅凭偶然事件预测，第二次减数分裂后，两个非姐妹染色单体的分离的效率似乎更高（3/4是整倍体而非1/2）

二价染色体的黏附力和结构完整性的缺失与年龄密切相关，是人类卵母细胞"染色体衰老"的一种表现形式[74-76]。然而，目前黏附力缺失的分子机制尚不清楚。啮齿类动物的研究表明，黏附复合物的负荷可能受限于胎儿发育[77-79]，随后在延长的终线期阻滞时受到影响[80-81]。有趣的是，减数分裂黏附复合物的特异性组分SMC1β是维持小鼠卵母细胞的二价体结构所必需的[82-83]。减数分裂黏附复合物的损耗是否会导致人卵母细胞内的黏附缺失尚不清楚，因为黏附染色试验提示黏附缺失并不会优先影响已失去二价结构的染色体[84]。因为只有一部分黏附复合体被认为会介导细胞有丝分裂中姐妹染色单体的黏附[85-86]，所以黏附复合物（一种乙酰化形式的SMC3）的黏附功能可能会在延长的终线期阻滞阶段受到影响。

重组对人类女性染色体分离的影响

在小鼠和人卵母细胞中染色单体的形成早于分离错误的发生，这些发现可以解释重组在非整倍体中的重要性[76,87]。在群体研究中，重组模式的改变和母亲年龄仍然是人类妊娠中影响非整倍体发生的两个主要因素[16]。虽然女性减数分裂的缺陷更明显，但重组的改变也会影响精子的染色体分离[88]。由于SNP阵列和新一代测序（NGS）等染色体指纹技术的出现，重组模式也可以进入研究领域。据推测，胎儿发育过程中发生的重组会特异性地影响染色体的分离，这种影响很复杂。流产和三体个体的研究揭示了非整倍体风险增加相关的三种模式：①重组失败（非交换或无交叉）；②重组点位于染色体末端（端粒）附近；③重组发生在着丝粒附近。

与减数分裂错误和非整倍体相关的重组模式具有高度的染色体特异性。所有三种类型的重组模式均与21号染色体分离错误相关，而18号染色体主要是由非交换模式造成的[16]。在第一次减数分裂后期，重组和姐妹染色单体黏附一起与同源染色体发生物理连接，此事件发生在同源染色体分离之前，所以非互换或无交叉配对更容易发生经典的第一次减数分裂不分离（图5.9）。无交叉配对会产生单倍体，对胎儿卵母细胞的分析表明，高达20%的胎儿卵母细胞缺乏21号染色体的MLH1中心[63,70,72,90]。细胞学分析大大加深了人们对重组过程的理解。然而，由于缺乏能分辨交叉的基因组水平的解决方案，同时交叉与染色体分离的关联性不明确，这都从本质上限制了细胞学分析方法的应用。

重组率在胎儿期建立并在成人卵母细胞中影响染色体分离

最近对单个卵母细胞的研究可以在DNA序列水平上研究重组和染色体分

离[44-45]。重组率较高的卵母细胞是整倍体的可能性就越大。因此，在着床期非整倍体遭到淘汰的现象可以解释为什么年龄较大的母亲生育的子女比她们年轻时生育的子女具有更高的重组率[17]（非整倍体卵子一般有较低的重组率，因此不会发育为健康宝宝）。有一个模型显示，随着年龄相关的黏附发生损失，具有多个交叉的染色体对可能更容易保持卵母细胞（图5.10）年龄相对应的二倍体结构。

Meiomapping还揭示了一些意想不到的重组特征及其对染色体分离的影响。通常情况下，交叉被认为在二倍体的基础上发生，如果在两个同源染色体之间发生交叉，染色体分离将以高保真度进行，这种交叉被称为"强制"交叉（例如，文献[89]）。然而，Ottolini等人[45]发现个别染色单体的交叉也会影响它们的分离。未参与重组反应的非重组染色单体（尽管其姐妹染色单体实际上参与了）是脆弱的，并且发生PSSC/预分裂的风险增加（图5.9）。随着卵母细胞和新的单细胞技术的改进，这些发现开辟了新的研究领域。

矛盾的是，尽管具有更高的整体总重组率[63]，但与精母细胞相比，胎儿卵母细胞具有更脆弱的结构。然而，卵母细胞在交叉率中显示出极端的异质性[70]，并且两个最小的近端着丝粒染色体21号和22号染色体经常（5%）没有MLH1中心[72,90]。这种非互换模式在精母细胞中几乎从来没有出现过[72,90]。因此，尽管女性生殖细胞的重组率较高，但它们在染色体对之间的分布却较少受到调控。已经提出的交叉模式化的缺陷是由于交叉体成熟的效率低下[71]，这将产生脆弱的交叉构型，从而导致几十年后的成人期染色体错误的风险增加。

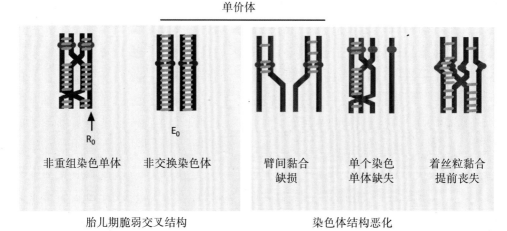

单价体

R_0

E_0

非重组染色单体　　非交换染色体　　臂间黏合缺损　　单个染色单体缺失　　着丝粒黏合提前丧失

胎儿期脆弱交叉结构　　　　　　染色体结构恶化

图5.9　减数分裂中脆弱的染色体结构

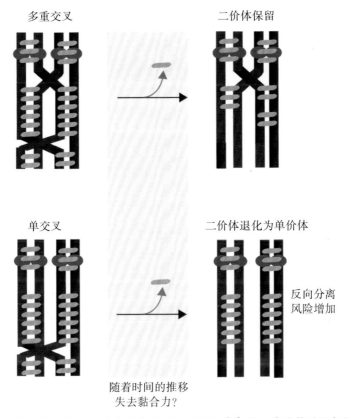

图 5.10 卵母细胞成熟老化重组时保护染色体二价结构的假想模型

减数分裂纺锤体在人类女性减数分裂中易发生的固有错误

在有丝分裂细胞中，纺锤体的形成主要由中心体、微管组织中心（MTOC）驱动，微管由微管组织中心发出并通过着丝点捕获染色体。然而，在许多物种中，卵子发生是无中心体的，虽然形成了 MTOC[91]。在人卵母细胞中，MTOC 并不明显，纺锤体的形成是由染色体驱动的。第 1 个中期 I 需要 12~15h，这个时间非常长 [74,92]，且纺锤体高度不稳定 [92]。尽管纺锤体不稳定与错误分离相关，但人类卵子发生并未在此方面显示与年龄的相关性。

微管由 α 和 β 微管蛋白亚基组成。最近，仅在卵母细胞和植入前胚胎中表达的主要 β - 微管蛋白的 TUBB8 基因的突变，被证明与卵母细胞和胚胎的成熟停滞 [93] 以及错误分裂有关 [94-95]。TUBB8 基因特别有趣，因为它是由灵长类动物的分支进化来的，因此可能会导致小鼠和人卵母细胞中纺锤体动力学上的本质差异。

人卵母细胞的一般衰老特征

研究易发生非整倍体的人类卵母细胞衰老特征的方法主要是对某些因子行转录比较或免疫细胞染色，而这些因子已在小鼠卵母细胞或人类细胞系中鉴定过[51]。在小鼠卵母细胞中，纺锤体组装检查点（SAC）对促进精确的染色体分离是必不可少的[96]；并且已证实在人类卵母细胞中 SAC 受衰老的影响[97]。类似地，去除组蛋白 H4K12 或 H3K9 上的乙酰化标记对于人类卵母细胞染色体凝集是重要的，并且与异常减数分裂[98-99]有关。高龄女性卵母细胞中组蛋白 H4 乙酰化[98]水平较高，表明老化的卵母细胞去除组蛋白乙酰化标记的能力普遍下降。总体而言，几个细胞和染色体因素共同导致人类卵子非整倍体的高水平。理解非整倍体需要复杂的方法。然而，我们仍然没有找到可以为有非整倍体妊娠风险的女性提供精准医疗的生物标记物。

植入前胚胎有丝分裂的染色体错误

染色体分离的有丝分裂错误导致嵌合体胚胎的出现。目前人们对人类胚胎嵌合体的发生率存在争议[58,100]，但与我们对导致人类卵母细胞非整倍体的基本生物学机制越来越深入的认识不同，对植入前胚胎中细胞分裂和染色体分离错误的分析却鲜有发展。许多模型是由细胞系有丝分裂中获得的知识推断出来的。（例如，文献 [101] 中的综述）。然而，伦理规范、家系追踪及单细胞基因组学的技术难度限制了我们直接观察胚胎的能力，尤其是在胚胎中通过功能丧失和功能获得来推知基因功能的相关分析具挑战性。由于使用 CRISPR-Cas9 进行基因编辑的伦理许可已获得一些国家的批准，这一领域的研究很可能在未来几年得到迅速发展。尽管存在这些限制，但通过植入前遗传学筛查和诊断（PGS/PGD）已获得了胚胎染色体非整倍体的主要见解，而 PGS/PGD 可预防非整倍体妊娠和单基因疾病遗传的发生。

目前的情况是 DNA 损伤、细胞耗竭[50]和非整倍体[102]可引起 20%~30% 植入前胚胎的发育停滞。个别卵裂球可以显示高度混乱的核型（嵌合，图 5.11），尤其是在卵裂阶段[27,47,103-104]。共聚焦显微镜显示，正常受精的受精卵可以经历三极分裂，这将导致高度复杂的核型[105]。

扩张的囊胚期胚胎比卵裂阶段胚胎的嵌合更少，并且包含较少的混乱核型[27]。然而，减数分裂的非整倍体，包括影响多个染色体的"复杂"事件，可以持续到囊胚阶段[24,27,45,106]。第 5 天囊胚的整体非整倍体嵌合体的比例相对较低，与绒毛活检中的低水平（小于 1%）一致[107]。因此，非整倍体本身并不影响植入前发育。然而，目前的情况比较复杂，因为各医疗机构报告的非整倍体率变化很大，

四个正常卵裂球

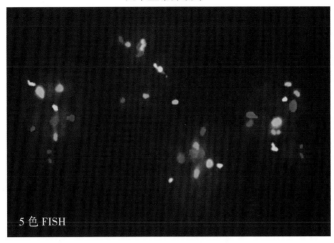

5 色 FISH

单个非整倍体

21 号染色体单体　　　　　13 号染色体三体

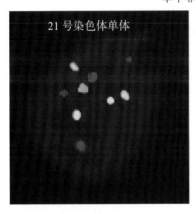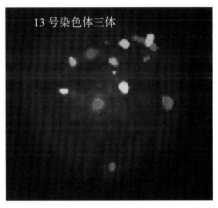

有丝分裂异常?

复杂的非整倍体　　　　　三极化有丝分裂

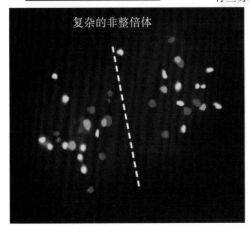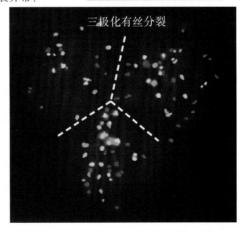

图 5.11　人类着床前胚胎的三极化有丝分裂和"混乱"核型。五条染色体的 FISH。染色体以高度混乱的方式分离成三个子细胞

不仅对患者如此，对供卵者也是如此[53,59]。目前还不清楚哪些因素导致了这种高度的差异，但是了解其起因是很关键的，特别是对于植入前遗传学检测[108]。

全基因组关联研究绘制影响无序有丝分裂非整倍体的变异图谱

第一个用于鉴别影响非整倍体植入前胚胎的常见变异的全基因组关联性研究（GWAS）已完成。利用来自 4700 个个体的 46 000 个胚胎（包括第 3 天和第 5 天的胚胎）的非整倍体数据，McCoy 和他的同事在统计显著性阈值中发现，推定的母体减数分裂起源和母体基因型没有关联。然而，他们发现了 4 号染色体上一个低重组的 600 kb 的区域（数量性状位点，QTL），这个区域与多个有丝分裂起源的复杂非整倍体相关（它们遵循父本染色体，因为精子减数分裂错误率非常低）。QTL 包含 *PLK4* 的共同变体，*PLK4* 是一种调节中心体数量的 polo 样激酶，其失调可导致大规模染色体的错误分离[109-110]。重要的是，母源 *PLK4* 变异影响了有丝分裂的染色体分离，这与母体因素驱动人类植入前胚胎的初始有丝分裂模型相一致[52,111-112]。尽管 QTL 包含 7 个其他基因变体，*PLK4* 是一个很有吸引力的候选基因，因为它调控着中心粒周期的关键部分——中心粒复制，并且在小鼠和牛胚胎的初始细胞分裂过程中还介导了纺锤体的形成[109-110]。因此，*PLK4* 变异体可能引起导致混乱核型的三极纺锤体的形成（图 5.11）。重要的是，人们已经观察到了源自正常受精的人类胚胎三极纺锤体[105]。

中国人群中，第一个 *PLK4* 的 rs2305957 次要变异的临床随访研究揭示了 AA 基因型与实施 IVF 的女性和早期复发性流产的女性的囊胚形成有显著的关联性[113]。然而，有趣的是，在接受 IVF 治疗且为 AA 基因型的女性中囊胚形成的效率降低，但移植后的着床率、早期流产率和活产率不受这个次要变异体的影响。一种可能性是 rs2305957 是主要导致异常细胞分裂进而导致胚胎停滞的危险因素，因此，发育到第 5 天的胚胎在基因组上是稳定的。尽管不能排除这种可能性，但这种模式不能解释为什么携带 rs2305957 等位基因的女性会有更高的孕早期流产风险。为了确定 *PLK4* 变异体和维持胎儿发育的非整倍体之间可能存在的联系，还需要对染色体结构做进一步研究。另一种可能性是，QTL 中的其他变异体会导致基因组不稳定性或胚胎丢失，因为几种基因参与了细胞周期调控或胚胎发生。随着功能研究变得可行，评估次要变异等位基因的功能以及明确在人类卵母细胞或早期分裂中是否确实发生 *PLK4* 的改变是评估病因和效果的关键步骤。

非整倍体与胚胎停滞

在早期植入前胚胎中，复杂且常混乱的非整倍体与胚胎停滞间的关系表明，严重非整倍体卵裂球可能具有较差的生存能力。事实上，导致细胞和基因组缺陷的异常细胞分裂可能引起停滞[50]。在这种情况下，非整倍体是其他细胞缺陷的结果。在其他情况下，非整倍体可能会导致胚胎停滞或影响胚胎发育。我们通过嵌合体的产生[114-121]研究了非整倍体对胚胎发育和非整倍体细胞向特定组织分配的影响。对于携带单个染色体非整倍体的细胞，几乎没有证据表明非整倍体细胞优先分配到胎盘前体细胞（滋养外胚层细胞）或胎儿。即使通过抑制纺锤组装检查点的组件而产生混乱核型，也没有证据表明非整倍体细胞在特定谱系中的活性分配[122]。然而，在具有混乱染色体构成的小鼠胚胎中，囊胚表现出细胞数量的损耗，其机制可能取决于谱系。胎儿谱系中的非整倍体导致细胞凋亡，而衰老限制了胎盘谱系内的非整倍体[122]。阐明人类胚胎是否有类似的机制，尤其是在两种不同的谱系中，是什么导致了细胞凋亡与衰老，这将是很有趣的研究。

展　望

本章中，在群体遗传学知识背景下，我们回顾了人类非整倍体领域的最新发现和新兴的主题。我们设想，在技术驱动下，对非整倍体及其与其他细胞特征（如表观遗传学）的交叉的研究，将使我们对基因遗传的认识日益增长。早期胚胎分裂主要受母体因素支配，直到胚胎基因组激活[111,123]。由此可见，成熟卵母细胞和早期胚胎发育程序的稳健性对生殖系基因组稳定性是重要的。随着胚胎学、干细胞和基因编辑的新进展，不久将有可能使用这些工具来获得对非整倍体的机制和细胞起因的基本了解，这种非整倍体影响了很大一部分人类的妊娠并限制了女性的生育周期。

致　谢

感谢我的同事，他们的专业确保了本章内容的准确性。感谢 Aditya Sankar 绘制了图 5.5。由于篇幅所限，一些同事的成果我们未采用，在此表示歉意。ERH 由诺和诺德青年研究奖设立。

参考文献

[1] Tjio JH, Levan A. The chromosome number of man. Hereditas, 1956, 42(1/2): U1–6.

[2] Jacobs PA, Strong JA. A case of human intersexuality having a possible XXY sex-determining mechanism. Nature,1959,183(4657):302303.

[3] Gautier M, Harper PS. Fiftieth anniversary of trisomy 21: Returning to a discovery. Hum Genet,

2009,126(2):317–324.

[4] Lejeune J, Gautier M, Turpin R. [Study of somatic chromosomes from 9 mongoloid children]. C R Hebd Seances Acad Sci, 1959, 248(11): 1721–1722.

[5] Jacobs PA, Baikie AG, Court Brown WM, et al. The somatic chromosomes in mongolism Lancet, 1959, 1(7075):710.

[6] Ford CE, Jones KW, Polani PE, et al. A sex-chihromosome anomaly in a case of gonadal dysgenesis (Turner's syndrome). Lancet, 1959, 1(7075): 711–713.

[7] Ford CE, Polani PE, Briggs JH, et al. A presumptive human XXY/XX mosaic. Nature, 1959, 183(4667):1030–1032.

[8] Gottlieb MI, Hirschhorn K, Cooper HL, et al. Trisomy-17 syndrome. Report of three cases and review ofthe literature. Am J Med, 1962, 33(5): 763–773.

[9] Gibson DA, Uchida IA, Lewis AJ. A review of the 18 trisomy syndrome. Med Biol Illus, 1963, 13:8088.

[10] Gorlin RJ. Chromosomal abnormalities and oral anomalies. J Dent Res, 1963, 42(Suppl): 1297–1306.

[11] Bowen P. Chromosomal abnormalities. Clin Orthop Relat Res, 1964(33): 4058.

[12] Miller O J. The sex chromosome anomalies. Am J Obstet Gynecol, 1964, 90(Suppl): 1078–1139.

[13] Jacobs PA. An opportune life: 50 years in human cytogenetics. Annu Rev Genom Hum G, 2014, 15(15): 29–46.

[14] Freeman SB, Allen EG, Oxford-Wright CL, et al. The National Down Syndrome Project: Design and implementation. Public Health Rep, 2007, 122(1): 62–72.

[15] Hassold TJ, Jacobs PA. Trisomy in man. Annu Rev Genet, 2003, 18(1): 69–97.

[16] Nagaoka SI, Hassold TJ, Hunt PA. Human aneuploidy: Mechanisms and new insights into an age-old problem. Nat Rev Genet, 2012, 13(7): 493–504.

[17] Kong A, Barnard J, Gudbjartsson DF, et al. Recombination rate and reproductive success in humans. Nat Gene, 2004, 36(11):1203–1206.

[18] Christianson RE, Sherman SL, Torfs CP. Maternal meiosis II nondisjunction in trisomy 21 is associated with maternal low socioeconomic status. Genet Med, 2004, 6(6): 487–494.

[19] Erickson JD. Down syndrome, paternal age, maternal age and birth order. Ann Hum Genet, 1978, 41(3):289–298.

[20] Hassold T, Hunt P. To err(meiotically) is human: The genesis of human aneuploidy.Nat Rev Genet, 2001, 2(4):280–291.

[21] Franasiak JM, Forman EJ, Hong KH, et al. Aneuploidy across individual chromosomes at the embryonic level in trophectoderm biopsies: Changes with patient age and chromosome structure. J Assist Reprod Genet, 2014, 31(11):1501–1509.

[22] Van Blerkom J, Henry G. Oocyte dysmorphism and aneuploidy in meiotically mature human oocytes after ovarian stimulation. Hum Reprod, 1992, 7(3): 379–390.

[23] Pellestor F, A ndreo B, Anahory T, et al. The occurrence of aneuploidy in human: Lessons from the cytogenetic studies of human oocytes. Eur J Med Genet, 2006, 49(2): 103–116.

[24] Handyside AH, Montag M, Magli MC, et al. Multiple meiotic errors caused by pre-division of chromatids in women of advanced maternal age undergoing in vitrofertilisation. Eur J Hum Genet, 2012, 20(7):742–747.

[25] Franasiak JM, Forman EJ, Hong KH, et al. The nature of aneuploidy with increasing age of the femalepartner: A review of 15169consecutive trophectoderm biopsies evaluated with comprehensive

chromosomal screening. Fertil Steril, 2014, 101(3): 656–663, e1.

[26] Vera-Rodriguez M, Chavez SL, Rubio C, et al. Prediction model for aneuploidy in early human embryo development revealed by single-cell analysis. Nat Commun, 2015, 6: 7601.

[27] McCoy RC, Demko ZP, Ryan A, et al. Evidence of selection against complex mitotic-origin aneuploidy during preimplantation development. PLoS Genet, 2015, 11(10): e1005601

[28] Pellestor F, Andreo B, Arnal F, et al. Mechanisms of non-disjunction in human female meiosis: The coexistence of two modes of malsegregation evidenced by the karyotyping of 1397 in-vitro unfertili-zedoocytes. Hum Reprod, 2002, 17(8): 2134–2145.

[29] Lim AS,Tsakok ME. Age-related decline in fertility: A link to degenerative oocytes? Fertil Steril, 1997:68(2):265–271.

[30] Kuliev A, Cieslak J, Verlinsky Y. Frequency and distribution of chromosome oocytes Cytogenet Genome Res, 2005, 111(3/4): 193–198.

[31] Anahory T, Andreo B, Regnier-Vigouroux G, et al. Sequential multiple probe fluorescence in-situ hybridization analysis of human oocytes and polar bodies by combining centromeric labelling and whole chromosome painting. Mol Hum Reprod, 2003, 9(10): 577–585.

[32] Kuliev A, Zlatopolsky Z, Kirillova I, et al. Meiosis errors in over 20 000 oocytes studied in the practice of preimplantation aneuploidy testing Reprod Biomed Online, 2011, 22(1): 2–8.

[33] Fragouli E, Wells D, Whalley KM, et al. Increased susceptibility to maternal aneuploidy demonstrated by comparative genomic hybridization analysis of human MII oocytes and first polar bodies. Cytogenet Genome Res, 2006, 114(1):30–38.

[34] Fragouli E, Escalona A, Gutierrez-Mateo C, et al. Comparative genomic hybridization of oocytes andfirst polar bodies from young donors. Reprod Biomed Online, 2009, 19(2): 228–237.

[35] Munne S, Chen S, Colls P, et al. Maternal age, morphology, development and chromosome abnormalities in over 6000 cleavage-stage embryos. Reprod Biomed Online, 2007, 14(5): 628–634.

[36] Gabriel AS, Thornhill AR, Ottolini CS, et al. Array comparative genomic hybridisation on first polarbodies suggests that non-disjunction is not the predominant mechanism leading to aneuploidy in humans. J Med Genet, 2011, 48(7):433–437.

[37] Magli MC, Grugnetti C, Castelletti E, et al. Five chromosome segregation in polar bodies and the corresponding oocyte Reprod Biomed Online, 2012, 24(3): 331–338.

[38] Munne S, Wells D, Cohen J. Technology requirements for preimplantation genetic diagnosis toimprove assisted reproduction outcomes,Fertil Steril, 2010, 94(2): 408–430.

[39] Society for Assisted Reproductive Technology. Clinic summary report: All SART member clinics (Birmingham, AL), 2007.

[40] Check JH, Jamison T, Check D, et al. Live delivery and implantation rates of donor oocyte recipients in their late forties are similar to younger recipients. J Reprod Med, 2011, 56(3/4): 149–152.

[41] Pellestor F, Andreo B, Arnal F, et al. Maternal aging and chromosomal abnormalities: New data drawnfrom in vitro unfertilized human oocytes. Hum Genet, 2003, 112(2): 195–203.

[42] Capalbo A, Rienzi L, Cimadomo D, et al. Correlation between standard blastocyst morphology, euploidy and implantation: An observational study in two centers involving 956 screened blastocysts. Hum Reprod, 2014, 29(6):1173–1181.

[43] Brosens JJ, Salker MS, Teklenburg G, et al. Uterine selection of human embryos at implantation. SciRep, 2014, 4:3894.

[44] Hou Y, Fan W, Yan L, et al. Genome analyses of single human oocytes. Cell, 2013, 155(7): 1492 1506.

[45] Ottolini CS, Newnham LJ, Capalbo A, et al. Genome-wide maps of recombination and chromosome segregation in human oocytes and embryos show selection for maternal recombination rates. Nat Genet, 2015, 47(7):727–735.

[46] Munne S, Lee A, Rosenwaks Z, et al. Diagnosis of major chromosome aneuploidies in human preimplantation embryos. Hum Reprod, 1993, 8(12): 2185–2191.

[47] vanneste E, Voet T, Le Caignec C, et al. Chromosome instability is common in human cleavage-stageembryos. Nat Med, 2009, 15(5): 577–583.

[48] Vega M, Breborowicz A, Moshier EL, et al. Blastulation rates decline in a linear fashion from euploid toaneuploid embryos with single versus multiple chromosomal errors. Fertil Steril, 2014, 102(2):394–398.

[49] McCoy RC, Demko Z, Ryan A, et al. Common variants spanning PLK4 are associated with mitotic-origin aneuploidy in human embryos. Science, 2015, 348(6231): 235–238.

[50] Kort DH, Chia G, Treff NR, et al. Human embryos commonly form abnormal nuclei during development: A mechanism of DNA damage, embryonic aneuploidy, and developmental arrest. Hum Reprod, 2016, 31(2):312–323.

[51] Grondahl ML, Yding Andersen C, Bogstad J, et al. Gene expression profiles of single human mature oocytes in relation to age. Hum Reprod, 2010, 25(4): 957–968.

[52] Braude P, Bolton V, Moore S. Human gene expression first occurs between the four-and eight-cellstages of preimplantation development. Nature, 1988, 332(6163): 459–461.

[53] Munne S, Held KR,Magli CM, et al. Intra-age, intercenter, and intercycle differences in chromosome abnormalities in oocytes. Fertil Steril, 2012, 97(4): 935–942.

[54] Labarta E, Bosch E, Alama P, et al. Moderate ovarian stimulation does not increase the incidence of human embryo chromosomal abnormalities in in vitro fertilization cycles. J Clin Endocrinol Metab,2012, 97(10):E1987–E1994.

[55] Massie JA, Shahine LK, Milki AA, et al. Ovarian stimulation and the risk of aneuploid conceptions. Fertil Steril, 2011, 95(3):970–972.

[56] Plachot M. Chromosomal abnormalities in oocytes. Mol Cell Endocrinol, 2001, 183(Suppl 1): S59–63.

[57] Rubio C, Mercader A, Alama P, et al. Prospective cohort study in high responder oocyte donors using two hormonal stimulation protocols: Impact on embryo aneuploidy and development. Hum Reprod, 2010, 25(9):2290–2297.

[58] Capalbo A, Ubaldi FM, Rienzi L, et al. Detecting mosaicism in trophectoderm biopsies: Current challenges and future possibilities. Hum Reprod, 2017, 32: 492–498.

[59] Munne S, Alikani M, Ribustello L, et al. Euploidy rates in donor egg cycles significantly differ between fertility centers. Hum Reprod, 2017, 32(4):743–749.

[60] Loane M, Morris JK, Addor MC, et al. Twenty-year trends in the prevalence of Down syndrome and other trisomies in Europe: Impact of maternal age and prenatal screening. Eur J Hum Genet, 2013, 21(1):27–33.

[61] Koubova J, Menke DB, Zhou Q, et al. Retinoic acid regulates sex-specific timing of meiotic initiation in mice. Proc Natl Acad Sci USA, 2006,103(8):2474–2479.

[62] Bowles J, Knight D, Smith C, et al. Retinoid signaling determines germ cell fate in mice. Science, 2006, 312(5773):596–600.

[63] Tease C, Hartshorne GM, Hulten MA. Patterns of meiotic recombination in human fetal oocytes. Am J Hum Genet, 2002, 70(6):1469–1479.

[64] Hartshorne GM, Lyrakou S, Hamoda H, et al. Oogenesis and cell death in human prenatal ovaries: What are the criteria for oocyte selection? Mol Hum Reprod, 2009, 15(12):805–819.

[65] Jagiello GM, Ducayen M, Fang JS, et al. Cytogenetic observations in mammalian oocytes//PearsonPL, Lewis KR, eds. Chromosome Today, New York, NY: Wiley, 1975: 43–63.

[66] Michelmann HW, Mettler L. Cytogenetic investigations on human oocytes and early human embryonic stages. Fertil Steril, 1985, 43(2):320–322.

[67] Martin RH, Mahadevan MM, Taylor PJ, et al. Chromosomal analysis of unfertilized human oocytes. J Reprod Fertil, 1986, 78(2):673–678.

[68] Angell RR. Pre-division in human oocytes at meiosis I: A mechanism for trisomy formation in man. Hum Genet, 1991, 86(4):383–387.

[69] Angell RR, Ledger W, Yong EL, et al. Cytogenetic analysis of unfertilized human oocytes. Hum Reprod, 1991, 6(4):568–573.

[70] Lenzi ML, Smith J, Snowden T, et al. Extreme heterogeneity in the molecular events leading to the establishment of chiasmata during meiosis i in human oocytes. Am J Hum Genet, 2005, 76(1):112–127.

[71] Wang S, Hassold T, Hunt P, et al. Inefficient crossover maturation underlies elevated aneuploidy in human female meiosis. Cell, 2017, 168(6):977–989, e17.

[72] Gruhn JR, Rubio C, Broman KW, et al. Cytological studies of human meiosis: Sex-specific differences in recombination originate at, or prior to, establishment of double-strand breaks. PLOS ONE, 2013, 8(12):e85075.

[73] Kouznetsova A, Lister L, Nordenskjold M, et al. Bi-orientation of achiasmatic chromosomes in meiosis I oocytes contributes to aneuploidy in mice. Nat Genet, 2007, 39(8):966–968.

[74] Angell RR. Meiosis I in human oocytes. Cytogenet Cell Genet, 1995, 69(3/4):266–272.

[75] Garcia-Cruz R, Brieno MA, Roig I, et al. Dynamics of cohesin proteins REC8, STAG3, SMC1 beta and SMC3 are consistent with a role in sister chromatid cohesion during meiosis in human oocytes. Hum Reprod, 2010, 25(9):2316–2327.

[76] Zielinska AP, Holubcova Z, Blayney M, et al. Sister kinetochore splitting and precocious disintegration of bivalents could explain the maternal age effect. Elife, 2015, 4:e11389.

[77] Revenkova E, Herrmann K, Adelfalk C, et al. Oocyte cohesin expression restricted to predictyate stages provides full fertility and prevents aneuploidy. Curr Biol, 2010, 20(17):1529–1533.

[78] Tachibana-Konwalski K, Godwin J, van der Weyden L, et al. Rec8-containing cohesin maintains bivalents without turnover during the growing phase of mouse oocytes. Genes Dev, 2010, 24(22):2505–2516.

[79] Burkhardt S, Borsos M, Szydlowska A, et al. Chromosome cohesion established by Rec8-cohesin in fetal oocytes is maintained without detectable turnover in oocytes arrested for months in mice. Curr Biol, 2016, 26(5):678–685.

[80] Lister LM, Kouznetsova A, Hyslop LA, et al. Age-related meiotic segregation errors in mammalian oocytes are preceded by depletion of cohesin and Sgo2. Curr Biol, 2010, 20(17):1511–1521.

[81] Chiang T, Duncan FE, Schindler K, et al. Evidence that weakened centromere cohesion is a leading cause of age-related aneuploidy in oocytes. Curr Biol, 2010, 20(17):1522–1528.

[82] Hodges CA, Revenkova E, Jessberger R, et al. SMC1beta-deficient female mice provide evidence that cohesins are a missing link in age-related nondisjunction. Nat Genet, 2005, 37(12):1351–1355.

[83] Murdoch B, Owen N, Stevense M, et al. Altered cohesin gene dosage affects Mammalian meiotic chromosome structure and behavior. PLoS Genet, 2013, 9(2):e1003241.

[84] Garcia-Cruz R, Casanovas A, Brieno-Enriquez M, et al. Cytogenetic analyses of human oocytes provide new data on non-disjunction mechanisms and the origin of trisomy 16. Hum Reprod, 2010, 25(1):179–191.

[85] Zhang J, Shi X, Li Y, et al. Acetylation of Smc3 by Eco1 is required for S phase sister chromatid cohesion in both human and yeast. Mol Cell, 2008, 31(1):143–151.

[86] Nishiyama T, Ladurner R, Schmitz J, et al. Sororin mediates sister chromatid cohesion by antagonizing Wapl. Cell, 2010, 143(5):737–749.

[87] Sakakibara Y, Hashimoto S, Nakaoka Y, et al. Bivalent separation into univalents precedes age-related meiosis I errors in oocytes. Nat Commun, 2015, 6:7550.

[88] Gonsalves J, Sun F, Schlegel PN, et al. Defective recombination in infertile men. Hum Mol Genet, 2004, 13(22):2875–2883.

[89] Housworth EA, Stahl FW. Crossover interference in humans. Am J Hum Genet, 2003, 73(1):188–197.

[90] Cheng EY, Hunt PA, Naluai-Cecchini TA, et al. Meiotic recombination in human oocytes. PLoS Genet, 2009, 5(9):e1000661.

[91] Schuh M,Ellenberg J. Self-organization of MTOCs replaces centrosome function during acentrosomal spindle assembly in live mouse oocytes. Cell, 2007,130(3):484–498.

[92] Holubcova Z, Blayney M, Elder K, et al. Human oocytes. Error-prone chromosome-mediated spindle assembly favors chromosome segregation defects in human oocytes. Science, 2015, 348 (6239):1143–1147.

[93] Feng R, Sang Q, Kuang Y, et al. Mutations in TUBB8 and human oocyte meiotic arrest. N Engl J Med, 2016, 374(3):223–232.

[94] Chen B, Li B, Li D, et al. Novel mutations and structural deletions in TUBB8: Expanding mutational and phenotypic spectrum of patients with arrest in oocyte maturation, fertilization or early embryonic development. Hum Reprod, 2017, 32(2):457–464.

[95] Feng R, Yan Z, Li B, et al. Mutations in TUBB8 cause a multiplicity of phenotypes in human oocytes and early embryos. J Med Genet, 2016, 53(10):662–671.

[96] Touati SA, Buffin E, Cladiere D, et al. Mouse oocytes depend on BubR1 for proper chromosome segregation but not for prophase I arrest. Nat Commun, 2015, 6:6946.

[97] Eichenlaub-Ritter U. Oocyte ageing and its cellular basis. Int J Dev Biol, 2012, 56(10–12):841–852.

[98] van den Berg IM, Eleveld C, van der Hoeven M, et al. Defective deacetylation of histone 4 K12 in human oocytes is associated with advanced maternal age and chromosome misalignment. Hum Reprod, 2011, 26(5):1181–1190.

[99] Huang J, Li T, Ding CH, et al. Insufficient histone-3 lysine-9 deacetylation in human oocytes matured in vitro is associated with aberrant meiosis. Fertil Steril, 2012, 97(1):178–184, e3.

[100] Vera-Rodriguez M, Rubio C. Assessing the true incidence of mosaicism in preimplantation embryos. Fertil Steril, 2017, 107(5):1107–1112.

[101] Ambartsumyan G, Clark AT. Aneuploidy and early human embryo development. Hum Mol Genet, 2008, 17(R1):R10–15.

[102] Plachot M, de Grouchy J, Junca AM, et al. From oocyte to embryo: A model, deduced from in vitro fertilization, for natural selection against chromosome abnormalities. Ann Genet, 1987, 30(1):22–32.

[103] Kola I, Trounson A, Dawson G, et al. Tripronuclear human oocytes: Altered cleavage patterns and subsequent karyotypic analysis of embryos. Biol Reprod, 1987, 37(2):395–401.

[104] Bongso A, Ng SC, Lim J, et al. Preimplantation genetics: Chromosomes of fragmented human embryos. Fertil Steril, 1991, 56(1):66–70.

[105] Chatzimeletiou K, Morrison EE, Prapas N, et al. Spindle abnormalities in normally developing and arrested human preimplantation embryos in vitro identified by confocal laser scanning microscopy. Hum Reprod, 2005, 20(3):672–682.

[106] Capalbo A, Bono S, Spizzichino L, et al. Sequential comprehensive chromosome analysis on polar bodies, blastomeres and trophoblast: Insights into female meiotic errors and chromosomal segregation in the preimplantation window of embryo development. Hum Reprod, 2013, 28(2):509–518.

[107] Malvestiti F, Agrati C, Grimi B, et al. Interpreting mosaicism in chorionic villi: Results of a monocentric series of 1001 mosaics in chorionic villi with follow-up amniocentesis. Prenat Diagn, 2015, 35(11):1117–1127.

[108] Sermon K, Capalbo A, Cohen J, et al. The why, the how and the when of PGS 2.0: Current practices and expert opinions of fertility specialists, molecular biologists, and embryologists. Mol Hum Reprod, 2016, 22(8):845–857.

[109] Coelho PA, Bury L, Sharif B, et al. Spindle formation in the mouse embryo requires Plk4 in the absence of centrioles. Dev Cell, 2013, 27(5):586–597.

[110] Liang S, Zhao MH, Guo J, et al. Polo-like kinase 4 regulates spindle and actin assembly in meiosis and influence of early embryonic development in bovine oocytes. Theriogenology, 2016, 85(4):754–761, e1.

[111] Niakan KK, Han J, Pedersen RA, et al. Human pre-implantation embryo development. Development, 2012, 139(5):829–841.

[112] Tadros W, Lipshitz HD. The maternal-to-zygotic transition: A play in two acts. Development, 2009, 136(18):3033–3042.

[113] Zhang Q, Li G, Zhang L, et al. Maternal common variant rs2305957 spanning PLK4 is associated with blastocyst formation and early recurrent miscarriage. Fertil Steril, 2017, 107(4):1034–1040, e5.

[114] Bogart MH, Miyabara S. The production of mouse fetal-placental chimeras using trisomy 16 and euploid blastocysts. Anat Embryol (Berl), 1990, 181(2):137–147.

[115] Everett CA, Keighren MA, Flockhart JH, et al. Evaluation of triploid<-->diploid and trisomy-3<--> diploid mouse chimeras as models for investigating how lineage restriction occurs in confined placental mosaicism. Reproduction, 2007, 134(6):799–809.

[116] Lue YH, Wang C, Liu PY, et al. Insights into the pathogenesis of XXY phenotype from comparison of the clinical syndrome with an experimental XXY mouse model. Pediatr Endocrinol Rev, 2010, 8(Suppl 1):140–144.

[117] Buganim Y, Markoulaki S, van Wietmarschen N, et al. The developmental potential of iPSCs is greatly influenced by reprogramming factor selection. Cell Stem Cell, 2014, 15(3):295–309.

[118] Fundele R, Jagerbauer EM, Kolbus U, et al. Viability of trisomy 12 cells in mouse chimeras. Roux Arch Dev Biol, 1985, 194(3):178–180.

[119] Cox DR, Smith SA, Epstein LB, et al. Mouse trisomy 16 as an animal model of human trisomy 21 (Down syndrome): Production of viable trisomy 16 diploid mouse chimeras. Dev Biol, 1984, 101(2): 416–424.

[120] Magnuson T, Smith S, Epstein CJ. The development of monosomy 19 mouse embryos. J Embryol Exp Morphol, 1982, 69(69):223–236.

[121] Epstein CJ, Smith SA, Zamora T, et al. Production of viable adult trisomy 17 reversible diploid mouse chimeras. Proc Natl Acad Sci USA, 1982, 79(14):4376–4380.

[122] Bolton H, Graham SJ, Van der Aa N, et al. Mouse model of chromosome mosaicism reveals lineage-specific depletion of aneuploid cells and normal developmental potential. Nat Commun, 2016(7):11165.

[123] Lee MT, Bonneau AR, Giraldez AJ. Zygotic genome activation during the maternal-to-zygotic transition. Annu Rev Cell Dev Biol, 2014(30):581–613.

[124] Fragouli E, Wells D, Delhanty JD. Chromosome abnormalities in the human oocyte. Cytogenet Genome Res, 2011, 133(2–4):107–118.

[125] Alfarawati S, Fragouli E, Colls P, et al. The relationship between blastocyst morphology, chromosomal abnormality, and embryo gender. Fertil Steril, 2011, 95(2):520–524.

[126] Gueye NA, Devkota B, Taylor D, et al. Uniparental disomy in the human blastocyst is exceedingly rare. Fertil Steril, 2014, 101(1):232–236.

[127] Fritz B, Aslan M, Kalscheuer V, et al. Low incidence of UPD in spontaneous abortions beyond the 5th gestational week. Eur J Hum Genet, 2001, 9(12):910–916.

[128] Levy B, Sigurjonsson S, Pettersen B, et al. Genomic imbalance in products of conception: Single-nucleotide polymorphism chromosomal microarray analysis. Obstet Gynecol, 2014, 124(2 Pt 1):202–209.

[129] Rodriguez-Purata J, Lee J, Whitehouse M, et al. Embryo selection versus natural selection: How do outcomes of comprehensive chromosome screening of blastocysts compare with the analysis of products of conception from early pregnancy loss (dilation and curettage) among an assisted reproductive technology population? Fertil Steril, 2015, 104(6):1460–1466, e1–12.

[130] Wang Y, Cheng Q, Meng L, et al. Clinical application of SNP array analysis in first-trimester pregnancy loss: A prospective study. Clin Genet, 2017, 91(6):849–858.

[131] Wapner RJ, Martin CL, Levy B, et al. Chromosomal microarray versus karyotyping for prenatal diagnosis. New Engl J Med, 2012, 367(23):2175–2184.

[132] Forabosco A, Percesepe A, Santucci S. Incidence of non-age-dependent chromosomal abnormalities: A population-based study on 88965 amniocenteses. Eur J Hum Genet, 2009, 17(7):897–903.

[133] Martin CL, Kirkpatrick BE, Ledbetter DH. Copy number variants, aneuploidies, and human disease. Clin Perinatol, 2015, 42(2):227–242, vii.

[134] Sudmant PH, Mallick S, Nelson BJ, et al. Global diversity, population stratification, and selection of human copy-number variation. Science, 2015, 349(6253):aab3761.

[135] Hamerton JL, Canning N, Ray M, et al. A cytogenetic survey of 14 069 newborn infants. I. Incidence of chromosome abnormalities. Clin Genet, 1975, 8(4):223–243.

[136] Hassold T, Abruzzo M, Adkins K, et al. Human aneuploidy: Incidence, origin, and etiology. Environ Mol Mutagen, 1996, 28(3):167–175.

[137] Wellesley D, Dolk H, Boyd PA, et al. Rare chromosome abnormalities, prevalence and prenatal diagnosis rates from population-based congenital anomaly registers in Europe. Eur J Hum Genet, 2012, 20(5):521–526.

第六章

非整倍体的胚胎植入前遗传学检测——
你需要知道的一切

Carmen Rubio, Maria Vera, Pilar López, et al

引 言

人类胚胎中的染色体非整倍体是最常见的遗传异常。植入前非整倍体遗传学检测（PGT-A）技术可以提高需行辅助生殖技术的不孕夫妇的妊娠率。这项技术也被称为胚胎植入前遗传学筛查（PGS）、染色体全面筛查（CCS）及其他名称。由对植入前胚胎所做的全面非整倍体筛查所得到的大数据显示，一半以上的体外受精胚胎是染色体非整倍体[1-3]。已经有几种技术应用于体外受精的非整倍体筛查和胚胎选择，包括染色体的数目和结构异常的筛查流程。

然而，21世纪初，几篇有关荧光原位杂交（FISH）技术的随机对照临床试验（RCTs）文献对PGT-A的有用性提出质疑。这些问题是出于技术本身的局限性，因为FISH只能分析少量染色体，而且从含6~8个细胞的胚胎取单个细胞活检用于FISH信号分析也存在技术本身固有的局限。随后，新的诊断技术，如能够检测23对染色体的比较基因组杂交技术（aCGH）和新一代测序技术，使PGT-A的应用具有可行性。三个试验性RCT分析了滋养外胚层（TE）细胞活检和aCGH对预后良好的活产患者的影响，结果显示持续妊娠率有显著改善，由此改变了人们对PGT-A的看法[4-6]。此外，新技术能够更好地识别每条染色体的拷贝数，并为鉴定胚胎嵌合体和亚染色体异常提供了可能性。

在这一章，我们会讨论胚胎活检方法、应用技术、临床适应证和实践过程中嵌合体的影响。

活检策略：要诀和技巧

PGT-A可以应用于不同的植入前发育阶段，包括极体、D3卵裂期胚胎、滋养层细胞活检。图6.1总结了每种策略的优点和局限性。

·第一极体和第二极体通常在受精当天获得。这种方法只能局限于检测女性染色体的异常。几个研究小组主要将此方法应用于单基因病和染色体易位的研究[7-8]，而 FISH 技术和 aCGH 技术则用于非整倍体筛查，主要针对高龄女性[10-12]。

·卵裂期胚胎活检包括在 D3 胚胎中吸取单个卵裂球，通常是 6~8 个细胞且低碎片化（<20%）的胚胎。这种方法可以同时鉴别男女双方的问题。胚胎可在活检后的两天，即发育至第 5 天时移植，这种新鲜胚胎移植的策略已成为 D3 活检的常规方法。但是，几个研究小组还是因为可能对胚胎活力带来负面影响而强烈地批评了这种方法[13-14]。尽管如此，一些研究团队认为操作的熟练度与良好的结局有关[15-17]。此外，两项 FISH[18] 和一项 aCGH[19] 的随机对照试验（RCTs）结果显示与未行检测的囊胚移植相比，行 D3 胚胎活检的活产率有所提高。

·滋养外胚层细胞活检是在第 5、第 6 天，有时在第 7 天囊胚期进行的活检。应用这种方法必须在活检后 24h 内获得诊断结果或将囊胚低温保存。在这个阶段，胚胎经历了第一次的细胞分化，形成了两种细胞系，内细胞团（ICM，这些细胞将形成胚胎）和滋养层细胞。因此，滋养层细胞活检不会给胚胎发育带来负面影响[14]。此外，先前的研究表明同一胚胎来源的内细胞团和 TE 细胞在遗传

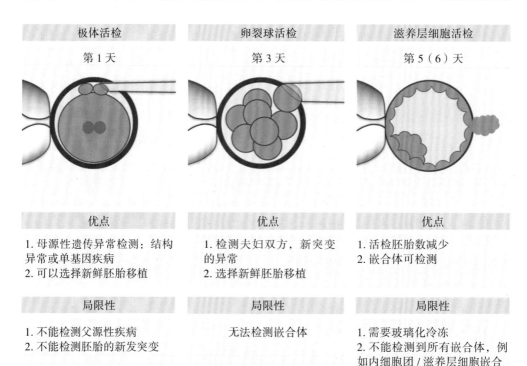

极体活检	卵裂球活检	滋养层细胞活检
第 1 天	第 3 天	第 5（6）天

优点	优点	优点
1. 母源性遗传异常检测：结构异常或单基因疾病 2. 可以选择新鲜胚胎移植	1. 检测夫妇双方，新突变的异常 2. 选择新鲜胚胎移植	1. 活检胚胎数减少 2. 嵌合体可检测

局限性	局限性	局限性
1. 不能检测父源性疾病 2. 不能检测胚胎的新发突变	无法检测嵌合体	1. 需要玻璃化冷冻 2. 不能检测到所有嵌合体，例如内细胞团 / 滋养层细胞嵌合

图 6.1 极体、D3 卵裂球、滋养层细胞活检：每种策略的优点和局限性

组成上是一致的 [20]。胚胎培养条件以及玻璃化冷冻系统的改善 [21]，使滋养层细胞的活检成为现在的主流趋势。通过滋养层细胞活检，可以从一个胚胎中获得多个细胞，这也提高了遗传实验室的检测准确性。随着 24 条染色体分子分析的发展，这种方法也传播开来，几项 RCT 研究表明应用这种方法可以提高分娩率 [4,22-23]。最近，有人提出一种新型的被认为是微创的胚胎活检技术，即囊胚腔液穿刺活检技术。但是，在此技术应用于临床前，仍需要进一步研究确定结果的可靠性 [24]。

对于每种方法，透明带都必须打孔。打孔可以通过几种方法实现：①机械法，穿过膜用微管切割透明带；②化学法，用酸（如，Tyrodes 液）溶解部分透明带；③激光法，利用显微镜的光学系统。在所有的方法中，由于激光法具有更快速、更安全、重复性更好的特点而成为最常用的方法。但是，活检细胞的数量和激光照射次数会影响样本的质量，并且如果检测的是受损的细胞，分子遗传分析结果会不一致。对操作者进行适当的培训，并保持包括胚胎培养和玻璃化冷冻在内的最佳的体外受精（IVF）实验室条件，可以使最终的检测在不同机构和操作者间得到可重复的结局 [25]。鉴于这些原因，对胚胎实验人员先行操作技术评估是必要的。可通过对废弃的胚胎进行模拟活检来评估胚胎实验人员，评估时可用装有冲洗液滴的试管做对照。

▌ 应用于 PGT-A 的技术演变：NGS 时代

有多种可用来研究人类胚胎非整倍体的方法，包括从只能提供几条染色体有限信息的 FISH 技术到可以检测所有 23 对染色体的单核苷酸多态性（SNP）阵列、定量 PCR（qPCR）、aCGH 和 NGS 技术。非整倍体筛查技术的发展，提供了更多关于胚胎遗传状态的信息，结果更加可靠、快速，使整倍体胚胎能够在同一周期内移植（图 6.2）。

·PGT-A1.0 版本：从 20 世纪 90 年代到 2010 年，FISH 技术应用于极体和卵裂期胚胎。大量的回顾性研究阐明了这项技术的有效性，并在全球范围内数以千计的 IVF 病例中得到了应用 [26-30]。FISH 方法是用与 DNA 互补配对的荧光标记的探针来显示目标区域。但 FISH 技术不能同时检测所有染色体，主要针对的是自然流产或与活产相容的染色体，如 15、16、17、18、21、22、X 和 Y 染色体 [31]。然而，这些染色体必须经过多轮杂交来评估，结果的信息获取率与准确性则取决于固定在载玻片上的单个细胞核的形态和完整性。

·PGT-A2.0 版本：新技术促进了从对数量有限的染色体行 FISH 分析向在

单个细胞中同时分析所有 23 对染色体技术的变革。在这些技术中，qPCR、SNP 芯片及 aCGH 技术是目前发表文章最多的技术[32]，这种方法主要应用于第 3 天胚胎[16,19] 和囊胚的活检[4,20]。aCGH 技术通过与对照样本比较来分析胚胎的 DNA 拷贝数变异。首先，将来自单个卵裂球或 4~6 个滋养外胚层细胞的 DNA 进行全基因组扩增（WGA）；扩增的 DNA 用不同的荧光探针进行标记、结合，并杂交到载有特定细菌人工染色体（BAC）探针的载玻片上，这种探针的长度约为 1Mb。杂交后每个位点的颜色显示染色体的缺失或重复，利用激光扫描仪和数据处理软件检测荧光强度，可以分析整条染色体的非整倍性和亚染色体结构的不平衡[16]。SNP 微阵列也是利用阵列来设置，尽管它们检测基因组中特定的 SNP，并将这些数据与母源和父源的 SNP 模式进行比较，以得到一个倍性数据[33]。对于 qPCR，特异的 PCR 引物在所有 23 对染色体的复制子上扩增每个染色体的有限片段。通过分析每一个 PCR 产物的相对 DNA 含量，来推断染色体的倍数状态并与每条染色体匹配。

·PGT-A 3.0：从滋养外胚层细胞中活检少量的细胞，再用 NGS 筛查是最新的方法。基因组测序成本的降低使 NGS 成为同步分析研究非整倍体、线粒体

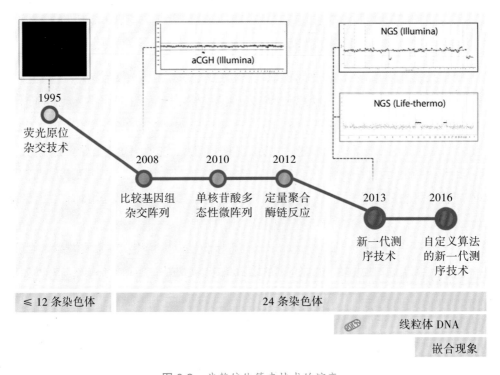

图 6.2　非整倍体筛查技术的演变

DNA 或基因疾病的最有希望的平台之一 [35]。对 NGS 来说，大多数延伸方案与 aCGH 方案的第一步相同，都从全基因组扩增开始。样本编码是不同的样本分别用唯一序列标记，之后混合，测序，最后通过与唯一序列标记比对来匹配胚胎与原患者。在一个测序周期中，一次可以编码 24~96 个活检样本，使得每个测序胚胎的成本较低。测序后，每个序列与参考人类基因组数据相比对，用特异的软件分析整个染色体拷贝数的变异和微缺失 / 重复 [36-39]。测序深度也是应该考虑的重要方面，尤其是同时做非整倍体和基因疾病研究的病例，需要在目标区域有高的覆盖率。

此外，线粒体 DNA 序列亦与胚胎质量相关 [40-41]，与先前的技术相比，NGS 可以检测到更低水平的嵌合 [42]。然而，目前生物信息学对测序数据的分析很难从与生物样本及扩增产物的质量和数量造成的实验噪音中精确地辨别低水平的嵌合。大多数研究团队形成的共识是，非整倍体细胞 >30% 才可报告为嵌合。另外，自定义软件和算法的更新可以提高准确性和客观性，可以更好地辨别嵌合以及为线粒体 DNA 评分 [43]。

嵌合现象：影响诊断的准确性和临床结局

嵌合现象是指在一个胚胎中存在有不同染色体基因型的细胞。嵌合现象起源于第一次胚胎分裂，可以对 TE（第 5 天、第 6 天或第 7 天胚胎活检）的几个细胞进行分析，在 PGT-A 中辨别。

植入前胚胎嵌合现象的第一个证据来自于对非整倍体胚胎的重新分析。几个研究小组比较了第 3 天胚胎活检细胞的 aCGH 结果与第 5 天胚胎残留细胞的 FISH 结果，显示了 1.9%~2.7% 的低假阳性率 [44-46]。另一项用 FISH 方法重新分析从内细胞团分离的细胞研究结果与滋养层细胞活检的结果比较，有 2.9% 的假阳性率 [47]。这些结果与另一项盲法研究结果一致，即第 3 天胚胎 PGT-A 结果和滋养层细胞活检胚胎的 PGT-A 结果显示出高确诊率（第 3 天胚胎 98%，滋养层细胞 97.6%）。

所有在这些研究中出现差异的样本在胚胎活检中均被诊断为染色体异常，而在全囊胚的重新分析中则被诊断为染色体正常。因此，最可行的解释是这些胚胎是"整倍体 – 非整倍体"的嵌合。但是，由于技术的限制，且活检的细胞只占整个胚胎所有细胞的一小部分，仅能部分代表整个囊胚的信息，而活检结果取决于 ICM 和 TE 中整倍体与非整倍细胞的比值和分布，因此计算植入前胚胎嵌合体的真实发生是具有挑战性的 [45,49-50]（图 6.3）。尽管如此，经过 PGT-A 治

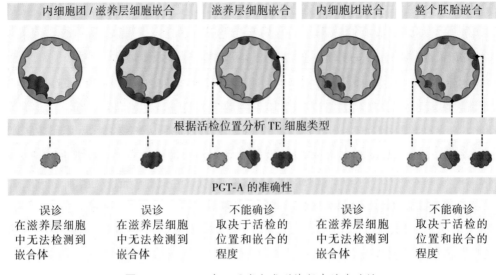

内细胞团 / 滋养层细胞嵌合　滋养层细胞嵌合　内细胞团嵌合　整个胚胎嵌合

根据活检位置分析 TE 细胞类型

PGT-A 的准确性

误诊	误诊	不能确诊	误诊	不能确诊
在滋养层细胞中无法检测到嵌合体	在滋养层细胞中无法检测到嵌合体	取决于活检的位置和嵌合的程度	在滋养层细胞中无法检测到嵌合体	取决于活检的位置和嵌合的程度

图 6.3　PGT-A 在不同嵌合类型诊断中的准确性

疗的患者可获得高妊娠率和着床率，且流产率低 [4,14,16,18]，同时，临床可识别的错误率亦很低 [51]。利用"整倍体 - 非整倍体"嵌合胚胎小鼠模型，前期研究提出嵌合体胚胎中存在一个可"容忍"的异常细胞阈值，只有当染色体异常细胞数量超过该阈值 [52] 时，妊娠才会被中断 [52]。

最近，有研究提出移植某些嵌合类型胚胎的可能性。Greco 等 [53] 提出某些嵌合体胚胎可以发育成健康的整倍体胎儿，建议对那些经 PGT-A 检测后无整倍体胚胎的夫妇来说，可以考虑移植嵌合体胚胎。但是，作者很谨慎地声明，在推广这种方法之前，必须获得更多的临床资料来支持此建议。Fragouli 等 [54] 的报道比较了移植嵌合体胚胎与移植整倍体胚胎的结局，嵌合胚胎的结局在统计学上显著较差（累积妊娠率 46.2% *vs.* 15.4%；*P*=0.003）。作者得出胚胎的活力因非整倍体细胞的存在而受损的结论。最后，Scott 和 Galiano 权衡了丢弃合格胚胎的风险与移植低潜能的胚胎的必要性，就产科和新生儿的结局而论，后者可能具有较低的移植潜能。要理解嵌合与滋养外胚层间的相关性，还需要进一步的研究，因为尚缺乏囊胚中滋养层细胞中不同比例非整倍体细胞与受累染色体间相关性的研究。Vera-Rodriguez 和 Rubio 综述了这一主题 [56]，Cinnuoglu、Fiorentino 和 Harton[57] 也对未来的发展方向提出了一些想法。

▌▌▌正常核型夫妇 PGT-A 的常用适应证

ART 后低妊娠率的这些人群可能存在卵裂期胚胎和囊胚有高比率非整倍体

染色体的情况，为提高低生育力夫妇的妊娠率，PGT-A 技术被引入到临床的常规实践中。图 6.4 展示的是根据女方年龄用最新的 NGS 技术检测的囊胚活检样本的非整倍体率。图 6.5 展示的是根据女方年龄囊胚活检后至少有一个整倍体胚胎的病例的比例（Igenomix 数据库中 60 000 多个囊胚活检只有 12 000 个整倍体胚胎）。

大多数适应证的主要目的不仅包含提高着床率和妊娠率，而且包含降低流产率、降低子代发生非整倍体的风险及足月分娩。最近，因为有新的 PGT-A 3.0、囊胚活检及 NGS，PGT-A 的花费不再是一个限制因素，家庭中每个健康宝宝的成本–效益也被列入考虑范围[19]。患者在做接受或拒绝 PGT-A 的决定时受很多因素影响，如费用、宗教、伦理、社会和家庭的支持、医生的影响，以及生育史[58]。鉴于这些结果，在目前单胚胎移植（SET）的趋势下，如果在胚胎移植前没有明确染色体的组成情况，可能会引发伦理问题[59]。

最后，随着囊胚活检、TE 活检后囊胚玻璃化冷冻及胚胎移植时间延后等技术的日益普及，PGT-A 非常适合这种临床方案。最近一项研究比较了新鲜囊胚

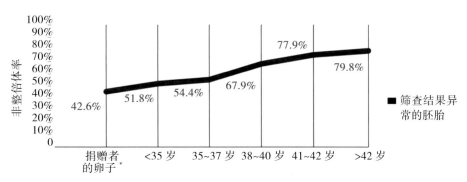

图 6.4　依据女方年龄绘制的非整倍体发生率图（Igenomix 内部数据，囊胚期活检。* 代表赠卵者卵子，捐赠者一般年龄 <35 岁；标注年龄的为母亲自身卵子）

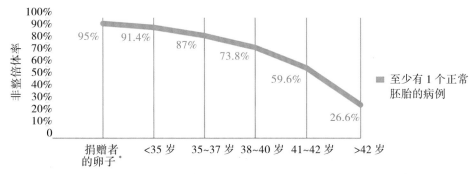

图 6.5　根据女方年龄绘制的移植率图（Igenomix 内部数据，囊胚期活检。* 代表赠卵者卵子，捐赠者一般年龄 <35 岁；标注年龄的为母亲自身卵子）

移植和冷冻周期移植，发现冷冻胚胎移植周期中每个胚胎的着床率要高于新鲜胚胎周期，尽管统计学差异并不显著（75% *vs.* 67%）。而在持续妊娠率（80% *vs.* 61%）和活产率（77% *vs.* 59%）两方面，冷冻胚胎周期显著高于新鲜胚胎。这两种移植策略都是合理的选择，但延迟移植（冷冻胚胎移植）将成为一种趋势[60]。图 6.6 显示的是与常规 IVF/ICSI（www.sartcorsonline.com/2015）相比较，囊胚活检后 PGT-A 冷冻胚胎移植的临床结果（Igenomix 内部结果）。

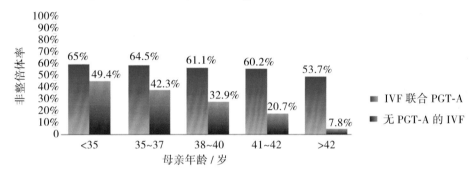

图 6.6　每个胚胎移植的持续妊娠率（Igenomix 内部数据，基于临床结果和 2015 年的 SART 数据；囊胚期活检）

以下是目前最常见的 PGT-A 适应证。

母亲高龄（AMA）

母亲高龄是 PGT-A 最常用的适应证。女性年龄是非整倍体发生的主要原因[3]。一项通过极体活检进行的研究报告称，年龄在 35~43 岁的女性发生与临床最相关的非整倍体（13 号、16 号、18 号染色体）的错误分离率从 20% 增加到 60%[61]。大多数临床 IVF 团队习惯上认为 AMA 是年龄大于 37 岁，但最近又将 35 岁作为高龄的阈值。有 4 项关于 AMA 患者的 RCTs 研究，其中 3 项研究认为 PGT-A 对于 AMA 没有益处[62]，但是第 4 项研究描述了 AMA 患者 PGT-A 后表现出更低的流产率和较高的分娩率[63]。这些研究被几个作者质疑，这些作者提出的异议是研究方法存在重要缺陷，包括患者的纳入标准、胚胎活检过程、胚胎培养条件，以及基因分析类型等[15,64-65]。

但是，我们自己的经验不同于先前的研究。我们开展了两项随机试验，第一次在 41~44 年龄段的女性中用 PGT-A–FISH 的方法评估 PGT-A 在 AMA 患者中的有效性。在这项研究中，通过比较 PGT-A 周期与常规囊胚移植周期的结局，我们发现 PGT-A 组的活产率显著高于常规 IVF 组（32.3% *vs.* 15.5%；*P*=0.009 9）。因此我们认为传统的 PGT-A1.0 是可获益的[18]。尽管有这些结果，仍然需要一种技术来分析所有染色体，同时在短时间内产生可靠和准确的结果。因此，另一项采用 aCGH 技术分析 38~41 岁的女性的胚胎样本的研究证实，与传统的形态学选择胚胎相比较，PGT-A 技术筛选后，首次移植的活产率明显提高（52.9% *vs.* 24.2%；*P*=0.000 2），按患者分析，其活产率也有提高（36.0% *vs.* 21.9%；*P*=0.030 9）。值得注意的是，与对照组比较，PGT-A 组的流产率显著降低（2.7% *vs.* 39%）[19]。

如果不经过非整倍体的筛查，非整倍体率高的高龄患者可能要经历数月多次胚胎移植失败，部分患者可能会以痛苦的流产而告终，同时会伴有医疗风险。随着 NGS 技术的应用，PGT-A 会越来越便宜，并能以更低的成本在 IVF 中行胚胎染色体分析[19,43]。

复发性流产（RM）

不同的国家对复发性流产的定义不同，但是一般认为连续 2~3 次 14 周以上的妊娠流产为复发性流产。在行 PGT-A 前，应排除其他流产因素，并进行适当的不孕检查。

然而，越来越多的证据支持应用 PGT-A。Bianco 等人[66]发表的一项对 46 939 名女性产前诊断的研究证实，特发性复发性流产患者妊娠的胎儿核型异常的风险增加。1998 年，我们团队的研究证据指出反复流产夫妇妊娠的胚胎染色体异常数量增加（50%~80%）[67]。我们的研究还阐明，曾有非整倍体胎儿流产史的夫妇经 PGT-A 治疗后，着床率显著升高，流产率显著降低。同时还得出结论，当反复流产与既往染色体病变相关，且精子染色体异常率高时，应推荐使用 PGT-A 治疗[68]。

此外，系统回顾分析表明 PGT-A 可以降低流产率[69]。更新的研究表明，反复流产患者 D3 胚胎活检后行 aCGH 检测，其持续妊娠率升高[16]。一项回顾性病例对照研究报告，PGT-A 着床率为 52.36%，对照组为 19.15%（*P*=0.001），持续妊娠率几乎翻了一番（61.54% *vs.* 32.49%；*P*=0.000 1）[17]。另一项比较 PGT-A 在第 3 天或 TE 活检后的临床结果的研究报告显示，累积妊娠率（临床结局）分别为 50.4% 和 63.6%[70]。

反复种植失败（RIF）

反复种植失败是指 3 次或 3 次以上 IVF 失败或者累计移植大于 10 枚高质量胚胎均失败。RIF 的定义没有统一的标准，且定义亦不详尽和全面[18,71]。由于其定义模糊，起因多样，因此，对临床医生来说，RIF 依然是一个挑战。而且，胚胎和内膜因素在 RIF 中也起着重要的作用[72-73]。

　　一项 RIF 患者的 RCT 研究得出结论，与对照组相比，PGT-A-FISH 的临床妊娠率没有显著差异[74]。但是，另一项对更多染色体进行分析的研究显示，PGT-A-FISH 的活产率明显更高（47.9% *vs.* 27.9%）[18]。

　　此外，一项针对 467 对 RIF 夫妇进行的 aCGH 研究表明，不同因素会影响临床结局。在第 3 天活检样本中，40 岁以下患者的妊娠率为 52.6%，而大于 40 岁的妊娠率为 41.5%。精子浓度小于 10^7/mL 且成熟卵细胞（M Ⅱ）大于 15 个的年轻患者预后最好。既往失败的周期的数量仅仅增加夫妇产生复杂分裂模式胚胎的可能性，但并不会影响整体的临床意义。在 TE 活检和囊胚冻胚移植的患者亚群中，每个移植周期的妊娠率为 73.3%[75]。

严重男方因素的不育

　　据报道，在 FISH 核型正常的不育男性精子样本中，染色体异常的发生频率增加[76]。Rubio 等人报道，少精子症，尤其在精子浓度显著降低（小于 5×10^6/mL）的样本中，少精子症与性染色体二倍体、18 号和 21 号染色体二倍体及二倍体精子比例的显著增加有关。这些情况可能在一定程度上解释了这些患者表现出低着床率和高流产率的原因。

　　严重畸形精子症亦与精子的非整倍体相关[77]。非梗阻性无精症和 Y 染色体微缺失携带者的睾丸精子也表现出精子的非整倍体增加，主要是性染色体增加[78-79]。按照相似的发育模式，在不同类型的精子染色体非整倍体所形成的胚胎中，性染色体二体增加，胚胎中三体也增加；精子染色体二倍体比率增加，相应胚胎三倍体比率也增加[80]。然而，相互矛盾的文献报道使精子 DNA 片段和父方年龄与精子非整倍体间不能建立明确的相关性[81-83]。

　　PGT-A 主要应用于严重少精子症的患者中，第 3 天活检 60% 以上的胚胎为非整倍体，妊娠率为 63%[16]。与正常的精液标本来源的胚胎比较，严重少精子症患者的胚胎在囊胚活检中显示出更高的性染色体异常率。此外，正常精子来源胚胎的非整倍率与授精方式无关，无论是通过 ICSI 还是通过标准授精来实现生育目的。这些结果强调了严重男性因素的不育可以作为 PGT-A 的参考适应证[84]。

　　有一项针对精子浓度低于 2×10^6/mL 的患者第 3 天胚胎活检行 aCGH 检测的 RCT 研究，其中期结果显示 PGT-A 可以提高累积妊娠率和着床率，这说明严重少精子症可以作为非整倍筛查的指征[85]。

三体型妊娠史

　　一些研究表明有三体型妊娠史的患者，其染色体非整倍体妊娠的风险会增加。2004 年发表的研究比较了有 / 无非整倍体妊娠史的女性植入前胚胎的非整倍体率，用 logistic 回归的方法控制女性年龄，发现非整倍体组中的年轻女性的非整倍体率最高。此研究得出结论，三体型妊娠史，无论此三体胎儿能否成活，均会增加再次非整倍体妊娠的风险[86]。2009 年，De Souza 及其同事[87]利用澳大利亚人口出生缺陷的登记数据发现有 13、18、21 三体型（分别为 Patau 综合征、Edwards 综合征、唐氏综合征）妊娠史的女性再次妊娠发生 13、18、21 三体的风险更高；35 岁以下有过 21 三体妊娠史的女性，再次妊娠发生 21 三体的相对风险更高，发生不同三体妊娠（13 或 18 三体）的风险也更大。35 岁以下和以上的有妊娠史的女性，发生 22 三体、性染色体三体的相对风险是相似的。作者得出结论，有三体妊娠史，特别是小于 35 岁的女性，未来发生三体妊娠的风险增加。

根据之前的数据，最近一项研究表明，在有非整倍体妊娠史的个体中，与非整倍体流产史相关的植入前胚胎中染色体异常的发生率明显更高[88]。综上所述，上述数据说明 PGT-A 可以避免非整倍体的重复发生，有过非整倍体妊娠史的高发人群可以由此获益。

预后良好的患者和单胚胎移植

对于预后良好的患者，aCGH 检测 TE 活检细胞极有可能提高 IVF 的总妊娠率，并且可降低单胚移植的多胎妊娠。第一个针对预后良好的患者行 aCGH 检测与未行该检测的单囊胚移植比较的 RCT 研究结果显示，活检囊胚的非整倍体率为 44.9%，PGT-A 组的临床妊娠率明显提高（70.9% vs. 45.8%；P=0.017），且无双胎妊娠。这项研究表明，即使在无非整倍体风险增加的患者中，仅用传统的形态学来选择单胚胎移植也有局限性，因为与未行 aCGH 的检测组比较，行 aCGH 的检测组具有更高的着床率及更低的流产率[4]。

后来又有两项 RCT 研究，在辅助生殖技术预后良好的患者中进行了 PGT-A 与常规 IVF 的结局比较。第一篇临床试验的结果发表于 2013 年[23]，PGT-A 组女性平均年龄为 35.1 ± 3.9 岁，对照组平均年龄为 34.5 ± 4.0 岁，两组抗苗勒氏管激素指标 ≥ 1.2ng/mL。PGT-A 组行整倍体的单囊胚移植，而对照组则是在常规胚胎选择后行双囊胚移植；临床结局指标包括两组间相似的累积妊娠率 [SET 组 60.7%，未检测 DET 组 65.1%；95%CI（0.7~1.2）] 及 SET 后降低的多胎风险（0~48%）。同年，Scott 与其同事[5]发表了另一项临床试验结果，PGT-A 组不能生育夫妇中女性配偶或供卵者的平均年龄为 32.2 ± 0.5 岁，对照组为 32.43 ± 0.5

岁。所有入组者无 IVF 失败的经历，抗苗勒氏管激素指标都 ≥ 1.2ng/mL，有正常的子宫腔，结果显示 PGT-A 组每个周期的分娩率显著提高（$P<0.01$）。总之，这三项 RCT 研究表明，与仅用形态学指标选择胚胎移植相比，在辅助生殖技术预后良好的患者中，应用 PGT-A 可以显著提高临床着床率。无论使用哪项技术，如 aCGH 或 qPCR[89]，这些发现都是适用的。

最近，一个单中心回顾性研究评估了供卵冻胚移植周期中 PGT-A 的应用结局[90]。供卵来源的囊胚行 TE 活检且通过 aCGH 或 NGS 技术行非整倍体检测，并分别对 SET、DET、自体子宫和代孕子宫受体的数据进行分析。在双胎组中，PGT-A 组具有显著较高的着床活产率（每个移植胚胎的出生婴儿数），但每个移植周期的活产率提高不显著。在单胚胎移植组，与对照组比较，PGT-A 组的着床活产率和活产数稍高，但无统计学差异。这项研究初步证明，PGT-A 的应用可能会提高供卵周期中年轻卵子的 IVF 结局。然而，还需要更多的研究来考虑每位患者和每次促排方案的临床结局，以更好地阐述在卵子捐献周期中整倍体囊胚移植的优势。

染色体结构异常携带者的 PGT-SR

在普通人群中，平衡的染色体结构重排是最常见的染色体异常，产前样本的患病率为 0.4%，新生儿发生率为 0.2%[91-92]。最常见的染色体结构重排是易位和倒位。

· 易位是在两条染色体发生双链断裂并在两条染色体之间交换片段后发生的染色体结构异常。易位包括相互易位和罗氏易位。相互易位是由非同源染色体之间的远端片段断裂和交换产生的。罗氏易位是由于两个近端着丝粒染色体（13 号、14 号、15 号、21 号或 22 号染色体）融合和短臂丢失而形成的。

· 倒位是染色体内部发生两次染色体断裂后，位于两个断点之间的片段旋转 180°，然后片段重新插入染色体后形成的染色体结构异常。根据着丝粒与倒位片段的相对位置，倒位分为臂间倒位和臂内倒位。在臂间倒位中，着丝粒位于倒位片段内；臂内倒位中，两个断裂点是在同一染色体的同一个臂内。

在遗传物质没有丢失时，易位和倒位是平衡的，杂合表型是正常的。但是，这些类型的染色体结构重排的杂合携带者发生生育问题、复发性流产、子代先天异常及智力发育落后的风险增加。这些问题主要是由于在减数分裂过程中易位携带者发生染色体异常分离或者倒位携带者发生染色体重组事件形成不平衡的配子而造成的[93,95]。一些学者认为，参与这类重排的染色体可能在第一次减数分裂时通过破坏纺锤体上的染色体排列来干扰其他染色体的正确分离；这被称为染色体间相互效应（ICE），由 Lejeune 首先提出，他发现染色体 21 三体患儿的父母中染色体平衡相互易位携带者的比例增加了[96]。几项关于染色体相互效应的研究结果存在争议，这些研究的分析样本为行 PGT-SR[103-104] 患者的精子[97-98]、卵子[99-100]、卵裂期胚胎[101-102] 和囊胚。一些学者发现 ICE[100-101] 似乎取决于重排的片段大小、患者和染色体[22]。其他学者没有发现 ICE[23-26]，也没有发现非整倍体率的增加与其他因素有关，例如在这些患者中经常观察到的少弱畸精子症[105-106]。

这群患者采用 PGT-SR 后改善了他们的生育期望值，缩短了成功活产所需的时间，即由 4~6 年减少到 4 个月以内，降低了携带者的流产率，从大于 90% 降到不到 15%[107-108]。最初，PGT-SR 方法是用 FISH 探针靶向针对结构重排相关的染色体进行分析。近来由于 aCGH、SNP 微阵列和 NGS 等技术的升级，PGT-SR 不仅能够用于由染色体重排造成的染色体不平衡，同时也能分析所有的染色体。一些学者描述了染色体结构异常携带者每次取卵的妊娠率和每次胚胎移植的妊娠率，分别为 16% 和 27%[109]。其他作者表示，应用这些新技术后每次胚胎移植的妊娠率达到 70.6% 以上；平衡胚胎的非整倍体率为 43.3%[110]。妊娠率的提高最可能的原因是能够诊断出平衡的非整倍体胚胎，而单独应用 FISH–PGT-SR 则有可能使这些胚胎漏诊。

▊ 结　论

在生殖领域内，胚胎植入前胚胎分析仍有很多争议，近来 IVF/胚胎实验室（常规培养胚胎发育至囊胚阶段）和生殖遗传实验室（开发了一次测试可以可靠评估 23 对染色体的技术）的发展提高了 PGT-A 技术的效率。近期许多研究表明，与仅用传统的胚胎形态学评分来选择胚胎相比，检测胚胎常见染色体异常的优势包括提高每次移植胚胎的着床率和妊娠率，降低每位患者的流产率以及尽早妊娠。此外，单胎移植前应用 PGT-A 技术对胚胎评级是 IVF 的一个巨大飞跃，它使妊娠更加安全，同时能在所有患者人群中保持高着床率和妊娠率。应当说明的是常规染色体异常的胚胎筛查不会使胚胎变得更好，但在移植之前，可以为每一个胚胎正常活产的概率提供一个关键的评估，并实现 IVF 过程中的常规 SET，从而避免无用的胚胎移植。

图 6.7 展示了一个 PGT-A 周期的适应证和决策的规范系统。

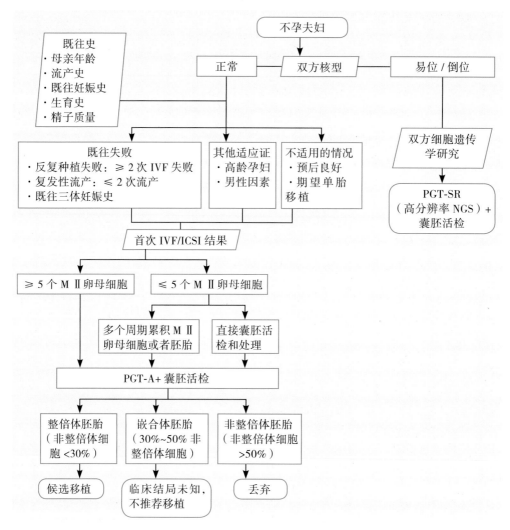

图 6.7　PGT-A 周期适应证及决策的规范系统。M Ⅱ：第二次减数分裂；NGS：新一代测序技术；PGT-A：植入前非整倍体遗传学检测；PGT-SR：结构重排的植入前遗传学检测

参考文献

[1] Fragouli E, Alfarawati S, Spath K, et al. The origin and impact of embryonic aneuploidy. Hum Genet, 2013, 132(9): 1001–1013.

[2] Rabinowitz M, Ryan A, Gemelos G, et al. Origins and rates of aneuploidy in human blastomeres. Fertil Steril, 2012, 97(2):395–400.

[3] Franasiak J, Forman E, Hong K, et al. The nature of aneuploidy with increasing age of the female partner:A review of 15 169 consecutive trophectoderm biopsies evaluated with comprehensive chromosomalscreening. Fertil Steril, 2014,101(3):656–663.

[4] Yang Z, Liu J, Collins GS, et al. Selection of single blastocysts for fresh transfer via standard morphologyassessment alone and with array CGH for good prognosis IVF patients: Results from a

randomized pilotstudy. Mol Cytogenet, 2012, 5(1):24.

[5] Scott RT Jr, Upham KM, Forman EJ, et al. Blastocyst biopsy with comprehensive chromosome screeningand fresh embryo transfer significantly increases in vitro fertilization implantation and delivery rates: Arandomized controlled trial. Fertil Steril, 2013, 100(3):697–703.

[6] Forman EJ, Li X, Ferry KM, et al. Oocyte vitrification does not increase the risk of embryonic aneuploidyor diminish the implantation potential of blastocysts created after intracytoplasmic sperminjection: A novel, paired randomized controlled trial using DNA fingerprinting. Fertil Steril, 2012, 98(3):644–649.

[7] Verlinsky Y, Rechitsky S, Evsikov S, et al. Preconception and preimplantation diagnosis for cystic fibrosis. Prenat Diagn, 1992, 12(2):103–110.

[8] Munné S, Scott R, Sable D, et al. First pregnancies after preconception diagnosis of translocations of maternal origin. Fertil Steril, 1998, 69(4):675–681.

[9] Verlinsky Y, Cieslak J, Ivakhnenko V, et al. Preimplantation diagnosis of common aneuploidies by thefirst- and second-polar body FISH analysis. J Assist Reprod Genet, 1998 , 15(5):285–289.

[10] Wells D, Escudero T, Levy B, et al. First clinical application of comparative genomic hybridization and polar body testing for preimplantation genetic diagnosis of aneuploidy. Fertil Steril, 2002, 78(3):543–549.

[11] Geraedts J, Montag M, Magli MC, et al. Polar body array CGH for prediction of the status of the corresponding oocyte. Part I: Clinical results. Hum Reprod, 2011, 26(11):3173–3180.

[12] Magli MC, Montag M, Köster M, et al. Polar body array CGH for prediction of the status of the corresponding oocyte. Part II: Technical aspects. Hum Reprod, 2011, 26(11):3181–3185.

[13] Mastenbroek S, Twisk M, van der Veen F, et al. Preimplantation genetic screening: A systematic reviewand meta analysis of RCTs. Hum Reprod Update, 2011 Jul-Aug; 17(4):454–466. doi:10.1093/humupd/dmr003. Epub 2011 Apr 29. Review. Erratum in: Hum Reprod Update, 2013 Mar-Aprsa; 19(2): 206.

[14] Scott RT Jr, Upham KM, Forman EJ, et al. Cleavage-stage biopsy significantly impairs human embryoni-cimplantation potential while blastocyst biopsy does not: A randomized and paired clinical trial. Fertil Steril, 2013, 100(3):624–630.

[15] Rubio C, Giménez C, Fernández E, et al. The importance of good practice in preimplantation genetics-creening: Critical viewpoints. Hum Reprod, 2009, 24(8):2045–2047.

[16] Rodrigo L, Mateu E, Mercader A, et al. New tools for embryo selection: Comprehensive chromosomes-creening by array comparative genomic hybridization. Biomed Res Int, 2014, 2014:517125.

[17] Keltz MD, Vega M, Sirota I, et al. Preimplantation genetic screening (PGT-A) with comparativegenomic hybridization (CGH) following day 3 single cell blastomere biopsy markedly improves IVF outcomes while lowering multiple pregnancies and miscarriages. J Assist Reprod Genet, 2013, 30(10):1333–1339.

[18] Rubio C, Bellver J, Rodrigo L, et al. Preimplantation genetic screening using fluorescence in situ hybri-dizationin patients with repetitive implantation failure and advanced maternal age: Two randomized trials. Fertil Steril, 2013, 99(5):1400–1407.

[19] Rubio C, Bellver J, Rodrigo L, et al. In vitro fertilization with preimplantation genetic diagnosis foraneuploidies in advanced maternal age: A randomized, controlled study. Fertil Steril, 2017, Apr 19.Pii:S0015–S0282(17)30254–30256. doi:10.1016/j.fertnstert, 2017.03.011. [Epub ahead of print] PubMed PMID:28433371.

[20] Fragouli E, Lenzi M, Ross R, et al. Comprehensive molecular cytogenetic analysis of the human blastocyst stage. Hum Reprod, 2008, 23(11):2596–2608.

[21] Cobo A, Bellver J, Domingo J, et al. New options in assisted reproduction technology: The Cryotop method of oocyte vitrification. Reprod Biomed Online, 2008,17(1):68–72.

[22] Forman EJ, Hong KH, Ferry KM, et al. In vitro fertilisation with single euploid blastocyst transfer: Arandomised controlled trial. Fertil Steril, 2013,100(1):100–107.

[23] Scott RT, Upham KM, Forman EJ, et al. Blastocyst biopsy in CCS and freshET significantly increases IVF implantation and delivery rates; an RCT. Fertil Steril, 2013,100(3):687–703.

[24] Magli MC, Pomante A, Cafueri G, et al. Preimplantation genetic testing: Polar bodies, blastomeres, trophectoderm cells, or blastocoelic fluid? Fertil Steril, 2016, 105(3):676–683. e5.

[25] Capalbo A, Ubaldi FM, Cimadomo D, et al. Consistent and reproducible outcomes of blastocyst biopsyand aneuploidy screening across different biopsy practitioners: A multicentre study involving 2586 embryo biopsies. Hum Reprod, 2016, 31(1):199–208.

[26] Munné S, Sultan KM, Weier HU, et al. Assessment of numeric abnormalities of X, Y, 18, and 16 chromosomesin preimplantation human embryos before transfer. Am J Obstet Gynecol, 1995, 172(4 Pt1):1191–1199.

[27] Verlinsky Y, Cieslak J, Freidine M, et al. Pregnancies following pre-conception diagnosis of common aneuploidies by fluorescent in-situ hybridization. Hum Reprod, 1995 ,10(7):1923–1927.

[28] Vidal F, Giménez C, Rubio C, et al. FISH preimplantation diagnosis of chromosome aneuploidy in recurrentpregnancy wastage. J Assist Reprod Genet, 1998, 15(5):310–313.

[29] Kahraman S, Bahçe M, Samli H, et al. Healthy births and ongoing pregnancies obtained by preimplan-tationgeneticdiagnosis in patients with advanced maternal age and recurrent implantation failure. HumReprod, 2000, 15(9):2003–2007.

[30] Rubio C, Rodrigo L, Pérez-Cano I, et al. FISH screening of aneuploidies in preimplantation embryos to improve IVF outcome. Reprod Biomed Online, 2005, 11(4):497–506.

[31] Stephenson MD, Awartani KA, Robinson WP. Cytogenetic analysis of miscarriages from couples with recurrent miscarriage: A case-control study. Hum Reprod, 2002, 17(2):446–451.

[32] Sermon K, Capalbo A, Cohen J, et al. The why, the how and the when of PGS 2.0: Current practices and expert opinions of fertility specialists, molecular biologists, and embryologists. Mol Hum Reprod, 2016, 22(8):845–857.

[33] Johnson DS, Gemelos G, Baner J, et al. Preclinical validation of a microarray method for full molecular karyotyping of blastomeres in a 24-h protocol. Hum Reprod, 2010, 25(4):1066–1075.

[34] Treff NR, Tao X, Ferry KM, et al. Development and validation of an accurate quantitative real-time polymerase chain reaction-based assay for human blastocyst comprehensive chromosomal aneuploi-dyscreening. Fertil Steril, 2012, 97(4):819–824.

[35] Yan L, Huang L, Xu L, et al. Live births after simultaneous avoidance of monogenic diseases and chromosome abnormality by next-generation sequencing with linkage analyses. Proc Natl Acad Sci USA, 2015, 112(52): 15964–15969.

[36] Kung A, Munné S, Bankowski B, et al. Validation of next-generation sequencing for comprehensive-chromosome screening of embryos. Reprod Biomed Online, 2015, 31(6):760–769.

[37] Fiorentino F, Biricik A, Bono S, et al. Development and validationof a next-generation sequencing-based protocol for 24-chromosome aneuploidy screening of embryos.Fertil Steril, 2014, 101(5):1375–1382.

[38] Huang J, Yan L, Lu S, et al. Validation of a next-generation sequencing-based protocol for 24-chromoso-me aneuploidy screening of blastocysts. Fertil Steril, 2016, 105(6):1532–1536.

[39] Vera-Rodríguez M, Michel CE, Mercader A, et al. Distribution patterns of segmental aneuploidies in human blastocysts identified by next-generation sequencing. Fertil Steril, 2016, 105(4):1047–1055.

[40] Diez-Juan A, Rubio C, Marin C, et al. Mitochondrial DNA content as a viability score in human euploidembryos: Less is better. Fertil Steril, 2015, 104(3):534–541.

[41] Fragouli E, Spath K, Alfarawati S, et al. Altered levels of mitochondrial DNA are associated with female age, aneuploidy, and provide an independent measure of embryonic implantation potential. PLoS Genet, 2015, 11(6):e1005241.

[42] Ruttanajit T, Chanchamroen S, Cram DS, et al. Detection and quantitation of chromosomal mosaicismin human blastocysts using copy number variation sequencing. Prenat Diagn, 2016,36(2):154–162.

[43] Vera-Rodriguez M, Navarro R, Lopez P, et al. Custom NGS algorithm for consistent and accurate diagnosis of mosaicism in trophectoderm biopsies. 16th International Symposium on Preimplantation Genetics,Valencia, Spain, 2017: 27–29.

[44] Gutiérrez-Mateo C, Colls P, Sánchez-Garía J, et al. Validation of microarray comparative genomic hybridization for comprehensive chromosome analysis of embryos. Fertil Steril, 2011, 95(3):953–958.

[45] Mamas T, Gordon A, Brown A, et al. Detection of aneuploidy by array comparative genomic hybridization using cell lines to mimic a mosaic trophectoderm biopsy. Fertil Steril, 2012, 97(4):943–947.

[46] Mir P, Rodrigo L, Mercader A, et al. False positive rate of an array CGH platform for single-cell preimplantation genetic screening and subsequent clinical application on day-3. J Assist Reprod Genet, 2013, 30(1):143–149.

[47] Capalbo A, Wright G, Elliott T, et al. FISH reanalysis of inner cell mass and trophectoderm samples of previously array-CGH screened blastocysts shows high accuracy of diagnosis and no major diagnostic impact of mosaicism at the blastocyst stage. Hum Reprod, 2013, 28(8):2298–2307.

[48] Mir P, Mateu E, Mercader A, et al. Confirmation rates of array-CGH in day-3 embryo and blastocyst biopsies for preimplantation genetic screening. J Assist Reprod Genet, 2016, 33(1):59–66.

[49] Treff NR, Levy B, Su J, et al. SNP microarray-based 24 chromosome aneuploidy screening is significantly more consistent than FISH. Mol Hum Reprod, 2010, 16(8):583–589.

[50] Northrop LE, Treff NR, Levy B, et al. SNP microarray-based 24 chromosome aneuploidy screening-demonstrates that cleavage-stage FISH poorly predicts aneuploidy in embryos that develop to morphologically normal blastocysts. Mol Hum Reprod, 2010, 16(8):590–600.

[51] Werner MD, Leondires MP, Schoolcraft WB, et al. Clinically recognizable error rate after the transfer of comprehensive chromosomal screened euploid embryos is low. Fertil Steril, 2014, 102(6):1613–1618.

[52] Bolton H, Graham S, Van der Aa N, et al. Mouse model of chromosome mosaicism reveals lineage specific depletion of aneuploid cells and normal developmental potential. Nat Comm, 2016(7):11165.

[53] Greco E, Minasi MG, Fiorentino F. Healthy babies after intrauterine transfer of mosaic aneuploid-blastocysts. N Engl J Med, 2015, 373(21):2089–2090.

[54] Fragouli E, Alfarawati S, Spath K, et al. Analysis of implantation and ongoing pregnancy rates following the transfer of mosaic diploid-aneuploid blastocysts. Hum Genet, 2017. doi:10.1007/s00439-017-1797-4. [Epub ahead of print] PubMed PMID: 28393271.

[55] Scott RT Jr, Galliano D. The challenge of embryonic mosaicism in preimplantation genetic screening. Fertil Steril, 2016, 105(5):1150–1152.

[56] Vera-Rodriguez M, Rubio C. Assessing the true incidence of mosaicism in preimplantation embryos.Fertil Steril, 2017, 107(5):1107–1112.

[57] Harton GL, Cinnioglu C, Fiorentino F. Current experience concerning mosaic embryos diagnoseddduring preimplantation genetic screening. Fertil Steril, 2017, 107(5):1113–1119.

[58] Gebhart MB, Hines RS, Penman A, et al. How do patient perceived determinants influence the decision-making process to accept or decline preimplantation genetic screening? Fertil Steril, 2016, 105(1): 188–193.

[59] Hens K, Dondorp W, Handyside AH, et al. Dynamics and ethics of comprehensive preimplantation genetic testing. A review of the challenges. Hum Reprod Update, 2013, 19(4):366–375.

[60] Coates A, Kung A, Mounts E, et al. Optimal euploid embryo transfer strategy, fresh versus frozen, after preimplantation genetic screening with next generation sequencing: A randomized controlled trial. Fertil Steril, 2017, 107(3):723–730. e3.

[61] Kuliev A, Zlatopolsky Z, Kirillova I, et al. Meiosis errors in over 20000 oocytes studied in the practiceof preimplantation aneuploidy testing. Reprod Biomed Online, 2011, 22(1):2–8.

[62] Hardarson T, Hanson C, Lundin K, et al. Genetic screening in women of advanced maternal agecaused a decrease in clinical pregnancy rate: A randomized controlled trial. Hum Reprod, 2008,23(12):2806–2812.

[63] Schoolcraft WB, Katz-Jaffe MG, Stevens J, et al. Preimplantation aneuploidy testing for infertile patients of advanced maternal age: A randomized prospective trial. Fertil Steril, 2009, 92(1):157–162.

[64] Cohen J, Wells D, Munné S. Removal of 2 cells from cleavage stage embryos is likely to reducethe efficacy of chromosomal tests that are used to enhance implantation rates. Fertil Steril, 2007, 87(3):496–503.

[65] Simpson JL. What next for preimplantation genetic screening? Randomized clinical trial in assessing PGS: Necessary but not sufficient. Hum Reprod, 2008, 23(10):2179–2181.

[66] Bianco K, Caughey AB, Shaffer BL, et al. History of miscarriage and increased incidence of fetal aneuploidy in subsequent pregnancy. Obstet Gynecol, 2006, 107(5):1098–1102.

[67] Pellicer A, Rubio C, Vidal F, et al. In vitro fertilization plus preimplantation genetic diagnosis in patientswith recurrent miscarriage: An analysis of chromosome abnormalities in human preimplantation embryos. Fertil Steril, 1999(71):1033–1039.

[68] Rubio C, Buendía P, Rodrigo L, et al. Prognostic factors for preimplantation genetic screening in repeated pregnancy loss. Reprod Bio Med Online, 2009, 18(5):687–693.

[69] Musters AM, Repping S, Korevaar JC, et al. Pregnancy outcome after preimplantation genetic screening or natural conception in couples with unexplained recurrent miscarriage: A systematic review of the best available evidence. Fertil Steril, 2011, 95(6):2153–2157.

[70] Hodes-Wertz B, Grifo J, Ghadir S, et al. Idiopathic recurrent miscarriage is caused mostly by aneuploid embryos. Fertil Steril, 2012, 98(3):675–680.

[71] Pehlivan T, Rubio C, Rodrigo L, et al. Impact of preimplantation genetic diagnosis on IVF outcome in implantation failure patients. Reprod Biomed Online, 2003, 6(2):232–237.

[72] Ruiz-Alonso M, Galindo N, Pellicer A, et al. What a difference two days make: "Personalized" embryo transfer (pET) paradigm: A case report and pilot study. Hum Reprod, 2014, 29(6):1244–1247.

[73] Moreno I, Codoñer FM, Vilella F, et al. Evidence that the endometrial microbiota has an effect on implantation success or failure. Am J Obstet Gynecol, 2016, 215(6):684–703.

[74] Blockeel C, Schutyser V, De Vos A, et al. Prospectively randomized controlled trial of PGS in IVF/ICSI patients with poor implantation. Reprod Biomed Online, 2008, 17(6):848–854.

[75] Garcia-Herrero S, Rodrigo L, Mateu E, et al. Medecine therapeutique/Medecine de la reproduction, gynecologie et endocrinologie. John Libbey Eurotext, 2014, 14(2):112–119.

[76] Rubio C, Gil-Salom M, Simón C, et al. Incidence of sperm chromosomal abnormalities in a risk population:Relationship with sperm quality and ICSI outcome. Hum Reprod, 2001,16(10):2084–2092.

[77] Mateu E, Rodrigo L, Prados N, et al. High incidence of chromosomal abnormalities in large-headed and multiple-tailed spermatozoa. J Androl, 2006, 27(1):6–10.

[78] Rodrigo L, Rubio C, Peinado V, et al. Sperm from patients with obstructive and nonobstructive azoospermia:Aneuploidy risk and reproductive prognosis using testicular sperm from fertile donors as control samples. Fertil Steril, 2011,95(3):1005–1012.

[79] Mateu E, Rodrigo L, Martínez MC, et al. Aneuploidies in embryos and spermatozoa from patients withY chromosome microdeletions. Fertil Steril, 2010, 94(7):2874–2877.

[80] Rodrigo L, Peinado V, Mateu E, et al. Impact of different patterns of sperm chromosomal abnormalitieson the chromosomal constitution of preimplantation embryos. Fertil Steril, 2010, 94(4):1380–1386.

[81] Bronet F, Martínez E, Gaytán M, et al. Sperm DNA fragmentation index does not correlate with thesperm or embryo aneuploidy rate in recurrent miscarriage or implantation failure patients. Hum Reprod, 2012, 27(7):1922–1929.

[82] García-Ferreyra J, Luna D, Villegas L, et al. High aneuploidy rates observed in embryos derived from donated oocytes are related to male aging and high percentages of sperm DNA fragmentation. Clin MedInsights Reprod Health, 2015(9):21–27.

[83] Tiegs AW, Sachdev NM, Grifo JA, et al. Paternal age is not associated with pregnancy outcomes after single thawed euploid blastocyst transfer. Reprod Sci, 2017, Jan 1:1933719116687660. doi:10.1177/1933719116687660.[Epub ahead of print] PubMed PMID:28100115.

[84] Coates A, Hesla JS, Hurliman A, et al. Use of suboptimal sperm increases the risk of aneuploidy of thesex chromosomes in preimplantation blastocyst embryos. Fertil Steril, 2015, 104(4):866–872.

[85] Rubio C, Castillón G, Rodrigo L, et al. Improvement of clinical outcome in severe male factor infer-tility with embryo selection based on array-CGH: A randomized controlled trial. Fertil Steril,2014, 102(3):e24–e25.

[86] Munné S, Sandalinas M, Magli C, et al. Increased rate of aneuploid embryos in young women with previous aneuploid conceptions. Prenat Diagn, 2004, 24(8):638–643.

[87] De Souza E, Halliday J, Chan A, et al. Recurrence risks for trisomies 13, 18, and 21. Am J Med Genet A, 2009, 149A(12):2716–2722.

[88] Al-Asmar N, Peinado V, Vera M, et al. Chromosomal abnormalities in embryos from couples with a previous aneuploid miscarriage. Fertil Steril, 2012, 98(1):145–150.

[89] Dahdouh EM, Balayla J, García-Velasco JA. Impact of blastocyst biopsy and comprehensive chromosome screening technology on preimplantation genetic screening: A systematic review of randomized controlled trials. Reprod Biomed Online, 2015, 30(3):281–289.

[90] Coates A, Bankowski BJ, Kung A, et al. Differences in pregnancy outcomes in donor egg frozen embryo transfer (FET) cycles following preimplantation genetic screening (PGS): A single center retrospective study. J Assist Reprod Genet, 2017, 34(1):71–78.

[91] Jacobs PA, Melville M, Ratcliffe S, et al. A cytogenetic survey of 11 680 newborn infants. Ann Hum Genet, 1974, 37(4):359–376.

[92] Van Dyke DL, Weiss L, Roberson JR, et al. The frequency and mutation rate of balanced autosomal rearrangements in man estimated from prenatal genetic studies for advanced maternal age. Am J Hum Genet, 1983, 35(2):301–308.

[93] Neri G, Serra A, Campana M, et al. Reproductive risks for translocation carriers: Cytogenetic study and

analysis of pregnancy outcome in 58 families. Am J Med Genet, 2010, 16(4):535–561.

[94] Scriven PN, Handyside AH, Ogilvie CM. Chromosome translocations: Segregation modes and strategies for preimplantation genetic diagnosis. Prenat Diagn, 1998, 18(13):1437–1449.

[95] McKinlay Gardner RJ, Sutherland GR, Shaffer LG. Chromosome Abnormalities and Genetic Counseling. 4th ed. New York: Oxford University Press, 2012.

[96] Lejeune J. Autosomal disorders. Pediatrics, 1963(32):326–337.

[97] Anton E, Vidal F, Blanco J. Interchromosomal effect analyses by sperm FISH: Incidence and distribution among reorganization carriers. Syst Biol Reprod Med, 2011(57):268–278.

[98] Godo A, Blanco J, Vidal F, et al. Altered segregation pattern and numerical chromosome abnormalities interrelate in spermatozoa from Robertsonian translocation carriers. Reprod Biomed Online, 2015, 31(1):79–88.

[99] Alfarawati S, Fragouli E, Colls P, et al. Embryos of Robertsonian translocation carriers exhibit a mitoticinter chromosomal effect that enhances genetic instability during early development. PLoS Genet, 2012, 8(10): e1003025.

[100] Verlinsky Y, Evsikov S. Karyotyping of human oocytes by chromosomal analysis of the second polarbodies. Mol Hum Reprod, 1999,5(2):89–95.

[101] Tulay P, Gultomruk M, Findikli N, et al. Is the interchromosomal effect present in embryos derived from Robertsonian and reciprocal translocation carriers particularly focusing on chromosome 10 rearrangements?Zygote, 2015, 23(6):908–915.

[102] Gianaroli L, Magli MC, Ferraretti AP, et al. Possible interchromosomal effect in embryos generated bygametes from translocation carriers. Hum Reprod, 2002, 17(12):3201–3207.

[103] Ghevaria H, SenGupta S, Shmitova N, et al. The origin and significance of additional aneuploidy events in couples undergoing preimplantation genetic diagnosis for translocations by array comparative genomic hybridization. RBM Online, 2016, 32(2):178–189.

[104] Machev N, Gosset P, Warter S, et al. Fluorescence in situ hybridization sperm analysis of six translocation carriers provides evience of an interchromosomal effect. Fertil Steril, 2005, 84(2):365–373.

[105] Honda H, Miharu N, Ohashi Y, et al. Analysis of segregation and aneuploidy in two reciprocal translocation carriers, t(3;9)(q26.2;q32) and t(3;9)(p25;q32), by triple-color fluorescence in situ hybridization.Hum Genet, 1999, 105(5):428–436.

[106] Munne S, Escudero T, Fischer J, et al. Negligible interchromosomal effect in embryos of Robertsonian-translocation carriers. Reprod Biomed Online, 2005, 10(3):363–369.

[107] Munne S, Sandalinas M, Escudero T, et al. Outcome of preimplantation genetic diagnosis of translocations.Fertil Steril, 2000, 73(6):1209–1218.

[108] Verlinsky Y, Tur-Kaspa I, Cieslak J, et al. Preimplantation testing for chromosomal disorders improves reproductive outcome of poor-prognosis patients. Reprod Biomed Online, 2005, 11(2):219–225.

[109] Goossens V, Traeger-Synodinos J, Coonen E, et al. ESHRE PGD Consortium data collection XI:Cycles from January to December 2008 with pregnancy follow-up to October 2009. Hum Reprod, 2012(27): 1887–1911.

[110] Fiorentino F, Spizzichino L, Bono S, et al. PGD for reciprocal and Robertsonian translocations using array comparative genomic hybridization. Hum Reprod, 2011, 26(7):1925–1935.

第七章

线粒体和胚胎发育能力

Julio Martin, Beatriz Rodriguez, Arantxa Hervas, et al

引 言

　　线粒体在真核细胞代谢能量的产生中发挥着重要的作用，其利用氧化磷酸化反应从碳水化合物和脂肪酸中获得能量（ATP）。线粒体有自己的DNA，可以编码tRNAs、rRNAs和一些线粒体蛋白质[1]。直径为0.5~1.0μm。这些独特的细胞器有双膜系统，由内膜和外膜组成，被膜间隙分隔开[1]。线粒体外膜包裹着基质（内隔）并含有大量的蛋白质可以形成通道让小分子通过。线粒体内膜经过折叠形成一种结构（嵴）可以增加表面积，这种结构渗透性更低，可以阻止铁离子和其他小分子通过。内膜和外膜都含有转运蛋白，可以通过主动转运或被动转运来移动特定的分子[2]（图7.1）。

线粒体起源：内共生学说

　　新数据不断地出现，这些数据都支持线粒体进化论。该理论包括两种线粒体起源的假说。一种假说提出线粒体起源在真核细胞出现之后（内共生假说），

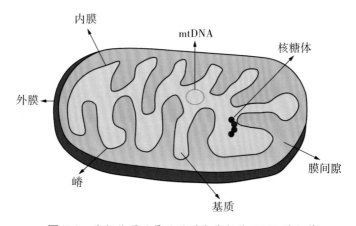

图 7.1　线粒体图示展示了膜和线粒体 DNA 的细节

另一种假说提出这种细胞器发生与细胞发生同期（自生假说）。内共生假说来自于一个想法，即线粒体来源于原核细胞，经过氧化机制后形成了内共生体。自生假说提出线粒体是由真核细胞的一部分核 DNA 分离出来的[3]。内共生假说最初由 Lynn Margulis 提出，是最被广泛认可的概念。它建立了一种理念，线粒体是由与真核宿主细胞共生的自由细菌进化而来的[4-5]。

最古老的真核生物化石可以追溯到 14.5 亿年前。这个时间同海洋极度缺氧的时期相吻合，而缺氧主要是由于海洋产 H_2S 的细菌工作造成的。真核细胞在缺氧的环境中开始出现并分化[6]。线粒体基因组有一个单元似乎起源于立克次氏体和 α-变形菌门及一些类似立克次氏体的内共生体，因为经过鉴定 α-变形菌门的序列最接近线粒体[3,7-8]。

新的系列研究表明获得线粒体的宿主曾是原核生物。有一个设想与这个观点有联系，即远古线粒体是兼性厌氧菌，可能与现代的红色细菌的生理和生活方式很类似[6]。但是，线粒体 DNA（mtDNA）特定的蛋白质编码基因和核糖体 RNA（rRNA）基因的系统发生分析表明，线粒体起源于真细菌（特别是 α-变形菌门）而不是古细菌[9-10]。事实上，立克次氏体（流行性伤寒的病原，在虱子的粪便中传播）在遗传学上与线粒体最相似[9]（图 7.2）。

真核细胞中出现的线粒体在持续改变我们对其起源的看法，新的数据和见解一直在重塑和改变我们的观点。尽管如此，内共生假说还是更受推崇。

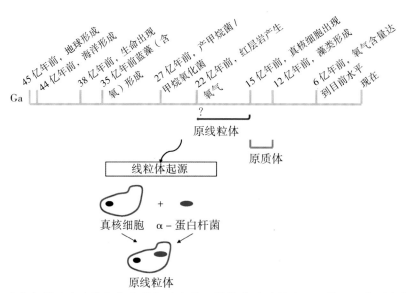

图 7.2 生命起源及产生线粒体和质粒的主要入侵物种的时间线。一种 α-变形杆菌标示为蓝色，真核细胞标示为橙色。Ga：数十亿年前

▌线粒体的作用：不只是 ATP

众所周知的线粒体作用包括通过氧化磷酸化产生 ATP，脂肪酸的 β- 氧化，氨基酸和脂质代谢[11]。除此之外，多重证据表明线粒体有不同的复杂作用，例如参与了多个细胞信号通路。许多蛋白例如 GTP 酶、激酶和磷酸化酶参与线粒体和其他细胞的双向通讯调控，参与细胞代谢、细胞周期调控、发育、抗病毒反应和细胞死亡[12]。除此之外，在对钙离子通道的反应中有大量蛋白的磷酸化状态发生了显著改变[13]。线粒体在肌肉收缩和突触囊泡释放的过程中对钙的反应包括钙离子的缓冲和细胞内钙波的传播因子[12]。另一个线粒体参与信号通路的例子是它们在凋亡级联和细胞死亡中的作用[14]，实际上，线粒体的碎片化和嵴重构是细胞色素 C 的释放和细胞死亡的必要步骤[12]。

此外，线粒体功能障碍与基因组的不稳定性和 RNA、DNA 合成的异常相关，因为决定细胞核糖核酸和脱氧核糖核酸代谢的多种酶都在线粒体中[11]。举例来说，丝氨酸作为一种主要的一碳单位，是甘氨酸、胸腺嘧啶、甲硫氨酸的合成，甲基化反应和嘌呤合成所必需的原料。它转化为甘氨酸，一个甲基从丝氨酸上转移到四氢叶酸（THF），从而产生甘氨酸和 5,10- 甲基 - 四氢叶酸[11]。在线粒体中，5,10- 甲基 - 四氢叶酸在一系列酶的作用下转化成甲酸盐，一开始转化为 5- 甲基四氢叶酸然后转化成 10- 甲酸四氢叶酸。10- 甲酸四氢叶酸是嘌呤核酸重新合成的重要的一碳单元来源[11]。这个过程表明了线粒体在 DNA/RNA 合成中的重要性。此外，突变影响电子传递链的活性，从而影响细胞内 dNTP 的水平，引起核基因组的不稳定[11]。

氧化应激

活性氧（ROS）是一些高度活跃的分子，包括多种化学分子，如超氧化物阴离子、羟基自由基和过氧化氢[15]。在生理呼吸过程中 1%~2% 的分子氧被消耗转化成超氧化物自由基[14]。电子传递链通过单电子载体[15-16]直接与线粒体蛋白、脂质和 DNA 相互作用产生了线粒体 ROS。这导致了脂质的过氧化，蛋白的氧化和线粒体 DNA 的突变[14,16]。实际上，正因为大多数的 ROS 是在线粒体的呼吸过程中产生的，线粒体是这些伤害作用的主要目标[14-15]。

氧化损伤改变了 mtDNA 的复制和转录。这抑制了线粒体的功能，而进一步促进了 ROS 的产生。但是，线粒体有一个防御系统来解除 ROS 的毒性和修复 ROS 引起的损伤[14]。许多研究表明 mtDNA 更易受氧化损伤的影响[15]。另外，氧化应激在老化中起着重要作用[15]，并且系统的调节作用直接影响细胞凋亡的

易感性 [14]。

对于 ROS 影响细胞凋亡程序和其他重要通路的研究可能继续揭示其应用于人类疾病治疗的机制。

▌▌▌ 线粒体 DNA：特征

mtDNA 是基质中的一种共价闭合环状分子，其大小为 16.5kb [17]。它的遗传密码与通用密码子有一些差别，例如 AUA 编码甲硫氨酸而不是异亮氨酸，UGA 编码色氨酸而不是终止密码子。还有，AGA/AGG 在牛线粒体中不编码终止子而是精氨酸。此外，mtDNA 没有内含子 [18]（图 7.3a）。在人类中，每个细胞通常有 100~10 000 个独立的 mtDNA 拷贝。举例来说，能量密集型组织例如心脏和骨骼肌每个细胞分别含有 2000 和 10 000 个 mtDNA 拷贝，而每个线粒体平均的mtDNA 拷贝数为 1000~10 000。低能量需求的组织，例如肺中平均每个细胞有200~3000 个 mtDNA 拷贝，每个线粒体中有 50~300 个 mtDNA 拷贝。卵线粒体含有 100 000~640 000 拷贝，每个线粒体中有 1 或 2 个基因组 [19]。

线粒体 DNA 编码 2 条 rRNA（12S 和 16S）、22 条 tRNA 和 13 条 mRNA [18]。它还有调控序列，参与复制和转录，被称为 D- 祥 [18]。mtDNA 编码的蛋白质在线粒体中合成。这些蛋白质是电子转运链（ETC）的电子转运复合物的必要亚基：复合物 I 中的 7 个亚基 [20]，复合物 III 中的 1 个亚基 [18]，复合物 IV 中的 3 个亚基 [21]，复合物 V 中的 2 个亚基 [18]。如果 mtDNA 突变，ETC 的功能会受到影响；编码线粒体蛋白的核基因的突变会影响到许多线粒体的功能 [11]。有必要强调的是，mtDNA 的突变比核 DNA 要快 10 倍以上，因为 mtDNA 位于 ETC 的附近并且没有组蛋白的保护 [22]。因此，mtDNA 对 ROS 的毒效应更敏感 [23]（图 7.3b）。

▌▌▌ 线粒体 DNA：遗传与瓶颈选择

人的线粒体 DNA 是母系遗传 [24]。虽然合子在受精时同时接收了来自父亲和母亲的 mtDNA，来自父亲的 mtDNA 在胚胎形成中会被降解并从合子的细胞质排出 [25-26]。

细胞分裂间期 II 的卵子中的线粒体数目代表很小一部分的母亲 mtDNA 池 [19]，因为卵子生成是一个遗传瓶颈。在原始的生殖细胞中，有大量的 mtDNA 可以代表母亲 mtDNA 池。这是遗传瓶颈的起点。在生殖细胞的发育过程中，每个细胞中的母亲线粒体比原始生殖细胞中的少得多 [24]，导致成熟卵子中只含有小部分mtDNA [27]。通过这种方式，mtDNA 的多样性被限制在每个卵子中，促进了同源

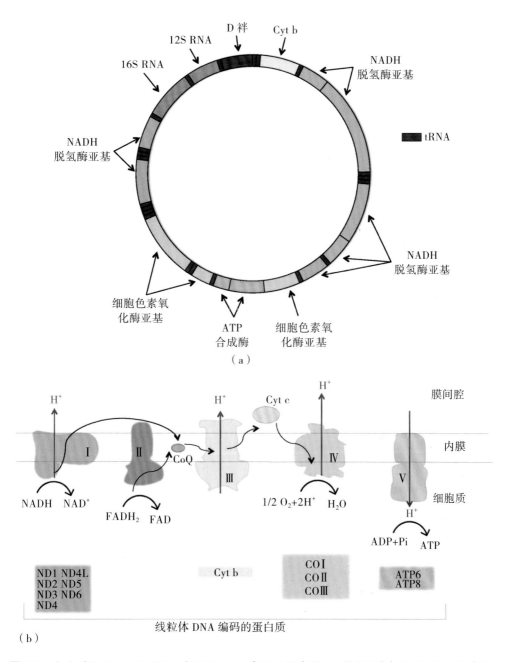

（a）

（b）

线粒体 DNA 编码的蛋白质

图7.3 （a）线粒体DNA图示。线粒体DNA有规则的序列，D祥（黑蓝色），编码37个基因：
22个tRNA（红色），2个rRNA（粉色）和13个蛋白质。（b）呼吸链位于内膜，包含5种
复合物。mtDNA编码的13个多肽位于呼吸链中：7个位于复合物Ⅰ（绿色），1个位于复合
物Ⅲ（黄色），3个位于复合物Ⅳ（浅蓝），2个位于复合物Ⅴ（橙色）。复合物Ⅱ完全由核
基因组（灰色）编码。复合物Ⅰ、Ⅲ、Ⅳ是H^+泵，在膜间产生电化学梯度，然后复合物Ⅴ将
H^+泵到基质中产生ATP。Cyt：细胞色素

异质性。然而，在一群卵子中，差异的存在是由于母亲 mtDNA 是随机分布的 [27]。实际上，在 mtDNA 疾病中同一个患者不同卵子的 mtDNA 的突变水平是不一样的 [28]。在瓶颈期后，在卵子的成熟过程中，线粒体的内容和线粒体 DNA 的拷贝数会有所增加 [27]。

▎线粒体的复制和线粒体 DNA 的复制

mtDNA 的复制是由许多核编码的转录与复制因子调控的。这些因子与 mtDNA 一起形成了线粒体内核 [29]，它负责线粒体基因组的包装、转录和复制 [30]。核蛋白包含线粒体特异的 γ 聚合酶（包含两个亚基，即 POLGA 和 POLGB），线粒体 RNA 聚合酶（mtRNA pol），线粒体转录因子 A（TFAM），线粒体转录因子 B（TFBM），线粒体单链 DNA 结合蛋白（mtSSB），解旋酶（Twinkle），重要转录因子（TFB1M、TFB2M）和 mTERF。所有这些蛋白位于核的中心区域；与此相比，ATAD3 分布于外围作为核的骨架（St.John 的综述 [29]）。表 7.1 总结了线粒体核组分的功能。

TFAM 启动复制，它结合在 mtDNA 上引起了结构的改变从而导致启动子区的暴露。下一步，mtRNA 聚合酶合成 RNA 引物，POLGA 可以利用这个引物来启动 mtDNA 复制。POLGB 协助这个过程，它可以稳定并增加 POLGA 的效率，而 mtSSB 和 Twinkle 可以介导 mtDNA 解旋。线粒体基因组复制的时间与细胞器复制的时间不同，并由细胞能量需求调控的信号所控制。

对小鼠模型的研究表明，在正常情况下，受精卵的 mtDNA 扩增期到囊胚期不再发生 mtDNA 复制：mtDNA 的总量从单细胞的受精卵到早期囊胚保持稳定值 [31]。

表 7.1　线粒体核复合物的功能

核蛋白	功能
POLGA	mtDNA 聚合酶，催化亚基
POLGB	mtDNA 聚合酶，组装亚基；与 POLGA 以 2∶1 形成异三聚体
mtRNA pol	mtDNA 转录产物产生 mtDNA 复制所需的 RNA 引物
TFAM	转录因子，启动复制
TFBM	同 RNA 聚合酶形成异三聚体，允许启动特定转录
mTERF	终止转录
mtSSB	稳定 mtDNA 并促进 Twinkle 活性
Twinkle	mtDNA 解旋
ATAD3	核的骨架

所以在卵裂过程中，mtDNA 的总数保持固定并且随着每次细胞分裂 mtDNA 可能会减少。因此，每个细胞中 mtDNA 的数量是随着细胞分裂次数减少的。在囊胚阶段，mtDNA 复制恢复了[32-33]，一般认为恢复开始于滋养层细胞（TE），然后是内细胞团（ICM）。在猪模型中，在桑椹胚阶段，细胞的外部边缘有明显的线粒体特异的聚合酶水平增加，而这些区域的细胞有可能形成 TE。然而，未来可能形成 ICM 的胚胎内部没有发现聚合酶水平的增加[33]（图 7.4）。对小鼠胚胎的 ATP 产量的定量分析同样支持大约 80% 的 ATP 在 TE 中产生这个观点[34]。

▌ 早期线粒体数目和形态改变

　　线粒体在胚胎发育过程中发生形态的改变。与分化的细胞不同的是，卵子和受精卵有结构未充分发育的线粒体。胎儿的卵原细胞线粒体是细长的，基质是致密的，并有管状的嵴。原始卵泡中卵子的线粒体是圆形的，基质没那么致密，它们的膜上嵴较少。随着卵子的生长和成熟，线粒体主要是直径 ≤ 1μm 的球形或椭圆形，且基质逐渐致密[35-36]。它们的外观使它们看起来不那么活跃，然而，一些线粒体可以通过氧化磷酸化产生 ATP[19]。直到大约 8 细胞期，结构保持不变，但基质的密度持续下降。在囊胚分化、体积增大、孵出时，线粒体逐渐变长，基质变轻，产生更多的嵴，代谢活性显著增加[35-36]。

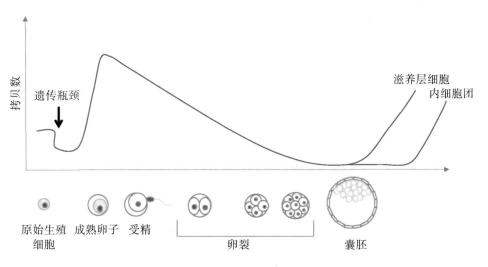

图 7.4　mtDNA 拷贝数变化的图示。在卵子生成过程中，产生遗传瓶颈，mtDNA 分子的数目减少。之后，剩余的小部分 mtDNA 片段扩增，成熟卵子有更多的 mtDNA，但是它只代表了一部分来自母体的 mtDNA。从这个时期直到囊胚期，没有更多的 mtDNA 复制。因而每次细胞分裂后都会带来 mtDNA 分子数目的减少。在囊胚期，mtDNA 复制继续，先是起于滋养层细胞而后是内细胞团

▌早期胚胎发育和线粒体代谢

早期胚胎在发育过程中表现出代谢方面的改变。最初的卵裂在母源 mRNA 的控制下发生。在这段时间，胚胎有代谢丙酮酸盐的倾向。在胚胎源基因组激活期间，大约对应人类的 8 细胞期，合成代谢转换为代谢代谢，而葡萄糖是主要的能量来源。早期胚胎对丙酮酸盐的偏好说明了线粒体代谢在这个时期的重要性[37]（图 7.5）。

通过测量人移植前胚胎的丙酮酸和葡萄糖的摄入确定代谢的改变。在 D2.5 到 D4.5 观察到了丙酮酸摄入的增加，之后丙酮酸的消耗开始减少[38]。另一方面，葡萄糖的摄入持续存在，并在胚胎发育过程逐渐增加[39]。然而，这种改变在 D2.5 到 D4.5 很小，但是在囊胚期，D5.5 增加的幅度与预期相同。

有一些关于葡萄糖与丙酮酸的摄入与胚胎发育关系的研究可以解释代谢和胚胎质量可能的联系。发育正常的胚胎比发育停滞的胚胎在卵裂期有更高的丙酮酸的摄入。葡萄糖摄入的差异发生在消耗的高峰期。在那个阶段，要退化的胚胎就不会有葡萄糖消耗的高峰值[38]。还有，高质量的囊胚在 D5 和 D6 会比低质量的囊胚消耗更多的葡萄糖，但是它们在丙酮酸的摄入上没有差异。这也与已有的代谢机制一致，并且预示葡萄糖对人的囊胚来说是重要的能量来源，用于有氧和无氧糖酵解[39]。

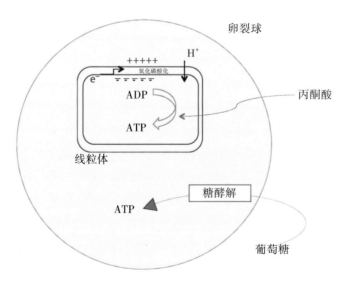

图 7.5　卵裂球能量的产生。早期胚胎发育需要能量，例如 ATP，它可以通过两种可能的机制产生：以葡萄糖为底物的糖酵解和使用好氧底物（如丙酮酸）的氧化磷酸化。在发育的最初阶段，线粒体主要通过氧化磷酸化产生能量；在囊胚阶段，转为通过糖酵解来产生能量

早期胚胎中的线粒体功能

氧化应激和早期胚胎发育

值得注意的是，线粒体在氧化磷酸化过程中会产生活性氧。这些活性氧如果产生过度就会形成氧化应激。细胞发育早期的氧化应激会引起凋亡和胚胎碎片化。从逻辑上讲，胚胎 DNA 应该不会受线粒体 ROS 的影响，这应该就是胚胎中线粒体活性很低的一个原因。

线粒体在早期胚胎发育中对于凋亡有重要作用。细胞色素 c 和凋亡诱导因子等促凋亡因子从膜间空间释放到胞质中并触发 caspase 激活。在小鼠受精卵体外培养中，用过氧化氢（H_2O_2）处理会诱导细胞死亡。线粒体通过线粒体促凋亡因子参与到氧化应激诱导细胞死亡中 [40]。氧化应激同样与人类胚胎中的碎片率相关。H_2O_2 产生量在细胞碎片率高的胚胎中要显著多于没有碎片的胚胎，同时也与凋亡和 DNA 碎片相关 [41]。然而，体内环境不同于上述研究所采用的体外环境，最大的区别在于对 ROS 的防御机制 [41-42]。颗粒细胞 [43]、卵泡液、卵巢组织、输卵管和子宫内膜中都有抗氧化剂。它们可以中和氧化应激的作用并且通过防止 ROS 形成，拦截 ROS 和促进 DNA 修复来保护卵子和胚胎 [44]。有研究测量了在卵胞浆内单精子注射（ICSI）和常规体外受精（IVF）后体外培养第一天中的 ROS 水平，在两个类型的周期中，低妊娠率与高 ROS 水平有关。然而，增加的 ROS 水平仅与 ICSI 周期中低囊胚形成率、低受精率和卵裂率、高胚胎碎片率相关。而对此发现可能的解释是，不同于单纯 ICSI，在常规 IVF 中我们会保留卵丘细胞，而卵丘细胞可能有抗氧化活性 [44]。

线粒体 Ca^{2+} 信号与受精

精子和卵子的融合可以导致卵子细胞分裂间期 II 的激活，继续并完成减数分裂，排出第二极体，原核形成。这种激活促使皮质颗粒胞外分泌、透明带和质膜重塑，以及母体 mRNA 翻译的启动。细胞内 Ca^{2+} 信号在受精过程中扮演了很重要的角色。精子卵子融合引起细胞内 Ca^{2+} 水平增加，从而导致胞内一系列的 Ca^{2+} 水平振荡 [45]。在小鼠中，受精卵中精子激发的 Ca^{2+} 波会刺激线粒体氧化磷酸化反应。此外，线粒体氧化磷酸化对保持 Ca^{2+} 振荡是必需的。当小鼠卵子在缺乏线粒体所需物质的培养基中培养时，可以受精但 Ca^{2+} 波被抑制。

由于受精需要 ATP，可以认为 ATP 水平在受精过程中会降低。但是，在小鼠受精之后，ATP 水平并没有降低。这表明能量需求和能量的补给是平衡的。

由精子进入卵母细胞带来的 Ca^{2+} 信号激活线粒体产生 ATP，通过这个过程提供所需的能量[45]，当不需要能量时，就会保持低水平的氧化磷酸化[47]。总之，受精产生的 Ca^{2+} 增加充当了细胞能量需求和能源生产者（如线粒体）之间的桥梁。这激发了后续胚胎发育阶段所必需的能量的产生，并且如果不需要能量了就会保持低水平的氧化磷酸化。反过来，线粒体对保持完成减数分裂和启动胚胎发育所需要的 Ca^{2+} 振荡是必需的[48]。

线粒体作为应激感应器

线粒体可以感应内部和外部环境的改变，如食物和有毒物质。它们通过膜去极化，腺嘌呤核苷酸水平的改变，ROS 的生产，Ca^{2+} 流动，渗透率过渡孔打开，或者蛋白质/多肽的分泌来表达压力[49]。它们还调节生物能、热源性、氧化性和（或）凋亡反应，所以它们可以建立体内平衡。

对压力调控因子的急性暴露与线粒体的生物能的增加和呼吸链复合物的活性改变相关，这种改变控制着 ROS 的产生、产热和凋亡。在长期应激环境下，损伤会超过线粒体的应对上限，导致异常的线粒体生物发生，呼吸链功能紊乱，ATP 生成减少，ROS 产生，脂质过氧化反应，线粒体和核 DNA 损伤，以及细胞凋亡的增加[50]（图 7.6）。

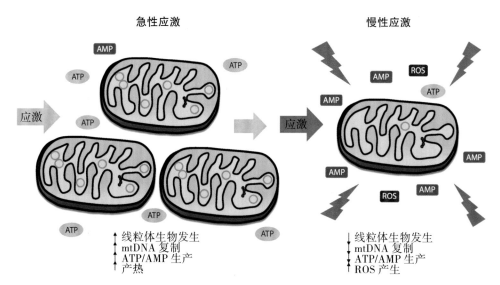

图 7.6　线粒体在急性和慢性应激状态下的应激反应。急性应激与线粒体生物合成的增加和呼吸链复合物特定亚单位的酶活性增加有关，以满足细胞能量需求的增加。线粒体内长时间处于应激状态时可超过线粒体储备，导致线粒体生物发生异常减少、呼吸链功能障碍、ATP 产量减少、ROS 生成增加和线粒体 DNA 损伤

"安静胚胎假说"认为，通过将从受精卵到桑椹胚阶段氧的消耗减小到最低（安静机制），胚胎限制了 ROS 的产生，从而对基因组、转录组和蛋白质组的损伤也变小。反过来，胚胎越"吵闹"，伤害的水平越大，对营养和能量的需求也越大[51-52]。胚胎很可能依赖于卵母细胞成熟过程中的能量积累，而且只有在应激情况下（代谢的能源物质减少），细胞器才会作出反应，增加 mtDNA 拷贝数，以产生更多的线粒体。因此，线粒体功能紊乱与线粒体增殖有关[51,53]。

线粒体生物发生主要是由于能量需求的增加而激活的。它需要对许多过程进行监管，如 mtDNA 合成、核编码蛋白的导入和合成，以及来自核和线粒体 DNA 的蛋白质组装。这个规则里涉及了一系列的核转录因子和共激活因子，包括 PPAR 共激活因子的主要成员 1a（PGC-1a）。增加的能量需求增加了细胞的 AMP/ATP 比例，这个过程被 AMP 激活蛋白酶（AMPK）所感知。AMPK 磷酸化和激活 PGC-1a 导致线粒体成熟，mtDNA 拷贝数和嵴密度增加[53]。

胚胎中 mtDNA 拷贝数的增加可能是代谢应激的症状。这种应激可能与卵母细胞成熟过程中的内在因素有关，也可能是对于 mtDNA 突变导致的呼吸能力受损的反应[53-54]。

氧化应激也与导致非整倍体发生的端粒缩短有关[53]。由于 mtDNA 含量与植入、女性年龄和胚胎染色体状态之间的联系，mtDNA 的定量可以作为一种新的生物标记：胚胎 mtDNA 的拷贝数可以作为一种能量应激的指数用来预测胚胎植入能力[23,51,54]。

▌线粒体在胚胎植入和发育中的作用

胚胎存活的一个重要因素是充足的能源供应。这种能量是由在卵母细胞中积累的线粒体提供的，并且只有在减少代谢的能量物质的情况下 mtDNA 拷贝数才会增加[53-54]。

由于在胚胎发育的第一个阶段，mtDNA 的含量保持稳定，正如在小鼠中所显示的那样，在胚胎分裂期间，mtDNA 的总量必须在细胞间分配。在发育的第 6 天，每一个胚胎细胞都应该含有少量 mtDNA 拷贝[22,54]，直到植入之后 mtDNA 才继续复制[55]。干扰小鼠线粒体转录因子 A（卵母细胞中的线粒体数量少）的基因不会影响受精或早期胚胎发育，因为胚胎会继续植入和形成原肠胚。然而，这些胚胎在胚胎期 D10.5 死亡，这表明在植入胚胎后，线粒体的复制才会开始[19,53,56]。胚胎的可植入性表明在这个阶段并不需要氧化磷酸化，或者说母体对线粒体功能的支持已经足够了[56]。

在卵裂和早期囊胚阶段，线粒体呈现形态变化。在老鼠、兔了和人类胚胎的卵裂期（8~16个细胞）中，线粒体的几何形状从球形到椭圆形不等，而嵴则变得越来越多。最后，在扩张囊胚阶段，特别是滋养层细胞，线粒体组织和形态与分化细胞相似，有许多结构良好的嵴[19]。研究表明，在胚胎经历了第一次细胞分化形成TE和内细胞团后，线粒体完成了这个成熟过程[23,57]。

在卵裂胚期，卵子的线粒体被分配到各个卵裂球中，即使有复制，也只是很少一部分。受精过程中和囊胚期mtDNA的复制没有显著差异，卵裂期的大部分mtDNA来源于卵子[23]。内细胞团内的mtDNA拷贝在分化成器官前都保持一个很低的数量，这也表明mtDNA的复制仅限于多能细胞[57]。之后，每一种细胞类型都有通过氧化磷酸化产生ATP的特别需求。例如，神经元、心肌细胞和肌肉细胞需要大量的mtDNA拷贝，相比之下，内皮细胞（利用糖酵解而不是氧化磷酸化）需要较少的mtDNA拷贝[57]。

目前，就像胚胎基因组的全部功能仍需要揭示一样，在母体与胚胎过渡期有许多不同的内在联系仍然需要阐明[58]。然而，线粒体和线粒体基因组的正确功能在胚胎发育早期是十分重要的，因为与代谢、合成、细胞分裂和分化相关的必要过程需要相当数量的能量[23]。新的研究表明在整倍体胚胎中高拷贝数的mtDNA在胚胎移植潜力上预示了低胚胎存活能力[54]，而非整倍体囊胚中的mtDNA总量显著增加。还有，mtDNA含量增多与胚胎丢失也有联系[51]。

参考文献

[1] Cooper GM. The Cell: A Molecular Approach. 2nd ed. Washington, DC: ASM Press, 2000.

[2] Alberts B, Johnson A, Lewis J, et al. The mitochondrion. In Molecular Biology of the Cell, 4th edition. New York: Garland Science, 2002. https://www.ncbi.nlm.nih.gov/books/NBK26894/.

[3] Gray MW. Mitochondrial evolution. Cold Spring Harb Perspect Biol, 2012, 4(9):a011403.

[4] Margulis L. Origin of Eukaryotic Cells. New Haven, CT: Yale University Press, 1970.

[5] Dyall SD, Brown MT, Johnson PJ. Ancient invasions: From endosymbionts to organelles. Science, 2004, 304(5668):253–257.

[6] Martin W, Mentel M. The origin of mitochondria. Nat Educ, 2010, 3(9):58.

[7] Andersson SG, Karlberg O, Canbäck B, et al. On the origin of mitochondria: A genomics perspective. Philos Trans R Soc Lond B Biol Sci, 2003,358(1429):165–177; discussion 77–79.

[8] Emelyanov VV. Rickettsiaceae, rickettsia-like endosymbionts, and the origin of mitochondria. Biosci Rep, 2001, 21(1):1–17.

[9] Gray MW, Burger G, Lang BF. The origin and early evolution of mitochondria. Genome Biol, 2001, 2(6):REVIEWS1018.

[10] Cavalier-Smith T. Origin of mitochondria by intracellular enslavement of a photosynthetic purple

bacterium. Proc Biol Sci, 2006, 273(1596):1943–1952.

[11] Desler C, Lykke A, Rasmussen LJ. The effect of mitochondrial dysfunction on cytosolic nucleotide metabolism. J Nucleic Acids, 2010, 2010: 701518.

[12] McBride HM, Neuspiel M, Wasiak S. Mitochondria: More than just a powerhouse. Curr Biol, 2006,16(14):R551–560.

[13] Hopper RK, Carroll S, Aponte AM, et al. Mitochondrial matrix phosphoproteome: Effect of extra mitochondrial calcium. Biochemistry, 2006,45(8):2524–2536.

[14] Ott M, Gogvadze V, Orrenius S, et al. Mitochondria, oxidative stress and cell death. Apoptosis, 2007, 12(5):913–922.

[15] Cui H, Kong Y, Zhang H. Oxidative stress, mitochondrial dysfunction, and aging. J Signal Transduct, 2011, 2012(2090-1739):646354.

[16] Lenaz G. Role of mitochondria in oxidative stress and ageing. Biochim Biophys Acta,1998,1366(1–2):53–67.

[17] Giles RE, Blanc H, Cann HM, et al. Maternal inheritance of human mitochondrial DNA. Proc Natl Acad Sci USA,1980, 77(11):6715–6719.

[18] Anderson S, Bankier AT, Barrell BG, et al. Sequence and organization of the human mitochondrial genome. Nature, 1981,290(5806):457–465.

[19] Van Blerkom J. Mitochondria in early mammalian development. Semin Cell Dev Biol, 2009, 20(3):354–364.

[20] Hirst J. Mitochondrial complex I. Annu Rev Biochem, 2013, 82(1):551–575.

[21] Li Y, Park JS, Deng JH, et al. Cytochrome c oxidase subunit IV is essential for assembly and respiratory function of the enzyme complex. J Bioenerg Biomembr, 2006,38(5–6):283–291.

[22] Cummins J. Mitochondrial DNA in mammalian reproduction. Rev Reprod, 1998, 3(3):172–182.

[23] Fragouli E, Wells D. Mitochondrial DNA assessment to determine oocyte and embryo viability. Semin Reprod Med, 2015, 33(6):401–409.

[24] Stewart JB, Larsson NG. Keeping mtDNA in shape between generations. PLoS Genet, 2014,10(10): e1004670.

[25] Sato M, Sato K. Maternal inheritance of mitochondrial DNA: Degradation of paternal mitochondria by allogeneic organelle autophagy, allophagy. Autophagy, 2012,8(3):424–425.

[26] Sutovsky P, Van Leyen K, McCauley T, et al. Degradation of paternal mitochondria after fertilization: Implications for heteroplasmy, assisted reproductive technologies and mtDNA inheritance. Reprod Biomed Online, 2004, 8(1):24–33.

[27] Mishra P, Chan DC. Mitochondrial dynamics and inheritance during cell division, development and disease. Nat Rev Mol Cell Biol, 2014, 15(10):634–646.

[28] Marchington DR, Macaulay V, Hartshorne GM, et al. Evidence from human oocytes for a genetic bottleneck in an mtDNA disease. Am J Hum Genet, 1998, 63(3):769–775.

[29] St John J, Facucho-Oliveira J, Jiang Y, et al. Mitochondrial DNA transmission, replication and inheritance: A journey from the gamete through the embryo and into offspring and embryonic stem cells. Hum Reprod Update, 2010,16(5):488–509.

[30] St John J. The control of mtDNA replication during differentiation and development. Biochim Biophys Acta, 2014, 1840(4):1345–1354.

[31] Piko L, Taylor KD. Amounts of mitochondrial DNA and abundance of some mitochondrial gene

transcripts in early mouse embryos. Dev Biol, 1987, 123(2):364–374.

[32] Thundathil J, Filion F, Smith LC. Molecular control of mitochondrial function in preimplantation mouse embryos. Mol Reprod Dev, 2005,71(4):405–413.

[33] Spikings EC, Alderson J, St John J. Regulated mitochondrial DNA replication during oocyte maturation is essential for successful porcine embryonic development, Biol Reprod, 2007,76(2):327–335.

[34] Houghton FD. Energy metabolism of the inner cell mass and trophectoderm of the mouse blastocyst. Differentiation, 2006,74(1):11–18.

[35] Motta PM, Nottola SA, Makabe S, et al. Mitochondrial morphology in human fetal and adult female germ cells. Hum Reprod, 2000,15(Suppl 2):129–147.

[36] Sathananthan AH, Trounson AO. Mitochondrial morphology during preimplantational human embryogenesis. Hum Reprod, 2000,15(Suppl 2):148–159.

[37] Jansen RP, Burton GJ. Mitochondrial dysfunction in reproduction. Mitochondrion, 2004, 4(5-6):577–600.

[38] Hardy K, Hooper MA, Handyside AH, et al. Non-invasive measurement of glucose and pyruvate uptake by individual human oocytes and preimplantation embryos. Hum Reprod, 1989, 4(2):188–191.

[39] Gardner DK, Lane M, Stevens J, et al. Noninvasive assessment of human embryo nutrient consumption as a measure of developmental potential. Fertil Steril, 2001,76(6):1175–1180.

[40] Liu L, Trimarchi JR, Keefe DL. Involvement of mitochondria in oxidative stress-induced cell death in mouse zygotes. Biol Reprod, 2000, 62(6):1745–1753.

[41] Yang HW, Hwang KJ, Kwon HC, et al. Detection of reactive oxygen species (ROS) and apoptosis in human fragmented embryos. Hum Reprod, 1998, 13(4):998-1002.

[42] Guerin P, El Mouatassim S, Menezo Y. Oxidative stress and protection against reactive oxygen species in the pre-implantation embryo and its surroundings. Hum Reprod, 2001,7(2):175–189.

[43] Bedaiwy MA, Falcone T, Mohamed MS, et al. Differential growth of human embryos in vitro: Role of reactive oxygen species. Fertil Steril, 2004,82(3):593–600.

[44] Agarwal A, Gupta S, Sharma RK. Role of oxidative stress in female reproduction. Reprod Biol Endocrinol, 2005,3(1):28.

[45] Armant DR. Intracellular Ca^{2+} signaling and preimplantation development. Adv Exp Med Biol. 2015, 843:151–171.

[46] Dumollard R, Marangos P, Fitzharris G, et al. Sperm-triggered [Ca^{2+}] oscillations and Ca^{2+} homeo stasis in the mouse egg have an absolute requirement for mitochondrial ATP production. Development, 2004,131(13):3057–3067.

[47] Ramalho-Santos J, Varum S, Amaral S, et al. Mitochondrial functionality in reproduction: From gonads and gametes to embryos and embryonic stem cells. Hum Reprod, 2009,15(5):553–572.

[48] Nixon VL, Levasseur M, McDougall A, et al. Ca^{2+} oscillations promote APC/C-dependent cyclin B1 degradation during metaphase arrest and completion of meiosis in fertilizing mouse eggs. Curr Biol, 2002,12(9):746–750.

[49] Barbour JA, Turner N. Mitochondrial stress signaling promotes cellular adaptations. Int J Cell Biol, 2014, 2014:1–12.

[50] Manoli I, Alesci S, Blackman MR, et al. Mitochondria as key components of the stress response. Trends Endocrinol Metab, 2007,18(5):190–198.

[51] Fragouli E, Spath K, Alfarawati S, et al. Altered levels of mitochondrial DNA are associated with female age, aneuploidy, and provide an independent measure of embryonic implantation potential. PLoS Genet,

2015, 11(6):e1005241.

[52] Leese HJ. Metabolism of the preimplantation embryo: 40 years on. Reproduction, 2012,143(4):417–427.

[53] Meldrum DR, Casper RF, Diez-Juan A, et al. Aging and the environment affect gamete and embryo potential: Can we intervene? Fertil Steril, 2016,105(3):548–559.

[54] Diez-Juan A, Rubio C, Marin C, et al. Mitochondrial DNA content as a viability score in human euploid embryos: Less is better. Fertil Steril, 2015,104(3):534–541.

[55] Steffann J, Monnot S, Bonnefont JP. mtDNA mutations variously impact mtDNA maintenance throughout the human embryofetal development. Clin Genet, 2015, 88(5):416–424.

[56] Larsson NG, Wang J, Wilhelmsson H, et al. Mitochondrial transcription factor A is necessary for mtDNA maintenance and embryogenesis in mice. Nat Genet, 1998,18(3):231–236.

[57] St John J. The control of mitochondrial DNA Replication in gametes, embryos and early development. Aust Biochem, 2013, 44(1):10-13.

[58] Cummins JM. The role of maternal mitochondria during oogenesis, fertilization and embryogenesis. Reprod Biomed Online, 2002,4(2):176–182.

第八章

单基因疾病的植入前遗传学检测

Ana Cervero, Jose Antonio Martínez-Conejero, Lucía Sanz-Salvador, et al

‖ 引　言

　　植入前遗传学检测（PGT）是一种替代产前诊断的方法，目标人群是已知的有将遗传疾病传给后代的风险的夫妇。通过对体外受精（IVF）获得的卵母细胞和（或）植入前胚胎进行分析，只有那些经过分析后未见缺陷的胚胎才可被转移到子宫以实现妊娠。PGT的主要优点为：①当侵入性产前诊断的结果不如意时，往往需要终止妊娠，而PGT可以规避这种风险；②通过对多个胚胎进行选择来提高怀正常后代的概率。

　　PGT的早期研究是由Edwards和Gardner[1]率先提出的，他们在1968年用家兔囊胚来确定性别。1990年Handyside及其同事[2]首次在人类中成功应用PGT，他们通过聚合酶链反应（PCR）进行胚胎性别鉴定，以避免男性受X连锁疾病的影响。采用PCR技术在单卵裂球中确定性别，利用引物扩增Y染色体特异性DNA序列并选择鉴定为雌性的胚胎移植到子宫[2]。随后，PGT技术被成功应用到囊性纤维化上，通过扩增含有致病突变位点的DNA片段并通过片段分析进行检测[3]。

　　PGT的适应证越来越广泛，并且已在世界各地的实验室实施。迄今为止已实施的PGT数目无法精确估算。欧洲人类生殖和胚胎学协会（ESHRE）PGD联盟自1999开始收集PGT数据，统计显示数以千计的PGT已使数百名健康的儿童出生。最新的分析报告了2010年1月至12月通过PGT助孕的5732例IVF病例，他们存在单基因缺陷（PGT-M）、结构重排（PGT-SR）或非整倍体（PGT-A）。其中，2753例（48%）进行了PGT-M和PGT-SR，在这些人中，1574例进行了PGT-M，包括人白细胞抗原（HLA）分型[4]。虽然ESHRE数据仅代表了全球进行PGT的病例的部分记录，但这些数据也体现出了该领域发展的总体趋势。

　　PGT涉及多学科，需要辅助生殖单位和基因实验室之间的密切协作，这些机构有的位于同一研究所，有的则相距很远。如若属于后一种情况，则必须确保物流运输的安全性和有效性；IVF 治疗（包括促排卵治疗、卵母细胞提取和体外受精、胚胎培养和胚胎移植）必须在辅助生殖单位中进行，只有需要活检的胚胎样本才被运送到进行 PGT 分析的遗传实验室。

关于 PGT 的临床结局，ESHRE 联盟收集的最新数据表明，81% 的行 PGT-M 的患者最终进行了胚胎移植。一次取卵的临床妊娠率为 28%，单个胚胎移植率为 36%，总着床率为 27%。最后，一次取卵的分娩率为 24%，单个胚胎移植的分娩率为 31%，流产率为 10%[4]。然而，要注意的是，不同的 IVF 中心之间的临床结局可能有显著的差异。

鉴于不同国家或地方的法律不同，PGT 在许多国家受到管制甚至禁止。在许多国家，PGT 仅限于严重的遗传性疾病。尤其是对于成人发病的疾病，如 HLA 匹配，或以前未曾检测过的疾病，必须经过相关国家伦理委员会批准后方可实施 PGT[5]。

PGT-M 的适应证

PGT 的适应证与常规产前诊断相似，即夫妻有可能将已知的遗传性变异传递给子女，此时推荐采用 PGT-M。尽管大多数可诊断的单基因疾病可在胚胎中诊断出，但 PGT-M 主要用于诊断和预防明确的常染色体隐性遗传、常染色体显性遗传或 X 连锁单基因疾病。应用 PGT-M 的条件一直在逐年提高。PGT-M 的其他用途包括性别选择、相容性 HLA 分型（主要应用于对同胞的救治）、鉴定外显率可变的遗传性癌症（例如 BRCA1、BRCA2）和迟发性遗传疾病，这些用途尚存争议。

单基因遗传病

根据 ESHRE PGD 联盟最新的数据，最常见的采用 PGT 的常染色体隐性遗传疾病是囊性纤维化、脊髓性肌萎缩症和血红蛋白病[4]，这几种疾病均是由于遗传了同为健康携带者的亲本的两个突变拷贝所导致。

对于常染色体显性遗传的疾病，只要基因中的一个拷贝发生突变就可致病。1 型肌强直性营养不良、神经纤维瘤病和亨廷顿病是最常见的适应证[4]。在某些情况下，患者从亲代继承了该突变基因。但这些疾病也有可能是由基因中的新突变引起的，且无家族史。当患者有新生突变时，必须确定该变异是否可以引起疾病。只有确定了该变异曾被报道过可引起某疾病，才可以在胚胎中进行 PGT 分析。

X 连锁隐性遗传疾病主要由健康携带母亲遗传给她们的儿子。在这种情况下，患病男性的后代不会有患病风险，他的所有女儿肯定都是携带者，但其儿子都不会受到影响。X 连锁遗传性疾病的 PGT 主要用于进行性假肥大性肌营养不良、血友病和脆性 X 综合征 [4]。虽然最初利用荧光原位杂交（FISH）进行性别鉴定被广泛应用于 X 连锁遗传性疾病中，以此选择女性胚胎进行移植 [6]，而目前针对分子缺陷的特异性诊断有着巨大的优势，已取代荧光原位杂交。首先，PGT 有助于识别并移植那些健康的男性胚胎，但如果通过荧光原位杂交这些胚胎将被丢弃。其次，根据患者的意愿或中心政策，可以确定是否移植女性携带者胚胎。事实上，这对于 X 连锁显性疾病（例如脆性 X 综合征）是很重要的，因为在这些疾病中，女性携带者可能表现出疾病症状。

癌症易感性和迟发性疾病

PGT 也可以应用于那些一方携带有可能导致癌症或其他晚发疾病的突变的夫妇 [7]。针对不完全外显的癌症易感性综合征，某些形式的治疗措施可能是有效的，但产前诊断和终止妊娠仍然存在争议，PGT-M 作为一个有吸引力的选择，避免了是否终止妊娠的艰难决定。与采用 PGT 和 IVF 需要面临的风险相比，当 PGT 用于那些直到成年后才会发展起来的疾病筛查，或者用于那些只会增加患病风险的突变时，就存在着如何权衡 PGT 对妊娠成功的婴儿将来可能的收益的问题。尽管存在这些伦理和法律问题 [8]，但报道此类疾病行 PGT-M 筛查的人数正在不断增加 [4]，并且该方法已应用于多种疾病，包括遗传性的结肠易患的常见综合征和乳腺癌 [7,9]。

对于一些成人发病的疾病（例如亨廷顿病），患者不希望进行遗传学研究，因为他们不想事先知道他们自己的遗传状况，但又想确保他们的孩子没有突变。与产前诊断不同，针对亨廷顿病的 PGT 可以通过一些排除性检测方法来确保对突变携带者单盲，这些方法通常不涉及伦理问题 [10]。在前者中，对突变进行分析，但结果并不提供给患者。这种方法有几个实践和道德上的问题。为了避免知晓关于患者携带者状态的潜在线索，很重要的一点是不提供 IVF 的任何细节。此外，如果没有胚胎可供移植，那么模拟移植可能是必要的，使患者猜不出他们是携带者。在排除检测中，那些从受累的祖父母那里继承单倍型的胚胎被排除在移植的范围之外。这种情况的缺点是，如果患者不是携带者，正常的胚胎也可能会被排除。

HLA 匹配

另一个有争议但相对完善的适应证是 HLA 匹配，方法是采用 PGT 生育一个健康新生儿（无论是否有特定的遗传风险），这个孩子可以捐赠相容性脐带血或造血干细胞以拯救他患病的兄弟姐妹[11]。来自 HLA 相同供体的造血干细胞移植（HSCT）是治疗儿童造血和（或）免疫系统遗传疾病（例如 β-地中海贫血，范科尼贫血）的最佳治疗策略，对于获得性疾病（如白血病、获得性髓质发育不全）也是一种有效的治疗策略[12-13]。在相关的家庭中，HLA- 同卵双胞胎的供体经常无法获得，这使得 IVF 与 HLA- 分型结合用于选择 HLA 配型相同的胚胎成为这些家族的理想治疗方法。

仅针对 HLA 类型进行的 PGT 可用于获得性疾病（如严重的再生障碍性贫血或白血病），也可用于同时伴有单基因遗传病的情况，以选择无遗传疾病的胚胎和与现有的受累者 HLA 匹配的胚胎[11-13]。这种方法在 2001 年首次应用于范科尼贫血[11]，此后对多种影响造血系统的疾病的研究也相继展开。在全世界范围内，目前对植入前胚胎的 HLA 检测通常使用短串联重复序列标记（STRs）进行，因为整个 HLA 区域的多个 STR 可达到 100% 准确的 HLA 分型，并可检测可能的重组事件[14-15]。

应该指出的是，这种适应证的临床结局比其他适应证的结局差，主要是由可用于移植的胚胎数量少导致的。在常染色体隐性标准病例中，使用 PGT-M/HLA 检测选出既不含特定疾病、又适合 HLA 匹配的胚胎的机会仅为 18.75%，如 β 地中海贫血。另一个重要的局限性是，大多数要求植入前 HLA 分型的患者都是高龄孕妇，因此手术成功率有限，许多患者在怀孕前需要两次或更多次尝试，才能怀上并生下 HLA 匹配的后代。因此，患者应该对这种方法的总体成功率有切合实际的期望，并且应该了解可能的风险和并发症。由于 HLA 检测的需要，准备妊娠和妊娠的过程非常耗时，患病儿童有时会在造血干细胞移植之前死亡[16]。而且，正如 Kahraman 等人所指出的那样[16]，从脐带血中获得的干细胞剂量通常不足，还需要一段时间来使孩子获得足够的体重以便能够捐献他（或她）的骨髓细胞。除了需要 9 个月才能成功生下植入的胚胎，所有这些限制都可能会增加患病兄弟姐妹接受移植所需的时间。

尽管存在道德上的反对意见，包括将来生下的孩子会沦为工具（新生儿被某些人认为是治疗另一个孩子的工具）。但结果表明，对于需要相容性 HLA 干细胞移植的患儿的夫妇来说，该临床方案是一种可行的选择，并且据报道有很好效果[14-16]。

重要的是，与其他一些 PGT 适应证一样，适用于 HLA 匹配的 PGT 的法律取决于国家，在一些国家，HLA-PGT 病例必须逐一经过国家委员会评估临床和治疗效果并仔细权衡所有相关人员的潜在风险和利益后才能批准[5]。

同种免疫

新生儿溶血性疾病也称为胎儿成红细胞增多症，机制为同种免疫或血型不合，发生在胎儿红细胞拥有母亲所缺乏的抗原时，红细胞会穿过胎盘进入母体循环，并刺激抗体产生。ABO 血型不合是新生儿溶血病最常见的原因，其次是 Rh 血型和 Kell 血型不合[17]。

虽然严重 RhD 同种免疫的发生率随着怀孕期间和怀孕后预防性抗 D 免疫球蛋白治疗而下降，但仍有少数女性发生致敏反应。在这些女性中，Rh 疾病仍然是一个重大的问题，并且可能会影响他们的婴儿。PGT 可用于避免 RhD 敏感女性中的母-胎血型不合。PGT 也可用于 Rh 阴性且对 Rh 抗体因子高度敏感的女性。如果男性 Rh 基因分型显示他是杂合性的，那么进行 PGT 是可行的，这可以避免可能的成红细胞增多症和宫内输血[18]。同样，PGT 也可以用于其他血液因子致敏的女性，例如存在于血小板表面的 Kell 抗原或其他抗原等。

▌诊断方法

PCR 和片段分析

用于特异性突变的特异性引物与用于紧密连锁 STR 标记的引物结合的多重 PCR，历来是执行 PGT-M 的金标准[15]。在 PGT 预试验中，通过对患者和其他亲属 DNA 样本中多态性标记的分析，可以确定预期在胚胎中选择的等位基因，以及与突变共同分离的特异性标记等位基因。这种组合方法提高了准确性，最大限度地减少了等位基因丢失而检测不出（ADO）或污染导致检测结果错误的情况[19]。ADO 是指两个等位基因中的一个扩增失败（或极端偏移的不扩增），使得杂合基因变成纯合，并且可能导致误诊。

扩增产物的基因分型可以通过不同的方法进行，微测序是最常用的检测点突变的方法[20]。在微测序技术中，利用引物延伸反应，就可以实现快速和准确地检测点突变。微测序引物序列的最后一个碱基为靶位点的前一个碱基，并且它只能用一种特定的双脱氧核苷酸延伸。四种不同的双脱氧核苷酸用不同的荧光染料标记，产物可以在自动 DNA 测序系统中分析。其他方法，如扩增受阻突变体系 PCR 技术[21]，DNA 限制性内切酶消化[22] 和实时荧光定量 PCR[23] 也已应用于 PGT。小的缺失和重复也可以通过从包含靶突变的特定区域 PCR 产物的大小来检测。

单独使用多重 PCR 作为连锁标记（所谓的植入前遗传单体型分析或 PGH）已经广泛应用于 PGT[15,24] 和 HLA 分型[25]。其主要优势在于这些操作流程可以用于多对夫妇，而不受它们携带的突变的影响，从而节省 PGT 预处理所需的时间和成本。然而，使用这种间接检测的能力取决于是否有合适的家庭样本来判别"有风险的单体型"。如果没有这样的样本或新发突变病例，有必要辨别这种致病突变，并在胚胎中直接进行分析。

全基因组扩增

在临床使用之前，建立一个强大而精确的多重扩增步骤需要仔细的设计、优化并验证。因此需要投入大量的时间和成本。近年来，全基因组扩增（WGA）的使用已越来越普遍，并且已被证明是实施 PGT 的实用且有效的替代方案[26]。WGA 扩增整个基因组，为多个下游应用产生足量的 DNA。许多不同的标准 PCR 检测方法可用于单体型分型和单基因疾病突变的直接分析，可以不用优化多重 PCR 方案[27]。此外，WGA 允许将 PGT-M 或 HLA 分型与微阵列比较基因组杂交（aCGH）或新一代测序（NGS）相结合，用于检测同一样本的染色体不平衡，其目的是改善 PGT M 的临床结局[28]。最后，WGA 便于对样品进行重复测试，以用于能力测试、验证或试验失败时再次检测。

尽管大量扩增的 DNA 得以产生，但是取单个卵裂球进行活检时，WGA 方法总体上会产生相对较高的 ADO 率[29]。这个问题可以通过采用足够多的连锁标记来避免误诊和（或）使用滋养外胚层活检而不是使用单细胞来解决，因为前者在活检样本中可提供多个细胞，这可以降低 ADO 发生率[28]。

核型定位

最近开发的核型定位技术正在实现商业化，它为几乎任何基于连锁的单基因疾病的诊断提供了一种全面、稳健、现成的方法[30]。即使起始 DNA 很小，核型定位也可以使用高密度单核苷酸多态性（SNP）阵列来准确鉴定样品中的 DNA 单体型。通过整个基因组中的数十万个 SNP 位点对父母进行基因分型，确定了四个亲本中每一条染色体上的密集的 SNP 标记[30]。然后通过参考已知疾病状态相对的基因型对每条染色体上富含 SNP 基因座的等位基因进行排列，并鉴定出与亲本染色体连锁的风险等位基因。然后通过与参考基因型的比较，确定胚胎中每条染色体的亲本来源[30]。该平台的主要优势在于它适用于这些已知的 SNP 位点覆盖的染色体区域内的几乎所有家族性单基因疾病或基因座组合，无须针对患者或疾病设计特异性的检测[30]。核型定位方法的主要缺点是当可利用的 SNP 标记数量不足（例如，在一些端粒基因中）或当涉及假基因时，诊断仍具有挑战性。此外，该技术不能单独用于新发突变病例，或者当其他待检家族成员不能提供样本或由于染色体重组而不能提供信息时[30]。在这种情况下，必须对至少一个胚胎直接进行突变检测[31]。

目前，通过 PGT 进行单基因病诊断和非整倍性检测（包括 HLA 单倍体分型）都可使用相同的 WGA 产品[32]。因此，使用相同平台同时检测染色体病和单基因疾病是可行的。核型定位就是这样一种方法，因为它为四个亲本的每条染色体都绘制了独一无二的 SNP 标记图谱[31]，从而准确识别包含突变的相关区域，同时进行高分辨率的分子细胞遗传学分析。减数分裂三倍体可以通过某个染色体片段区间同时存在一个亲本的两条染色体上的单体型来判断，因为亲本的染色体亦是来自于两条染色体的不同重组，一个亲本的两条染色体上的两个染色单体同时与另一亲本的一条染色单体组合即形成三倍体。此外，单体或缺失可以通过是否缺少一种亲本的单体型来判断[30-31]。

一些研究已经报道了临床上核型定位同时应用于单基因疾病和染色体疾病的检测[33-34]。然而，这种方法有几个局限性（如上所述）需要加以克服，如，需要在没有家族史或受累儿童的夫妇中进行更多的携带者筛查检测，以确定其同时携带了同一基因突变（来源于 PGT-M 的转诊）。目前，核型定位对非整倍体的筛查还没有经过商业验证，而且该方法检测有丝分裂三体型或单一拷贝数变异不是很理想。尽管如此，总体上针对目前 PGT 检测的金标准来说，核型定位技术是一个重大的进步，而且该技术将成为研究减数分裂染色体错配的父母起源和起源阶段的有力工具。

新一代测序

NGS 提供高通量和高精确度的数据，可同时分析不同夫妇的样本及多个基因位点。此外，NGS 与上述的核型定位一样，可在同一平台中对同一活检样本同时进行非整体和单基因疾病的联合评估。

几项已发表的研究显示了使用 NGS 检测单细胞的可能性[35-36]。2013 年，Treff 等人发表了一种特殊的方法，用 NGS 检测滋养外胚层细胞的 DNA，这与 PGT-M 的两种常规方法一致[37]。然而，与 NGS 技术相关的主要问题是，测序深度不足可能会导致假阳性或由于测序覆盖度和 ADO 而导致无法检测到某一突变（假阴性）。此外，NGS 在检测动态突变方面存在技术限制。因此，在 PGT-M 常规临床应用之前，尚需进一步的研究以评估该技术。

▌PGT-M 和 PGT-A 的结合

大量的证据表明，通过辅助生殖技术获得的人类胚胎中染色体异常的发生率很高，最终导致流产和着床失败[38-39]。为了避免单基因疾病的遗传拟行 PGT 的夫妇并不是没有这些问题，尽管他们通常被归类为"可育"。因此，同时分析单基因疾病和非整倍体有助于他们选择那些"未受累"并呈正常整倍性的胚胎进行移植。

几项研究表明，采取 IVF 的不能生育患者进行非整倍体检测后，妊娠率和活产率均有显著提高[39-41]。WGA 产品的使用为同一活检样本进行相应检测提供了一个简单的解决方案，可同时分析 PGT-M 和 PGT-A。通过运用这种方法，一些研究报道了使用不同技术同时检测单基因和染色体疾病的临床应用[28,33,37,42]。最早的文章之一是由 Rechitsky 等人发表的，他同时检测细胞遗传学疾病和囊性纤维化[28]。2015 年，PGT-M 结合非整倍体筛查的首次系统性研究表明，联合非整倍体筛查使得妊娠率从传统 PGT-M 的 45.4% 提高到 68.5%，同时流产率降至原来的 1/3（5.5% *vs.* 15.0%）[42]。

我们的数据表明，在胚胎囊胚期被诊断为未患某种遗传性疾病的胚胎中，43.6% 的胚胎存在染色体异常，而这些可能会导致流产或着床失败[43]。具体而言，16.3% 的 PGT-M 正常胚胎表现为三体或 X 单体，如果移植则可能导致流产。另有 20.2% 的 PGT-M 正常胚胎携带一些可导致植入失败的单体。因此，这些结果与其他研究结果一致表明，精确的 PGT-M 与染色体非整倍体检测的结合可以提高着床率和健康生育率。

▌局限性和面临的困难

不是每个希望采用 PGT-M 的人都可以应用这种方法。至关重要的是，这一准备进行诊断的疾病必须具有全面而准确的基因特征，以便至少能够识别导致该疾病的基因。有些病症，包括自闭症和一些免疫系统疾病，其病因尚不清楚，不适合做 PGT-M。

由于 PGT-M 同时涉及 IVF 过程和基于基因检测的选择过程，因此在移植前预测未受累的胚胎数量是极其重要的。这个数目将取决于胚胎质量和遗传疾病的理论风险（例如，隐性的、显性的、性连锁的）。胚胎着床率主要取决于女性的年龄以及是否存在导致男性或女性产生不合格配子的其他因素。众所周知，染色体非整倍体是 IVF 失败和流产的主要原因。为了使患者受益，应该对足够多的胚胎进行分析，以获得不受累的胚胎进行移植。透明化程序的最新进展使得以较少数量的胚胎进行卵母细胞或胚胎成批分析成为可能[44]。表 8.1 显示了基于遗传模式和潜在非整倍体情况下的胚胎移植率。

表 8.1　基于遗传模式和非整倍体存在情况下的胚胎移植率

适应证	未受累胚胎	PGS 正常胚胎*	可移植胚胎
常染色体显性遗传	1/2	1/2	1/4
常染色体隐性遗传	3/4	1/2	3/8
X 连锁隐性遗传	3/4	1/2	3/8
X 连锁显性遗传	1/2	1/2	1/4
HLA 匹配	1/4	1/2	1/8
HLA + AD	1/8	1/2	1/16
HLA + AR	3/16	1/2	3/32
HLA + X− 连锁	3/16	1/2	2/32

* Igenomix 的内部数据，平均 50% 的囊胚可能 在 PGT-A 异常

关于 PGT-M 的最后一个重要观点与患者和临床医生的期望有关。PGT-M 不能保证生出完全健康的宝宝，但是，PGT-M 可以将这对夫妇将疾病遗传给其后代的风险降至最低。然而，由于嵌合性存在或技术限制，仍然存在很小的误诊风险，因此最终仍可能需要对夫妇进行产前诊断以确认结果。此外，夫妻有时会认为他们在成功接受针对某个疾病的 PGT 后会有一个正常的健康孩子，因而忽略了存在更加隐蔽的疾病的可能性，而这并不是先前发现的家庭中出现的疾病。此外，通常不会对其他基因进行分析，即使在同一基因内也不会对该基因的其他突变进行分析；如果不分析染色体，则可能移植该基因未受累但为非整倍体的胚胎。因此治疗前应向夫妇详细解释整个过程，以确保其了解潜在的风险和局限性。

▍结　论

PGT-M 可用于几乎任何一种病因已知的遗传性疾病的胚胎筛查，因此 PGT-M 的适应证种类及行 PGT-M 的病例数正在逐年增加。随着技术的发展，采用最佳实践指南，采用外部质量评估程序和实验室认证[45-47]，PGT-M 分析的准确性达到了较高水平，并且可以对同一样本进行多种诊断。单基因疾病的诊断可以与 HLA 分型和（或）染色体异常的检测相结合，从而改善生育结局（图 8.1）。施行最佳实践指导方针，对没有特定遗传疾病家族史的夫妇进行孕前携带者筛查，这不仅降低了成本，也扩大了各民族疾病携带者的筛查面；同时，随着多国政府对 PGT 的资金支持，选择行 PGT-M 的病例必定会进一步增加。

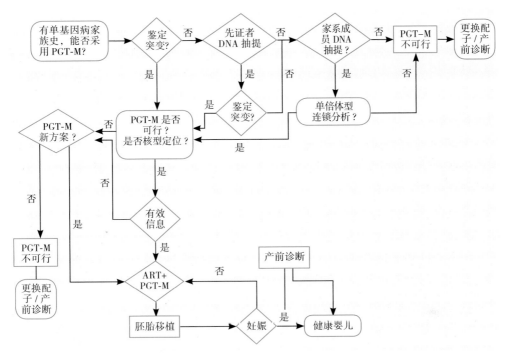

图 8.1　PGT-M 流程图。PGT-M：植入前单基因／单基因缺陷植入前遗传学检测；ART：辅助生殖技术

参考文献

[1] Gardner RL, Edwards RG. Control of the sex ratio at full term in the rabbit by transferring sexed blastocysts. Nature, 1968, 218(5139):346–349.

[2] Handyside AH, Kontogianni EH, Hardy K, et al. Pregnancies from biopsied human preimplantation embryos sexed by Y-specific DNA amplification. Nature, 1990, 344(6268):768–770.

[3] Handyside AH, Lesko JG, Tarín JJ, et al. Birth of a normal girl after in vitro fertilization and preimplantation diagnostic testing for cystic fibrosis. N Engl J Med, 1992, 327(13):905–909.

[4] De Rycke M, Belva F, Goossens V, et al. ESHRE PGD Consortium data collection XIII: Cycles from January to December 2010 with pregnancy follow-up to October 2011. Hum Reprod, 2015, 30(8):1763–1789.

[5] Soini S. Preimplantation genetic diagnosis (PGD) in Europe: Diversity of legislation a challenge to the community and its citizens. Med Law, 2007, 26(2):309–323.

[6] Harper JC, Coonen E, Ramaekers FC, et al. Identification of the sex of human preimplantation embryos in two hours using an improved spreading method and fluorescent in-situ hybridization (FISH) using directly labelled probes. Hum Reprod, 1994, 9(4):721–724.

[7] Rechitsky S, Verlinsky O, Chistokhina A, et al. Preimplantation genetic diagnosis for cancer predisposition. Reprod Biomed Online, 2002, 5(2):148–155.

[8] Clancy T. A clinical perspective on ethical arguments around prenatal diagnosis and preimplantation genetic diagnosis for later onset inherited cancer predispositions. Fam Cancer, 2010, 9(1):9–14.

[9] Spits C, De Rycke M, Van Ranst N, et al. Preimplantation genetic diagnosis for cancer predisposition syndromes. Prenat Diagn, 2007, 27(5):447–456.

[10] Sermon K, De Rijcke M, Lissens W, et al. Preimplantation genetic diagnosis for Huntington's disease with exclusion testing. Eur J Hum Genet, 2002, 10(10):591–598.

[11] Verlinsky Y, Rechitsky S, Schoolcraft W, et al. Preimplantation diagnosis for Fanconi anemia combined with HLA matching. JAMA, 2001, 285(24):3130–3133.

[12] Kuliev A, Rechitsky S, Verlinsky O, et al. Preimplantation diagnosis and HLA typing for haemoglobin disorders. Reprod Biomed Online, 2005, 11(3):362–370.

[13] Verlinsky Y, Rechitsky S, Sharapova T, et al. Preimplantation diagnosis for immunodeficiencies. Reprod Biomed Online, 2007, 14(2):214–223.

[14] Van de Velde H, De Rycke M, De Man C, et al. The experience of two European preimplantation genetic diagnosis centres on human leukocyte antigen typing. Hum Reprod, 2009, 24(3):732–740.

[15] Fiorentino F, Biricik A, Nuccitelli A, et al. Strategies and clinical outcome of 250 cycles of preimplantation genetic diagnosis for single gene disorders. Hum Reprod, 2006, 21(3):670–684.

[16] Kahraman S, Beyazyurek C, Yesilipek MA, et al. Successful haematopoietic stem cell transplantation in 44 children from healthy siblings conceived after preimplantation HLA matching. Reprod Biomed Online, 2014, 29(3):340–351.

[17] Avent ND, Reid ME. The Rh blood group system: A review. Blood, 2000, 95(2):375–387.

[18] Avner R, Reubinoff BE, Simon A, et al. Management of rhesus isoimmunization by preimplantation genetic diagnosis. Mol Hum Reprod, 1996, 2(1):60–62.

[19] Harton GL, De Rycke M, Fiorentino F, et al. ESHRE PGD consortium best practice guidelines for amplification-based PGD. Hum Reprod, 2011, 26(1):33–40.

[20] Fiorentino F, Magli MC, Podini D, et al. The minisequencing method: An alternative strategy for preimplantation genetic diagnosis of single gene disorders. Mol Hum Reprod, 2003, 9(7):399–410.

[21] Moutou C, Gardes N, Nicod JC, et al. Strategies and outcomes of PGD of familial adenomatous polyposis. Mol Hum Reprod, 2007, 13(2):95–101.

[22] Spits C, De Rycke M, Verpoest W, et al. Preimplantation genetic diagnosis for Marfan syndrome. Fertil Steril, 2006, 86(2):310–320.

[23] Vrettou C, Traeger-Synodinos J, Tzetis M, et al. Real-time PCR for single-cell genotyping in sickle cell and thalassemia syndromes as arapid, accurate, reliable, and widely applicable protocol for preimplantation genetic diagnosis. Hum Mutat, 2004, 23(5):513–521.

[24] Dreesen JC, Jacobs LJ, Bras M, et al. Multiplex PCR of polymorphic markers flanking the CFTR gene; a general approach for preimplantation genetic diagnosis of cystic fibrosis. Mol Hum Reprod, 2000, 6(5):391–396.

[25] Fiorentino F, Kahraman S, Karadayi H, et al. Short tandem repeats haplotyping of the HLA region in preimplantation HLA matching. Eur J Hum Genet, 2005,13(8):953–958.

[26] Handyside AH, Robinson MD, Simpson RJ, et al. Isothermal whole genome amplification from single and small numbers of cells: A new era for preimplantation genetic diagnosis of inherited disease. Mol Hum Reprod, 2004, 10(10):767–772.

[27] Renwick P, Trussler J, Lashwood A, et al. Preimplantation genetic haplotyping: 127 diagnostic cycles demonstrating a robust, efficient alternative to direct mutation testing on single cells. Reprod Biomed Online, 2010, 20(4):470–476.

[28] Rechitsky S, Pakhalchuk T, San Ramos G, et al. First systematic experience of preimplantation genetic diagnosis for single-gene disorders, and/or preimplantation human leukocyte antigen typing, combined with 24-chromosome aneuploidy testing. Fertil Steril, 2015, 103(2):503–512.

[29] Spits C, Le Caignec C, De Rycke M, et al. Optimization and evaluation of single-cell whole-genome multiple displacement amplification. Hum Mutat, 2006, 27(5):496–503.

[30] Handyside AH, Harton GL, Mariani B, et al. Karyomapping: A universal method for genome wide analysis of genetic disease based on mapping crossovers between parental haplotypes. J Med Genet, 2010, 47(10):651–658.

[31] Konstantinidis M, Prates R, Goodall NN, et al. Live births following Karyomapping of human blastocysts: Experience from clinical application of the method. Reprod Biomed Online, 2015, 31(3):394–403.

[32] Handyside AH, Xu K. Preimplantation genetic diagnosis comes of age. Semin Reprod Med, 2012, 30(4):255–258.

[33] Natesan SA, Handyside AH, Thornhill AR, et al. Live birth after PGD with confirmation by a comprehensive approach (karyomapping) for simultaneous detection of monogenic and chromosomal disorders. Reprod Biomed Online, 2014, 29(5):600–605.

[34] Thornhill AR, Handyside AH, Ottolini C, et al. Karyomapping —A comprehensive means of simultaneous monogenic and cytogenetic PGD: Comparison with standard approaches in real time for Marfan syndrome. J Assist Reprod Genet, 2015, 32(3):347–356.

[35] Navin N, Hicks J. Future medical applications of single-cell sequencing in cancer. Genome Med, 2011, 3(5):31.

[36] Wang J, Fan HC, Behr B, et al. Genome-wide single-cell analysis of recombination activity and de novo mutation rates in human sperm. Cell, 2012, 150(2):402–412.

[37] Treff NR, Fedick A, Tao X, et al. Evaluation of targeted next-generation sequencing-based preimplantation genetic diagnosis of monogenic disease. Fertil Steril, 2013, 99(5):1377–1384.

[38] Rodrigo L, Mateu E, Mercader A, et al. New tools for embryo selection: Comprehensive chromosome screening by array comparative genomic hybridization. Biomed Res Int, 2014, 2014:517125.

[39] Rubio C, Bellver J, Rodrigo L, et al. Preimplantation genetic screening using fluorescence in situ hybridization in patients with repetitive implantation failure and advanced maternal age: Two randomized trials. Fertil Steril, 2013, 99(5):1400–1407.

[40] Scott RT Jr, Upham KM, Forman EJ, et al. Blastocyst biopsy with comprehensive chromosome screening and fresh embryo transfer significantly increases in vitro fertilization implantation and delivery rates: A randomized controlled trial. Fertil Steril, 2013, 100(3):697–703.

[41] Yang Z, Liu J, Collins GS, et al. Selection of single blastocysts for fresh transfer via standard morphology assessment alone and with array CGH for good prognosis IVF patients: Results from a randomized pilot study. Mol Cytogenet, 2012, 5(1):24.

[42] Rechitsky S, Verlinsky O, Kuliev A. PGD for cystic fibrosis patients and couples at risk of an additional genetic disorder combined with 24-chromosome aneuploidy testing. Reprod Biomed Online, 2013, 26(5):420–430.

[43] Cervero A, Martínez-Conejero JA, Mir P, et al. Clinical outcome of preimplantation genetic diagnosis for single-gene disorders could be improved with simultaneous comprehensive chromosome screening. 14th International Conference on PGDIS, Chicago, IL：[Publisher unknown] , 2015.

[44] Mukaida T, Oka C. Vitrification of oocytes, embryos and blastocysts. Best Pract Res Clin Obstet

Gynaecol, 2012, 26(6):789–803.

[45] Harper JC, Sengupta S, Vesela K, et al. Accreditation of the PGD laboratory. Hum Reprod, 2010, 25(4):1051–1065.

[46] Harton G, Braude P, Lashwood A, et al. ESHRE PGD consortium best practice guidelines for organization of a PGD centre for PGD/preimplantation genetic screening. European Society for Human Reproduction and Embryology (ESHRE) PGD Consortium. Hum Reprod, 2011, 26(1):14–24.

[47] SenGupta SB, Dhanjal S, Harper JC. Quality control standards in PGD and PGS. Reprod Biomed Online, 2016, 32(3):263–270.

第九章

子宫内膜容受性的分子诊断

María Ruiz-Alonso, Jose Miravet-Valenciano, Eva Gómez, et al

▏引　言

　　子宫内膜容受性是子宫内膜在特定阶段允许一个受精胚胎植入的能力。为了使移植的胚胎与最佳的子宫内膜容受性同步，我们有必要确定每个患者的种植窗（WOI），这种策略称为个体化胚胎移植（pET）方案。

　　1956 年，Hertig 和 Rock 首次提出了子宫内膜容受性和人胚胎植入时种植窗（WOI）的概念[1]。然后，在 20 世纪 90 年代，临床上使用捐赠的卵子证明了 WOI 的存在，临床上的 WOI 是一段有限的时间段，在此期间胚胎必须移回到母体内[2]。1999 年[3]，Wilcox 等人进一步确定，人胚胎着床的时间是在排卵后8~10d。他们用来确定排卵时间的方法从未被官方采纳，然而，临床已经接受了他们的观点，即所有患者的子宫内膜在那段时期内变得易于植入。此外，无论个体是否变化或是否接受激素治疗（包括自然周期，控制性促排卵和激素替代周期），在这 3 天内植入能获得同样的成功率。

　　目前已经提出了许多关于子宫内膜状态分类的方法。Noyes 的标准[4]是基于月经周期中的子宫内膜不同部位的组织学特征，反映了黄体期每天子宫内膜的变化。然而这些预测子宫内膜容受性标准的准确性和功能相关性在随机研究中受到质疑[5-6]，因而不被临床采用。有人提出了几种单一的标志物作为子宫内膜容受性的预测指标，然而没有一种被一致证实有临床适用性[7]。最近，有研究者分析了整个月经周期[8-9]及种植窗期间人类子宫内膜的转录组，对其进行了更客观的分类[10]。运用这些开创性的诊断技术，结合越来越多的证据，可以发现子宫内膜的分子特征在种植窗期间是独特的，这促使我们检测子宫内膜的分子表达谱，运用转录组学来分析子宫内膜的功能。

▏子宫内膜容受性分析（ERA）

　　WOI 期特有的表达基因共 238 个，我们将这些基因作为子宫内膜容受性的转录标记基因。据此我们构建了子宫内膜容受性分析（ERA）检测体系。ERA 是通过新一代测序技术（NGS）与计算预测和能够识别子宫内膜样本容受性的算法相结合实现的。该测定结果比常规子宫内膜组织学分析更精确，可以向患者提供个体化 WOI（pWOI）。

在进行 ERA 前，需从子宫内膜活组织中提取 mRNA，进行 NGS 分析，并通过计算预测进行评估。ERA 预测结果将样本分为接受型和非接受型（可能是接受前期或接受后期）。非接受型的结果反映出 WOI 发生了改变，因此子宫内膜可能需要非标准 5 天给药（黄体酮）来达到可接受型。可通过第一次 ERA 的结果给出建议的时间，在下个周期的这个时间进行第二次子宫内膜活检来确认 WOI。

获取子宫内膜标本的标准方案

为了进行 ERA 检测，需使用移液导管（Cornier 公司，CCD 实验室，法国巴黎）或类似的常规方法从子宫底取出一小部分子宫内膜组织。这需要 30~50mg 或约 1/5pipelle 管。如果 pipelle 管无法进入子宫内，可以用注射器通过同样的导管吸取活检组织。

基于个人和（或）临床原因，可以在自然周期内或激素替代疗法（HRT）周期获得子宫内膜活组织。如果是在自然周期中收集，为了保持一致性，建议一旦卵泡达到 18mm（hCG+0）就注射 hCG 促进卵泡破裂，然后在 hCG+7 后进行子宫内膜活检（图 9.1a）。

建议每天将 400mg 黄体酮（P）分两次服用，每次 200mg，早上和下午各一次。如果在 hCG+7 的下午进行活检，则 P 的开始应当在 hCG+2 的晚上；如果在 hCG+7 早晨进行活检，则 P 的使用应当在 hCG+2 的早晨。

HRT 周期是首选，因为它具有简单、一致性好和低成本的特点，包括雌激素和黄体酮的治疗。如果超声显示卵巢内没有功能性卵泡，则经典的子宫内膜准备方案是以使用每天 6mg 剂量的戊酸雌二醇或在月经的第 1 天和第 3 天之间每 48h 放 150μg 半水化合物雌二醇贴剂为开始。在 HRT 开始的第 7 天和第 10 天之间，如果超声显示三层子宫内膜 >6.5mm 且内源黄体酮 <1ng/mL，则开始用黄体酮。阴道微粒化黄体酮（或类似物）应以 400mg/12h 的剂量使用 5 个整天（120h）。黄体酮治疗开始的那天称为 P+0，活检必须在 P+5 或 120±3h 后进行（图 9.1b）。

子宫内膜活检组织必须立即转移到含有 1.5mL RNAlater（Sigma-Aldrich，

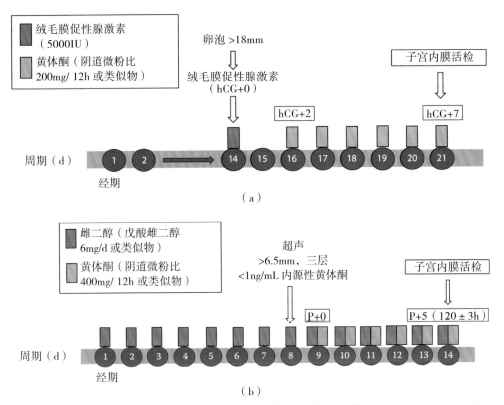

图 9.1 （a）自然周期中 hCG 注射后 7d 内必须获取子宫内膜样本进行 ERA 检测。（b）HRT 周期中黄体酮给药 5d（120h）后，必须获取子宫内膜样本进行 ERA 检测

St.Louis，MO）的冷冻管，这是一种避免 RNA 在试验前降解的试剂。建议获取 30~50mg 的子宫内膜组织，相当于冷冻管体积的 1/3，必须剧烈摇动几秒钟，以便 RNAlater 完全穿透样品。含有样品的冷冻管必须在 4℃冰箱内（不冷冻）保存至少 4h，才可以在室温（<35℃）下运输。

　　在与第一周期相同研究条件下从同一女性第二次取子宫内膜活检的结果证实了该检测的可重复性。第二次活组织检查是在第一周期[11]后的 29 个月和 40 个月之间的第二周期中获得的，两个周期之间没有显示出变化。此外，一些患者获得持续的成功临床结局。

对 ERA 结果的解释

接受型

　　将子宫内膜容受性概况分为三类：最佳接受型，接受型早期和接受型晚期。

　　·最佳接受型表明子宫内膜的容受性最好。在这种情况下，在相同类型的周期时，建议在子宫内膜活检的同一天进行胚胎移植。

·接受型早期是指子宫内膜还未进入最佳接受期，HRT 周期中需要额外使用 12h 的黄体酮，以获得最佳容受性。

·接受型晚期表明黄体酮应在下一个周期中减少 12 h 以达到最佳容受性。

接受型早期和晚期被认为是子宫内膜处于不同的阶段，建议在用 P（±12h）进行指示治疗之后进行个性化胚胎移植，而不需要进一步验证。

非接受型

我们的算法显示，在非接受型子宫内膜中的基因表达谱通常取决于 WOI 的生理性改变。除了增生类型表明子宫内膜未暴露于内源性或外源性黄体酮，非接受型患者也显示了接受型之前或接受型之后子宫内膜的转录组特征。

·接受型之前的诊断表明实现接受态所必需的转录激活尚未发生。从活检到容受性最佳状态，患者需要使用 1d 或 2d 以上的黄体酮。

·接受型之后的诊断表明子宫内膜已经过了本周期的胚胎植入的理想时间，因此需要减少 1d 或 2d 的黄体酮以达到接受型。

如果有必要确认 WOI 发生的改变，以便对 pET 进行指导，那么需要根据 ERA 结果中黄体酮的给药时间来确定是否需要重新进行子宫内膜活检。囊胚阶段的胚胎必须在与获得接受型结果时完全相同的条件下移植，即在相同类型的周期条件下与活组织检查在同一天移植。

图 9.2 显示了通过 ERA 测试鉴定子宫内膜容受性的算法。

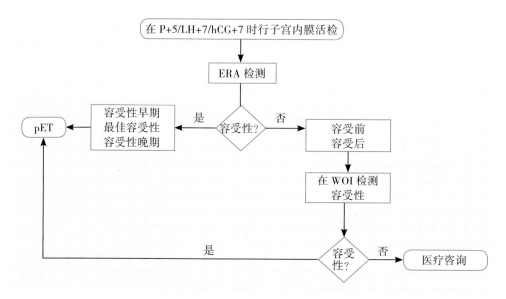

图 9.2　确定子宫内膜样本容受性的算法。ERA：子宫内膜容受性分析；pET：个性化胚胎移植；pWOI：个性化植入窗

临床数据

基于微阵列数据的 ERA 检测的最初设计是分析与子宫内膜容受性相关的 238 个基因[12]。经过 6 年时间，分析了超过 20 000 个转录组图谱，积累了大量数据，一些基于 NGS 技术的新算法被开发出来。新的 ERA 预测界定了一个更短的最佳 WOI 时间。为了定义这种容受性的特征，新的 ERA 预测通过明确定义和精心选择子宫内膜进行算法训练。仅使用在该周期中内膜具有容受性并且怀孕的患者定义为接受型。对于非接受型，仅使用在遵循有关特别的具体建议之后达到接受性的样本进行算法训练。这种技术已经完善和改进，使预测可以为患者的基因谱特征分层分析提供更详细的信息。事实上，我们在考虑接受 HRT 的患者的转化型，在接受和非接受两种类型之间，我们已经发现了从 71.1% 周期到 56% 周期的转化。

根据其特异度和灵敏度，我们还评估了 pET 的临床效果。按照与以前研究相似的方案[13]，在一组 205 名接受型患者中分析了 pET 的临床结果，并在 52 位患者确定为非接受型后，在冷冻胚胎（FET）周期进行比较。植入率（IR）和妊娠率（PR）在两组间的差异与先前研究中发现的差异非常相似，在 FET 中获得 23% 的 PR 和 13% 的 IR，而在进行 pET 时获得 60% 的 PR 和 45% 的 IR（表 9.1）。

表 9.1　根据 ERA 状态得出的临床结果和胚胎移植效果

临床结果	NR（52）	R（205）
首次 IR	13%（12/90）	45%（161/355）
总 IR	10%（17/174）	41%（182/441）
首次 PR	23%（12/52）	60%（123/205）
总 PR	17%（17/100）	55%（140/253）
首次 OPR	0（0/12）	74%（91/123）
总 OPR	0（0/100）	74%（103/140）
临床效果	阳性（52）	阴性（205）
真阳性	40	123
假阳性	12	82
灵敏度［TP /（TP + FN）］	0.33	–
特异度［TN /（TN + FP）］	0.91	–
PPV［TP /（TP + FP）］	0.77	–
NPV［TN /（TN + FN）］	0.60	–

IR：植入率；NPV：阴性预测值；NR：非接受型；OPR：继续妊娠率；PPV：阳性预测值；PR：妊娠率；R：接受型；TP：真阳性率；FN：假阴性率；TN：真阴性率；FP：假阳性率

为了计算特异度和灵敏度，"阳性"条件被认为是非接受型，"阴性"被认为接受型，怀孕为金标准。经过适当的分析后，其特异度为 0.91，灵敏度为 0.33，是由植入过程的多因素特征而获得的。获得的阳性预测值为 0.77，阴性预测值为 0.60[14]。在将患者数量增加至 400 个接受型和 100 个非接受型的情况下获得更接近的临床结果：在 FET 中观察到 20% 的 PR 和 12% 的 IR，而在进行 pET 时观察到的 PR 和 IR 分别为 58% 和 45%。从这项研究中获得的数据显示在表 9.1 中。

不同病因下子宫内膜因子的评估

反复种植失败

在一些健康女性中反复种植失败（RIF）是生殖医学中引人关注的临床难题，其原因至今尚不完全清楚[15-16]。我们不了解 RIF 病因的直接后果是过于依靠经验，因而产生更多无效的辅助干预，这些干预措施对患者而言代价昂贵，效率低下且结局差。

RIF 有很多种定义，但一位专家提出，病理性植入失败的定义为三次 IVF 周期失败，其中在每个周期有一个或两个高质量胚胎移植到患者体内[16]，或两次失败后使用供卵。

在学术上，RIF 的原因可分为几类，其中第一类包括子宫内膜腔的病理改变，如增生、黏膜下肌瘤或子宫内膜息肉、子宫内膜炎和粘连（18%~27%）[17]。其他类别包括输卵管积水[18]（通过对胚胎直接毒性作用或对子宫内膜容受性产生不利影响[19]）、胚胎染色体异常[20-21]、肥胖[22]、生活方式，以及其他因素，如遗传性或获得性血栓形成[23]。一种免疫因子已被用于解释和治疗这种疾病[24]。

在临床实践中，如果确诊，上述所有病理问题都可以并且必须进行治疗以获得成功的妊娠。最终，我们将面临两个引人关注的因素：胚胎和子宫内膜。确保个体胚胎质量和子宫内膜的最佳容受性显然是非常关键的，但确定其配对的理想时间和保持两者的同步性至关重要。时机是最重要的，第一个重要的里程碑是受精，第二个是受孕[25]。

最初的证据表明，导致患者 RIF 的并不是子宫内膜功能障碍，而是胚胎与子宫内膜之间的不同步，一项前瞻性研究表明 WOI 在 RIF 患者中的比例为 25.9%，而在非 RIF 患者中占 12%[26]。RIF 患者个体化 WOI（pWOI）的鉴定导致了一个新的有趣发现，即 1/4 的 RIF 患者中有一个 WOI 发生了移位或异位改变，我们的计算预测将它们归类为非接受型子宫内膜（接受型前期 84% 或接受型晚期 16%），这已经在第二次 ERA 时得到了验证。更进一步，我们将这些基因组结果应用到临床中，根据患者的 pWOI 移植胚胎，在个性化胚胎移植方案（pET）中，得到 50.0% 的 PR 和 38.5% 的 IR，与对照相似。这些结果表明，通过 pET 挽救非接受型 RIF 患者会导致正常妊娠和着床率[26]。这项初步研究进一步得到了一个临床案例的证实，该案例在 7 次 IVF 失败尝试（4 次使用自己的卵母细胞，3 次使用供卵）后，实施个性化胚胎移植方案获得成功[13]。本案例报告补充了 17 例接受供卵的患者，这些患者采用常规胚胎移植方案多次移植失败，但随后在确定其 pWOI 后用 pET 治疗获得了正常的生殖结局[13]。鉴于这些案例结果，我们必须提出一个问题，即子宫内膜来源的 RIF 是"疾病"，还是仅仅由于移植时间的不合适而没有和女性个体的子宫内膜同步。

肥　胖

尽管许多肥胖女性（BMI>30kg/m^2）可以自然怀孕，但最近的有关生殖的报道揭示了一些事实。Rich-Edwards[27] 报道了肥胖女性患无排卵的风险是非肥胖女性的 3 倍。因此，即使超重女性（BMI>25kg/m^2）正常排卵[28]，她们的受孕时间也会延长两倍。有几篇文章指出，这种公共健康问题对辅助生殖有不利的影响，并确认肥胖女性的着床率、临床妊娠率和活产率都比较低[29-32]。

然而，我们仍无法确定肥胖对妊娠结局不利的影响是由于影响子宫内膜容受性还是影响胚胎发育，还是两者都有影响。虽然一些早期的文章支持体重指数（BMI）不会对供卵受体、囊胚或第 3 天胚胎移植的子宫内膜容受性产生负面影响的观点[33-35]，但确定了肥胖女性的着床率有降低的趋势[36-38]。然而，对于肥胖降低生育率的分子机制我们仍然知之甚少。

为了评估高 BMI 对内膜容受性的影响，我们团队进行了一项前瞻性队列研究，使用 ERA 来确定超重 / 肥胖人群中非接受型子宫内膜的发生率。根据世界卫生组织肥胖分类系统[39]，所有 BMI 分类中包括的 91 例不育患者在 HRT 周期中在 P+5 时行子宫内膜活检。尽管没有统计学意义，但据观察，与正常体重和超重患者的非容受性子宫内膜的发生率（分别为 9.1% 和 7.7%）相比，肥胖和病态肥胖患者中非容受性子宫内膜的发生率更高（分别为 22.5% 和 37%）。此外，最近有报道指出肥胖受试者中最佳 WOI 期子宫内膜基因表达显著改变，说明了高能代谢会对 WOI 产生影响，肥胖会增加 WOI 不稳定的风险[40]。由于超重患者在成功着床前似乎表现出更多并发症，因此 ERA 在其首次生育门诊就诊时就应提出。

⫴ 子宫内膜异位症

子宫内膜异位症是一种雌激素依赖性疾病，影响着约 10% 的育龄女性[41]，患有疼痛或不育症的女性患病率高达 50%[42]。子宫内膜异位症的定义是子宫内膜组织存在于子宫外；症状可能从几乎没有到慢性盆腔疼痛、痛经和循环性尿路或肠道疾病。它对女性的身体、心理和社会福利都有影响，并且通常与不孕有关，尽管两者之间的关系存在争议。

子宫内膜异位症对卵巢储备和获得的卵子质量的影响似乎很明显。然而，面对较低的着床率我们提出了这样的问题：这是由于胚胎质量或数量不佳还是影响了子宫内膜容受性？

为了阐明子宫内膜异位症患者生殖结局受损的主要原因，有几项基于供卵的研究计划已经开展，采用两种不同的处理方法。一项前瞻性研究将来自同一供体的卵母细胞按照子宫内膜异位症患者和非子宫内膜异位症患者分类[43]，通过回顾性研究供卵周期不同的结局[44-45]。我们小组还分析了供卵的来源，将接受健康女性的新鲜卵母细胞的个体与接受子宫内膜异位症女性的卵母细胞的个体进行比较[46-47]。

一些研究报道了子宫内膜异位症患者中大量的子宫内膜标志物[41,48-51]，但未阐明其是由子宫内膜异位症还是由分子表观遗传现象引起的。此外，子宫内膜异位症患者子宫内膜基因表达的改变与胚胎植入受损有关[51-52]。然而，一些文章已经证明子宫内膜异位症对胚胎着床没有不利影响[43,53]。

运用 ERA 技术，我们在子宫内膜异位症和健康患者的 WOI 期分析了子宫内膜基因表达的转录组学特征[54]。在不同的子宫内膜异位症阶段（最小、轻度、中度和重度）发现非差异表达基因（DEG）。此外，聚类分析显示，与子宫内膜异位症所处的阶段相比，基因表达和活检时间相关性更强。有趣的是，在第 18 天，在有和无子宫内膜异位症的女性中，与周期第 19~20 天相比，仅发现 13 个差异表达基因，根据 ERA 诊断，表明 WOI 期间的转录组标记基因在不孕患者中相似，不管是否存在子宫内膜异位症。

经过多年的经验和研究（其间已经分析了几个相关的因素），我们得出结论，子宫内膜异位症女性的生育力的主要限制因素是卵母细胞本身，尽管也需要子宫内膜容受性。有证据表明，在子宫内膜异位症患者中，采用捐赠的健康卵母细胞有助于妊娠，并且具有与健康女性相似的机会。然而，即使在非子宫内膜异位症子宫内膜中，子宫内膜异位症患者的卵母细胞的生殖结局也较差。

⫴ ERA 在不孕夫妇诊断工作中的应用

一项国际随机对照研究正在开展，以评估生殖护理开始时生育力筛查期间的子宫内膜状态（ERA 测试是针对性胚胎移植的诊断指南，见网站 ClinicalTrials.gov，标识码为 NCT01954758）。中期结果发表在美国生殖医学学会（ASRM）2016 年科学大会上[55]。结果显示，大概有 14% 的患者有 WOI 的改变，一旦对此进行纠正后，可以在第一次临床治疗中大大降低治疗成本。该研究分为 3 组，分别为刺激方案下的新鲜胚胎移植，HRT 周期中 P+5 的冷冻胚胎移植，以及 HRA 周期中冷冻胚胎的 ERA 指导的 pET。在中期，结果显示 pET 组 PR（85.7%）与新鲜 ET（61.7%）和推迟 ET（60.8%）之间存在显著差异。

虽然尚不显著，但 IR（pET 为 47.8%，新鲜 ET 为 35.3%，推迟 ET 为 41.4%）和每个 ET 的持续妊娠率（pET 为 55.1%，新鲜 ET 为 43.3%，推迟 ET 为 44.6%）也有差异。

⫴ 局限性

转录组学分析使用 mRNA，这是一种高度敏感的遗传物质，如果不采用严格的措施（运输和储存的温度范围，RNA 酶抑制剂的使用以及无菌条件等），则该遗传物质可能会降解。此外，子宫内膜活检可能会在收集过程中出现困难。由于这些原因，收到的样品中有 5% 不适合活检，因为无法获得足够的 RNA 或 RNA 已被降解。目前，我们小组正在验证一项非侵入性测试，使临床医生更容易获取样本，并避免在子宫内膜穿刺取活检组织时对患者造成不必要的疼痛。

将要进行后续胚胎移植的周期类型需与 ERA 检测周期相同，而且由于 ERA 仅在 HRT 和自然周期期间进行过测试，因此无法适用于控制性促排卵周期。该协议目前限制将胚胎移植到行活检的同一周期，并且只能用来自同一患者的冷冻胚胎或卵子捐献周期中的新鲜胚胎进行 pET。

ERA 评估是在转录水平上对子宫内膜进行的评估。然而，其他可能的变化也可能存在，例如改变的子宫微生物群组，其可能损害接受型子宫内膜的临床结果。成功植入不仅需要协调一致，而且需要染色体正常的胚胎。

⫴ 结 论

植入过程中的主要参与者之间的同步性已被证明是辅助生殖治疗成功的关键因素之一。在胚胎可用的情况下，即使在染色体正常的胚胎中，人类胚胎着床率也很低，在各种子宫内膜厚度和模式中植入率只有 50%~65%[56]。母体的子宫内膜明显是一个重要的限制因素，应该纳入辅助生殖治疗的计算中。

ERA 测试涵盖了之前尚未解决的不孕夫妇评估中的相关因素。目前，全世界 50 个不同国家的 600 家诊所使用 ERA 评估患者的子宫内膜容受性。自 2010 年第一次检测以来，已经诊断出超过 20 000 名患者的个体化 WOI。

现在，我们面临的挑战是评估此诊断检测的成本效益，作为不孕不育检查过程中的常规检查，ERA 测试可分析胚胎移植同一周期内的子宫内膜液。

参考文献

[1] Hertig AT, Rock J, Adams EC. A description of 34 human ova within the first 17 days of develop- ment. Dev Dyn, 1956, 98(3):435–493.

[2] Navot D, Scott RT, Droesch K, et al. The window of embryo transfer and the efficiency of human conception in vitro. Fertil Steril, 1991, 55(1):114–118.

[3] Wilcox AJ, Baird DD, Weinberg CR. Time of implantation of the conceptus and loss of pregnancy. N Engl J Med, 1999, 340(23):1796–1799.

[4] Noyes RW, Hertig AT, Rock J. Dating the endometrial biopsy. Obstet Gynecol Surv, 1950,5(4): 561–564.

[5] Murray MJ, Meyer WR, Zaino RJ, et al. A critical analysis of the accuracy, reproducibility, and clinical utility of histologic endometrial dating in fertile women. Fertil Steril, 2004, 81(5):1333–1343.

[6] Coutifaris C, Myers ER, Guzick DS, et al. Histological dating of timed endometrial biopsy tissue is not related to fertility status. Fertil Steril, 2004, 82(5):1264–1272.

[7] Aghajanova L, Hamilton AE, Giudice LC. Uterine receptivity to human embryonic implantation: Histology, biomarkers, and transcriptomics//Piatigorsky J, Carson DD, eds. Seminars in Cell & Developmental Biology, Vol. 19, No. 2. New York, NY: Academic Press, 2008: 204–211.

[8] Díaz-Gimeno P, Ruíz-Alonso M, Blesa D, et al. Transcriptomics of the human endometrium. Int J Dev Biol, 2014,58(2–4):127–137.

[9] Garrido-Gómez T, Ruiz-Alonso M, Blesa D, et al. Profiling the gene signature of endometrial receptivity: Clinical results. Fertil Steril, 2013,99(4):1078–1085.

[10] Kao LC, Tulac S, Lobo SA, et al. Global gene profiling in human endometrium during the window of implantation. Endocrinology, 2002,143(6):2119–2138.

[11] Díaz-Gimeno P, Ruiz-Alonso M, Blesa D, et al. The accuracy and reproducibility of the endometrial receptivity array is superior to histology as a diagnostic method for endometrial receptivity. Fertil Steril, 2013,99(2):508–517.

[12] Díaz-Gimeno P, Horcajadas JA, Martínez-Conejero JA, et al. A genomic diagnostic tool for human endometrial receptivity based on the transcriptomic signature. Fertil Steril, 2011,95(1):50–60.

[13] Ruiz-Alonso M, Galindo N, Pellicer A, et al. What a difference two days make: "Personalized" embryo transfer (pET) paradigm: A case report and pilot study. Hum Reprod, 2014,29:1244–1247. deu070.

[14] Ruiz-Alonso M, Díaz-Gimeno P, Gómez E, et al. Clinical efficiency of embryo transfer performed in receptive vs non-receptive endometrium diagnosed by the endometrial receptivity array (ERA) test. Fertil

Steril, 2014,102(3):e292.

[15] Margalioth EJ, Ben-Chetrit A, Gal M, et al. Investigation and treatment of repeated implantation failure following IVF-ET. Hum Reprod, 2006,21(12):3036–3043.

[16] Simon A and Laufer N. Repeated implantation failure: Clinical approach. Fertil Steril, 2012,97(5):1039–1043.

[17] Demirol A, Gurgan T. Effect of treatment of intrauterine pathologies with office hysteroscopy in patients with recurrent IVF failure. Reprod Biomed Online, 2004,8(5):590–594.

[18] Zeyneloglu HB, Arici A, Olive DL. Adverse effects of hydrosalpinx on pregnancy rates after in vitro fertilization–embryo transfer. Fertil Steril, 1998,70(3):492–499.

[19] Meyer WR, Castelbaum AJ, Somkuti S, et al. Hydrosalpinges adversely affect markers of endometrial receptivity. Hum Reprod, 1997,12(7):1393–1398.

[20] Pehlivan T, Rubio C, Rodrigo L, et al. Impact of preimplantation genetic diagnosis on IVF outcome in implantation failure patients. Reprod Biomed Online, 2003,6(2):232–237.

[21] Rubio C, Bellver J, Rodrigo L, et al. Preimplantation genetic screening using fluorescence in situ hybridization in patients with repetitive implantation failure and advanced maternal age: Two randomized trials. Fertil Steril, 2013,99(5):1400–1407.

[22] Broughton DE and Moley KH. Obesity and female infertility: Potential mediators of obesity's impact. Fertil Steril, 2017,107:840–847.

[23] Penzias AS. Recurrent IVF failure: Other factors. Fertil Steril, 2012,97(5):1033–1038.

[24] Stephenson MD, Fluker MR. Treatment of repeated unexplained in vitro fertilization failure with intravenous immunoglobulin: A randomized, placebo-controlled Canadian trial. Fertil Steril, 2000, 74(6): 1108–1113.

[25] Simón C, Martín JC, Pellicer A. Paracrine regulators of implantation. Best Pract Res Clin Obstet Gynaecol, 2000, 14(5):815–826.

[26] Ruiz-Alonso M, Blesa D, Díaz-Gimeno P, et al. The endometrial receptivity array for diagnosis and personalized embryo transfer as a treatment for patients with repeated implantation failure. Fertil Steril, 2013,100(3):818–824.

[27] Rich-Edwards JW, Goldman MB, Willett WC, et al. Adolescent body mass index and infertility caused by ovulatory disorder. Am J Obstet Gynecol, 1994,171(1):171–177.

[28] Hassan MA, and Killick SR. Negative lifestyle is associated with a significant reduction in fecundity. Fertil Steril, 2004,81(2):384–392.

[29] Wang JX, Davies M, Norman RJ. Body mass and probability of pregnancy during assisted reproduction treatment: Retrospective study. BMJ, 2000(321):1320–1321.

[30] Fedorcsák P, Dale PO, Storeng R, et al. Impact of overweight and underweight on assisted reproduction treatment. Hum Reprod, 2004,19(11):2523–2528.

[31] Lintsen AME, Pasker-de Jong PCM, De Boer EJ, et al. Effects of subfertility cause, smoking and body weight on the success rate of IVF. Hum Reprod, 2005,20(7):1867–1875.

[32] Maheshwari A, Stofberg L, Bhattacharya S. Effect of overweight and obesity on assisted reproductive technology—A systematic review. Hum Reprod Update, 2007,13(5):433–444.

[33] Styne-Gross A, Elkind-Hirsch K, Scott RT. Obesity does not impact implantation rates or pregnancy outcome in women attempting conception through oocyte donation. Fertil Steril, 2005,83(6):1629–1634.

[34] Dechaud H, Anahory T, Reyftmann L, et al. Obesity does not adversely affect results in patients who

are undergoing in vitro fertilization and embryo transfer. Eur J Obstet Gynaecol Reprod Biol, 2006, 127(1):88–93.

[35] Dokras A, Baredziak L, Blaine J, et al. Obstetric outcomes after in vitro fertilization in obese and morbidly obese women. Obstet Gynecol, 2006,108(1):61–69.

[36] Bellver J, Melo MA, Bosch E, et al. Obesity and poor reproductive outcome: The potential role of the endometrium. Fertil Steril, 2007,88(2):446–451.

[37] Dessolle L, Daraï E, Cornet D, et al. Determinants of pregnancy rate in the donor oocyte model: A mutivariate analysis of 450 frozen-thawed embryo transfers. Hum Reprod, 2009(24):3082-3089. dep303.

[38] Provost MP, Acharya KS, Acharya CR, et al. Pregnancy outcomes decline with increasing recipient body mass index: An analysis of 22,317 fresh donor/recipient cycles from the 2008–2010 Society for Assisted Reproductive Technology Clinic Outcome Reporting System registry. Fertil Steril, 2016,105(2):364–368.

[39] World Health Organization. Obesity: Preventing and Managing the Global Epidemic. No. 894. Geneva: World Health Organization, 2000.

[40] Bellver J, Ayllón Y, Ferrando M, et al. Female obesity impairs in vitro fertilization outcome without affecting embryo quality. Fertil Steril, 2010,93(2):447–454.

[41] May KE, Villar J, Kirtley S, et al. Endometrial alterations in endometriosis: A systematic review of putative biomarkers. Hum Reprod Update, 2011,17(5):637–653.

[42] Meuleman C, Vandenabeele B, Fieuws S, et al. High prevalence of endometriosis in infertile women with normal ovulation and normospermic partners. Fertil Steril, 2009,92(1):68–74.

[43] Díaz I, Navarro J, Blasco L, et al. Impact of stage Ⅲ–Ⅳ endometriosis on recipients of sibling oocytes: Matched case-control study. Fertil Steril, 2000,74(1):31–34.

[44] Garcia-Velasco JA, Isaza V, Caligara C, et al. Factors that determine discordant outcome from shared oocytes. Fertil Steril, 2003,80(1):54–60.

[45] Bodri D, Colodron M, Vidal R, et al. Prognostic factors in oocyte donation: An analysis through egg-sharing recipient pairs showing a discordant outcome. Fertil Steril, 2007,88(6):1548–1553.

[46] Simon C, Gutiérrez A, Vidal A, et al. Outcome of patients with endometriosis in assisted reproduction: Results from in-vitro fertilization and oocyte donation. Hum Reprod, 1994,9(4):725–729.

[47] Pellicer A, Oliveira N, Gutierrez A, et al. Implantation in endometriosis: Lessons learned from IVF and oocyte donation//Spinola P, Coutinho EM, eds. Progress in Endometriosis. Carnforth, UK: Parthenon Publising Group, 1994: 177–183.

[48] Daftary GS, Troy PJ, Bagot CN, et al. Direct regulation of β3-integrin subunit gene expression by HOXA10 in endometrial cells. Mol Endocrinol, 2002,16(3):571–579.

[49] Lessey BA, Castelbaum AJ, Sawin SW, et al. Aberrant integrin expression in the endometrium of women with endometriosis. J Clin Endocrinol Metab, 1994,79(2):643–649.

[50] Taylor HS, Bagot C, Kardana A, et al. HOX gene expression is altered in the endometrium of women with endometriosis. Hum Reprod, 1999,14(5):1328–1331.

[51] Wei Q, Clair JBS, Fu T, et al. Reduced expression of biomarkers associated with the implantation window in women with endometriosis. Fertil Steril, 2009,91(5):1686–1691.

[52] Revel A. Defective endometrial receptivity. Fertil Steril, 2012,97(5):1028–1032.

[53] Budak E, Garrido N, Soares SR, et al. Improvements achieved in an oocyte donation program over a 10-year period: Sequential increase in implantation and pregnancy rates and decrease in high-order multiple pregnancies. Fertil Steril, 2007,88(2):342–349.

[54] Simon C, Vladimirov IK, Cortes GC, et al. Prospective, randomized study of the endometrial receptivity analysis (ERA) test in the infertility work-up to guide personalized embryo transfer versus fresh transfer or deferred embryo transfer. Fertil Steril, 2016,106(3):e46–e47.

[55] Garcia-Velasco JA, Fassbender A, Ruiz-Alonso M, et al. Is endometrial receptivity transcriptomics affected in women with endometriosis? A pilot study. Reprod Biomed Online, 2015,31(5):647–654.

[56] Rubio C, Bellver J, Rodrigo L, et al. In vitro fertilization with preimplantation genetic diagnosis for aneuploidies in advanced maternal age: A randomized, controlled study. Fertil Steril, 2017,107(5):1122–1129.

第十章

人类妊娠丢失中的染色体异常：细胞遗传学和分子遗传学分析回顾

Kathy Hardy, Terry Hassold

引 言

妊娠丢失在人类中有着惊人的发生率。从参与辅助生殖的夫妻的相关研究中，可以很明显地看到，大部分孕体在怀孕的最早期就已经消亡了。即使是已持续到临床诊断期（6~8孕周）的妊娠，也至少有15%~20%的妊娠最终会因自然流产（SAB）而终止。在这篇综述中，文章重点讨论了染色体异常对SABs的贡献，并对检测染色体异常的方法和导致染色体异常发生的因素进行了总结。

自发性流产分析：技术因素

组织样本的收集

自发性流产的组织样本必须是起源于内细胞团或者是胎儿起源的胚外组织，才能用于评估流产的原因。正如下文要详细讨论的那样，母体组织污染是最常见，但却未得到充分重视的导致无法确定妊娠丢失原因的因素之一（图10.1a）。理想的组织样本是一个完整的早期妊娠丢失的胚胎（图10.1b），但这在许多情况下是不可行的，附着绒毛的胎膜碎片或单纯的绒毛叶是次优选择（图10.1c和图10.1d）。这样的碎片可以从已解体的或未形成的孕体组织中获得。更晚一些孕周发生的妊娠丢失（12周后），可以采集来自胚外膜、脐带、胎盘或胎儿的组织进行检测。需要注意的是，从胎儿死亡到样本采集之间的时间会对组织活力造成不同影响。胚胎/胎儿似乎是最先死亡的，然后是脐带、胎盘，最后是胚外膜。因此，采用最后死亡的组织分析胎儿结果是最可靠的。

研究方法

以前我们通常用传统的细胞遗传学方法分析SAB样品。这个流程包括组织培养、玻片制备、显带和对分裂中期细胞的显微观察，分析染色体核型。随着分子技术的发展，人们对 SABs 的研究也在不断发展。荧光原位杂交（FISH）可以应用于无细胞分裂的情况，或中期细胞的形态太差以至无法识别单条染色体 / 染色体区域的情况[1-3]。在最早期应用时，FISH 也需要组织培养和玻片制备。随着探针组变得更加复杂，覆盖了基因组更广泛的部分，比较基因组杂交（CGH）方法诞生了[4-7]。这项技术仍然需要传统的步骤，即从组织培养到玻片制备，尽管荧光信号随后可以通过计算得到。后来，应用蛋白酶分解组织使实验室能够将荧光技术应用到原样品中，这样就不必进行组织培养了。近年来，随着全基因组微阵列技术的引入，分子遗传学检测方法得到了进一步发展[8-9]。

上述每种方法都有其优点和局限性（例如，文献 [3]，[10-11]）。传统的细胞遗传学检测易受到组织培养失败、母体组织污染和母体组织过度生长的影响[12-15]。事实上，在已发表的不同的系列文章中，组织培养成功率从 37%[16] 到 95%[17] 不等。分析速度快，可分析所有样品，以及不需要耗时做组织培养都是分子遗传学检测优于传统细胞遗传学的优势。然而，分子遗传学检测方法也会

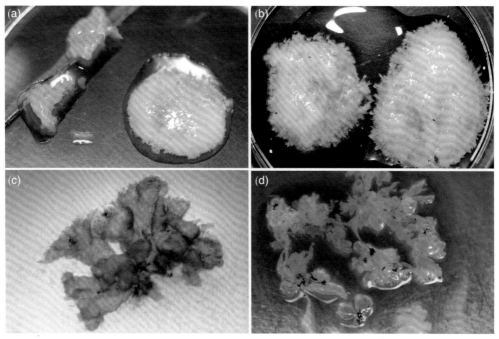

图10.1　来自 SAB 的组织样品。用于细胞遗传学研究的 SAB 组织样品。(a) 包含母体蜕膜（左）和小孕体（右）的典型样本。母体组织厚而有弹性，而胎源性组织，包括覆盖在上面的绒毛状物质，则有更细腻的膜。（b）双胎妊娠失败，两个完整的囊体大小不一。（c）对不含可辨胎儿物质的样本进行解剖后获得的绒毛碎片。（d）绒毛形态各异，并且可能与特定的染色体错误有关。该样本显示的是肿胀的水性绒毛（具有葡萄样外观），是典型的父系起源的三倍体

受到母体组织污染的影响[3,18-20]，尽管新的技术可利用 SNP 来区分母体与胎儿组织[9,19]。此外，基于阵列的技术可能会受到低质量的 DNA 样品的影响[10,20]，并且有个前提，即胎儿样品基因组不平衡。因此，基于阵列的检测方法难以检测到三倍体、四倍体和平衡的染色体结构重排[18-19,21]，这表明联合应用基于阵列的方法和 FISH（或流式细胞术）很实用[20,22]。

▮ 染色体异常对自发性流产的影响：50 年的研究结果

在 20 世纪 60 年代和 70 年代进行的早期研究表明，一小部分（但在临床上很重要）新生儿具有可检出的染色体数目或结构异常。通过对 5 万多个新生儿连续的研究后，Hook 和 Hamerton[23] 报告，约 200 个新生儿中就有 1 个新生儿发生染色体异常，其中性染色体三体（47，XXX；47，XXY；47，XYY）和 21 三体是最常见的特殊异常。对晚期胎儿死亡（即死产）的类似研究表明，死产样本染色体异常的水平要比新生儿高得多。但总的来说，其染色体异常类型与新生儿研究中确定的类型一致（例如，文献 [24]）。

这些结果促使研究人员思考：临床公认的另一类常见的妊娠——自然流产（即发生在 6~8 至 20 周妊娠之间的胎儿丢失）是否也包括染色体异常的病例？以 Carr 及其同事的初步研究（例如，文献 [25]）为先导，很快我们就明确了大部分 SABs 可归因于染色体异常，并且 SABs 的染色体异常类型比死胎或新生儿个体中发现的异常类型多得多。表 10.1 至 10.4 总结了 SABs 的代表性分析，表 10.1 和表 10.2 提供了细胞遗传学研究的描述及其结果，表 10.3 和表 10.4 综述了最近的分子和分子细胞遗传学研究。从这些分析中可以得出几个重要的结论。

母体污染使 SAB 数据的解释变得复杂

在大多数情况下，核型分析可明确识别染色体数目或染色体主要结构异常。但在 SABs 的案例中，胎源性组织可能很少，无法存活，或者很难培养。加上来自母体的胎盘成分的存在，人为造成的(46，XX)结果是 SABs 研究的常见并发症。通过分析 SABs 的细胞遗传学研究结果（表 10.2）可以很容易看出母体污染。例如，整倍体样本的性别比率［即（46，XY）：（46，XX）］在不同的研究中不同，从 3∶1 到 0.3∶1，据推测这反映了纳入母体组织样本的可能性差异。因此，在各项研究中，染色体异常的总体比例也有显著的变化，最低的染色体异常率通常与最低的性别比率保持一致。

值得注意的是，使用基于单核苷酸多态性（SNP）方法的最大一项研究（表 10.4）排除了 528 例基因型信息（46，XX）与母亲的基因型信息匹配的

表 10.1　对具有代表性的 SABs 细胞遗传学研究方法、研究日期和研究群体特征的总结*

研究	研究方法	年份	平均孕妇年龄 / 岁	孕周范围	样本数
Creasy et al. [26]	组织培养；G 显带和 Q 显带	1971—1974	–	8~38	941
Lauritsen [27]	组织培养；醋酸地衣红染色，Q 显带	1971—1973	–	<16	255
Byrne et al. [28]	组织培养；G 显带	1977—1981	–	–	1356
Andrews et al. [29]	组织培养；G 显带和 Q 显带	–	25.9	9~28	154
Eiben et al. [30]	直接制备；G 显带，Q 显带和 C 显带银染	–	30.1	6~24	140
Ohno et al. [14]	直接制备；G 显带，Q 显带和 C 显带	–	30.8	6~16	144
Menasha et al. [31]	–	–	–	–	–
Period A	组织培养；非特异显带	1990—1997	35.6	–	717
Period B	组织培养，直接制备；非特异显带	1998—2002	36.6	–	1203
Cheng et al. [32]	组织培养；G 显带	1995—2013	32.4	–	223
Choi et al. [33]	组织培养；G 显带	2000—2013	30.3	<10~20	164
Hardy et al. [34]	–	–	–	–	–
Hawaii	组织培养；不显带和 Q 显带	1976—1985	28.1	2~32	2899
Emory	组织培养；Q 显带	1989—1992	32.0	–	1365
CWRU	组织培养；Q 显带	1993—1997	30.5	–	883
Perth-1	组织培养；G 显带	1996—2007	34.8	<12	1188
Perth-2	组织培养；G 显带	2008—2015	35.1	<12	1984

* 对于细胞遗传学和分子 / 分子细胞遗传学研究，我们将分析局限于人群相对较大的研究（即 > 100 例）。如果研究主要涉及复发性流产或仅限于辅助生殖技术（ART）有关的妊娠，则排除。对于所有研究，我们只罗列出了原稿中有详细报告的数据；对于某些核型不明的研究，我们将其排除或将其归入最可能的核型

表 10.2 具有代表性的 SABs 细胞遗传学研究的核型结果总结

研究	正常 （XY∶XX）	性染色 体单体	三体	三倍体	四倍体	结构 异常	其他	染色体异 常比例
Creasy et al. [26]	654（1.27）	68	152	38	12	10	7	69.5%
Lauritsen [27]	115（0.92）	40	65	14	12	4	5	54.9%
Byrne et al. [28]	816	86	301	85	28	17	23	39.8%
Andrews et al. [29]	125（1.23）	8	15	3	1	1	1	18.8%
Eiben et al. [30]	72（0.76）	5	43	10	1	2	7	48.6%
Ohno et al. [14]	44（0.83）	7	69	9	1	6	8	69.4%
Menasha et al. [31]	–	–	–	–	–	–	–	–
Period A	410（0.33）	42	208	32	6	15	4	42.8%
Period B	411（0.71）	54	572	91	18	31	26	65.8%
Cheng et al. [32]	98（0.44）	16	73	8	6	9	13	56.1%
Choi et al. [33]	81	12	53	6	–	6	6	50.6%
Hardy et al. [34]	–	–	–	–	–	–	–	–
Hawaii	1433（0.87）	263	844	180	66	69	44	50.6%
Emory	530（0.66）	96	529	87	38	45	40	61.2%
CWRU	499（0.66）	40	239	59	13	21	12	43.5%
Perth–1	330（1.60）	89	584	80	30	33	42	72.2%
Perth–2	413（2.93）	157	1048	167	49	58	92	79.2%

表 10.3 代表性 SABs 的分子或分子细胞遗传学研究的方法总结、研究日期和
研究人群的特征

研究	方法	年份	母亲平均年龄 / 岁	孕周	样本数
Zhang et al. [35]	组织培养； G 显带， 基于 PCR 的微卫星分型， CGH 阵列	2006—2007	–	–	115
Gao et al. [22]	组织培养； G 显带，CGH 阵列， FISH，QF-PCR	–	32.0	<12	100
Jenderny [8]	组织培养； G 显带，QF-PCR	2002—2013	–	7~34	398
Levy et al. [9]	胎源组织 DNA； 基于 SNP 的染色体微阵列	2010—2012	36.2	3~20	1861

表 10.4　代表性 SABs 的分子或分子细胞遗传学研究的核型结果综述

研究	正常 （XY∶XX）	性染色 体单体	三体	三倍体	四倍体	结构 异常	其他	染色体异 常比例
Zhang et al. [35]	45	7	46	4	6	2	5	60.9%
Gao et al. [22]	39（2.08）	4	49	4	0	3	1	61.0%
Jenderny[8]	153（0.94）	17	141	32	8	9	38	61.6%
Levy et al. [9]	755（0.86）	53	794	114	4	38	90	59.4%

样本，有效地将性别比从约 0.4 提高到了近 0.9。同样，Lathi 等人在最近的 SNP 分析中 [19] 没有详细说明特定类别染色体异常的结果，在 456 个结果中，有 269 个（46，XX）结果被判定为受到母源污染。很显然，使用基于 SNP 的分析可以排除因存在假（46，XX）造成的结果混杂。

染色体数目异常是 SABs 的主要原因

尽管如此，细胞遗传学（表 10.2）和分子 / 分子细胞遗传学研究（表 10.4）的结果表明，染色体异常是 SABs 的主要原因。在表 10.1 至 10.4 中报告的 16 090 例流产中，有 9054 例（56.3%）染色体异常。

有趣的是，与新生儿或死胎相比，SABs 的特点是各种各样的染色体异常，其中大部分涉及单条染色体缺失或额外染色体（即非整倍体）。在表 10.1 至 10.4 报告的病例中，性染色体单体（45，X）为最常见的染色体异常，占 6.6%。三体是最常见的异常，在流产中占 36.2%。所有染色体的三体都有过报道，尽管少数（如 1 号和 19 号）染色体三体非常罕见。相反，其他三体则相当普遍，16 号染色体三体是最常见的三体，加上 15 三体、21 三体和 22 三体，这四种情况占所有单染色体三体的一半以上。重要的是，这些结果与最近从辅助生殖技术（ART）获得的人类植入前胚胎的研究结果是一致的。例如，与 SABs 类似，在植入前胚胎中，15~22 号染色体与较大的染色体相比（如文献 [36-37]），更可能出现非整倍体情况。因此，虽然自然选择从受孕到临床检测到怀孕这段时间里淘汰了大量非整倍体孕体这一情况已经非常清楚，但似乎某些染色体比其他染色体更可能发生减数分裂错误分离。

除了非整倍体异常之外，两类多倍体在 SABs 中也很常见，三倍体占 6.4%，四倍体占 1.9%。出人意料的是，在新生儿中，与染色体数目异常几乎一样常见的染色体结构异常 [23] 在 SABs 中却比较罕见，仅占表 10.1 至 10.4 中报告的 2.4%。此外，分子分析方法的初步应用应能识别细微的结构异常，但似乎并没有显著增加 SAB 中这种异常的频率（如文献 [9]）。

母亲年龄是 SABs 染色体异常率的主要决定因素

令人惊讶的是，即使在考虑到母体污染水平的明显差异之后，不同的 SABs 研究报道的染色体异常率相差也很大。20 世纪 70 年代至 80 年代进行的研究报道的异常率为 40%~50%（例如，文献 [26]，[28-29]，[38-42]），而最近的一些研究报道的异常率为 60% 或更高（例如，文献 [9]，[19]，[22]，[31]，[33]，[43-46]）。

尽管这些差异的原因尚不清楚，但它们可能反映了孕育染色体异常胎儿的可能性的实际变化（例如，由于环境条件的变化），或者可能仅仅归因于随着时间的推移的人口统计学指标变化。为区分这些可能性，我们最近比较了我们参与的 5 种不同的 SABs 细胞遗传学研究结果。一项研究在檀香山（HI），在 20 世纪 70 年代和 20 世纪 80 年代（由 T.H.）进行；一项在亚特兰大（GA），在 20 世纪 80 年代和 20 世纪 90 年代（由 T.H.）进行；一项在克利夫兰（OH），在 20 世纪 90 年代（由 T.H.）进行；两项在澳大利亚的珀斯，从 20 世纪 90 年代持续到现在（由 K.H. 负责）。结果很有启发性 [34,47]。与预期一致的是，随着时间的推移，我们看到了染色体异常率的上升，早期研究中的染色体异常率为 40%~50%，而最近的研究中染色体异常率超过 70%（表 10.2）。然而，对种族 / 民族背景的分析显示其对该结果无重要影响，在研究中孕周的差异也不是主要影响因素。事实上，对染色体异常类型的检查表明，在研究中唯一不同的异常类型是三体性，而不同的三体水平可以完全由母亲年龄来解释，即在最早的研究中（在夏威夷）平均产妇年龄为 28.1 岁，而最近的研究（在珀斯进行）中，产妇年龄的平均值为 35.1 岁。综上所述，我们的结果表明，影响染色体异常率的主要变量是母亲的年龄，这是通过影响母体减数分裂过程中错误分离的可能性来发挥作用的。这并不是说包括环境污染物在内的其他因素对介导染色体异常率没有任何作用，只是与母亲年龄相比，任何其他因素影响的程度都很小。

▍异常如何产生？

对许多人类遗传疾病来说，低发生率使直接研究潜在突变的来源工作变得更加艰难，因此我们需要其他方法的帮助（如体外分析或采用动物模型）。但染色体数目异常情况并非如此。由于仍未知的原因，人类染色体数目异常的发生率至少比其他已研究较多的哺乳动物物种高一个数量级，这意味着有足够的材料可用于分析。考虑到自发性流产胎儿中这些异常的发生率和多样性，SABs 特别适用于调查异常的起源。这些研究依赖于遗传的多态性（图 10.2[48]）来解决关于异常起源的三个问题：

· 异常染色体的父母来源，即额外或缺失的染色体是来自母亲或父亲。

· 染色体异常起源于发育的哪个阶段？减数分裂 I 还是减数分裂 II，受精时或卵裂早期？

· 染色体异常重组是导致异常的原因吗？也就是说，通过检查染色体上的多态性标记，可以重建染色体的重组"历史"，并在染色体正常和异常子代之间进行比较。这种方法已被广泛用于研究异常重组在三体 SABs 产生中的作用。

在不同类别的染色体数目异常研究中，遗传多态性分析的效用总结如下，也可见于图 10.2 和图 10.3。

性染色体单体

与含额外染色体的孕体不一样的地方是，（45，X）涉及一条缺失的染色体，即 X 或 Y 染色体。因此，我们只能确定仍存在的 X 染色体的亲本来源，并通过排除法推测缺失的性染色体的亲本来源。这些研究已在 SABs 和特纳综合征患者中进行了，得到的结论相似（如文献 [49-51]）。具体地说，在约 100 个明显非嵌合的（45，X）病例中，约 70% 为单一的母源 X 染色体，其余为父源 X 染色体。自发流产和活产病例的结果没有明显差异，表明单 X 的亲本来源不影响生存。

然而，第二种表现正常的嵌合性染色体或结构重排的性染色体在特纳综合征存活个体中比在流产的（45，X）孕体中更为常见，表明性染色体嵌合和结构重排与生存相关[52-53]。另外，有关活产的（45，X）个体的研究表明父源（45，X）和母源（45，X）病例（例如，文献 [54]）之间存在表型变异。因此，虽然单个 X 的亲本起源与存活率之间似乎没有相关性，但其微妙的表型效应显然受到 X 染色体起源的影响。

虽然我们可以获得关于性染色体单体的父母起源的信息，但是另一条染色体的缺失阻碍了我们研究错误发生的机制或阶段。尽管如此，与性染色体三体相比，（45，X）的高频率发生被认为源于减数分裂的染色体不分离错误[49]，这表明（45，X）可由不同的机制引起。早期有丝分裂中性染色体的随机丢失可能有重要意义，因为这会对母源 X 单体病例产生明显的偏倚。也就是说，假设 X 或 Y 染色体在（46，XX）和（46，XY）胚胎早期阶段中具有相同的丢失可能性，我们预计会产生（45，Y）染色体孕体（可能引起早期死产）和（45，X）染色体孕体，其中 2/3 将携带一条来自母亲的 X 染色体。

三　体

在过去的 25 年中，人类三体的亲本起源和三体发生的减数分裂阶段一直被

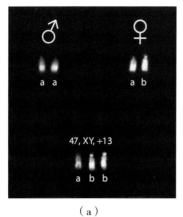
（a）

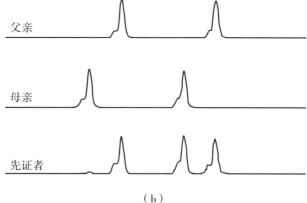
（b）

位点	先证者	父亲	母亲	MAT/PAT	R/N
着丝粒					
D14S742	ABC	AC	BC		N
MYH7	ABC	AB	AC		N
D14S581	AAB	AB	AB		–
D14S615	ABC	AC	BC		N
D14S49	AAB	AB	AC		R
D14S1432	ACC	AB	AC	MAT	R
D14S587	ABC	BB	AC	MAT	N
D14S1429	BCC	AC	BC		N
D14S588	ABB	BB	AB		N
D14S43	ABC	AA	BC	MAT	N
D14S1433	ABC	AB	BC		N
D14S617	ABB	BC	AB		N
D14S611	AAB	AA	AB		N
D14S1426	BCD	AB	CD	MAT	N
D14S1007	ABC	AC	BC		N

（c）

图 10.2　人类染色体异常的多态性分析。研究染色体异常的起源有几种不同的方法。早期研究使用了血型标记（例如，文献[48]），但这种标记逐渐被染色体异形代替。染色体异形标记发生在 23 条常染色体中 8 个的近中心区域，可通过传统的细胞遗传学方法检测。（a）Q 显带染色体异形分析的实例，表明 13 三体病例为母体起源。随着基于测序的变异的论证，DNA 多态性分析（最初涉及 RFLP，随后是小型卫星、微卫星，最近为 SNP）成为分析染色体异常起源的标准技术。（b）基于微卫星的 14 三体性分析表明，额外染色体来自父亲。除了评估亲本来源之外，DNA 多态性还被广泛用于确定三体性起源的减数分裂 / 有丝分裂阶段以及不分离同源染色体之间发生的重组数量。（c）这类分析的一个例子，适用于 14 三体。对 14 号染色体上的多个多态位点进行了检测，其中 4 个位点提供了母源证据。后续分析的重点是，在个体多态位点上，三体孕体是否遗传了两个母体等位基因（N 表示未减少）或同一母体等位基因的两个拷贝（R 表示减少）。如果中心体的位置是 N，这符合减数分裂Ⅰ错误，如果是 R，那就符合减数分裂Ⅱ错误；因此这个病例的 14 三体起源于减数分裂Ⅰ期。最后，在相邻基因座的 N 和 R 之间的切换表示在产生额外染色体的母源减数分裂中存在交叉点；本图所示，在产生三体的减数分裂过程中，14 号染色体同源染色体之间发生了两次交换

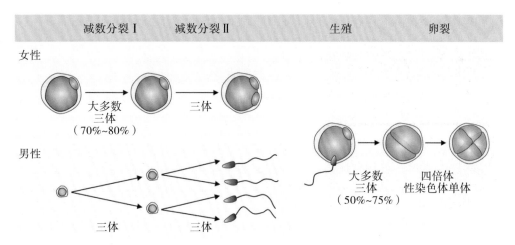

图 10.3 染色体异常 SABs 起源的研究总结。染色体数目异常分析的结果表明，在任何可能的减数分裂阶段（母源减数分裂 I 和 II，父源减数分裂 I 和 II）以及在受精时和在最初的几次卵裂分裂期间都可能出现错误。但是，在这种背景下，某些时间点似乎特别脆弱。也许最重要的是，母体减数分裂异常是导致三体的主要原因，也可能是自然流产最常见的原因。此外，两个精子同时受精似乎是三倍体的主要原因，而早期有丝分裂细胞分裂错误可能是四倍体和性染色体单体的原因

广泛研究。由于其临床重要性，21 三体受到了最广泛的关注，近 1000 例病例得到了研究（如文献 [55–56]）。从这些研究中，21 号染色体错误分离的两个原因已经很明确了。首先，绝大多数 21 三体涉及母体减数分裂 I 的错误，例如在最大的一系列病例中，Sherman 等人 [57] 观察到，约 90% 的病例是母源性的，其中 70% 可归因于减数分裂 I 错误，其余归因于减数分裂 II 错误 [58]。其次，异常减数分裂重组是造成 21 三体的重要原因。事实上，绝大多数 21 三体似乎与以下三种易感交叉构型之一有关：母体减数分裂 I 重组失败错误，母体减数分裂 I 极远端交叉错误，母体减数分裂 II 极近端交叉错误。由于减数分裂重组发生在雌性哺乳动物的胎儿卵巢中，这意味着从减数分裂开始，有一部分人类卵母细胞就倾向于错误分离。然而，有趣的是，这些重组危险因素与唯一已知的 21 三体病因——母亲高龄之间的关系仍不清楚。Oliver 等 [59] 报道，在年轻女性减数分裂 I 中端粒交换增加，年长女性的减数分裂 II 中近着丝粒交换增加，孕妇年龄与重组失败之间没有明显的线性关系。因此，重组对三体的影响可能是复杂的，这可能反映了一个事实：21 三体有多个与母亲年龄有关的以及与年龄无关的形成途径。

  21 三体与其他三体的结果比较如何？考虑到涉及 21 号染色体的错误的复杂性，其他三体表现出相似和不同也许并不奇怪。例如，与 21 三体一样，母体

减数分裂错误在大多数三体中占主导地位，而重组错误，尤其是交叉的缺失，已经在所有研究较成熟的三体中被观察到（例如，文献[60]）。然而，在细节上存在差异。例如，18 三体通常涉及母性减数分裂 II 错误，而不是减数分裂 I [61]；16 三体是最常见的三体，与端粒交换有关，但很少（如果有的话）重组失败[62]；（47，XXY）可能来自母亲也可能来自父亲[63]。因此，虽然我们在理解人类染色体不分离的原因方面还有很长的路要走，但有一个事实是明确的：如果我们想要阻止减数分裂错误分离的发生，需要很多"灵丹妙药"。

三倍体

三倍体可以源自父亲的二倍体——来自双精受精或二倍体精子受精，有时也源于母体的一次减数分裂失败。DNA 多态性分析表明，双精受精是最常见的起源模式，占 2/3 以上的病例[64-65]。在其余的母体来源的病例中，减数分裂 II 的错误似乎是第三条染色体最常见的原因[66]，尽管在减数分裂 I 和罕见的"双卵"（即两个卵母细胞的融合）方面的错误也有报道[63]。

与大多数其他染色体数目异常不同，三倍体的亲本起源对表型具有深远影响。具体而言，双雄三倍体通常在妊娠 10 至 20 周之间终止，胎儿结构发育不全，但胚胎外膜和绒毛发育良好[67]，因此，双雄三倍体常常被诊断为部分性葡萄胎（见于葡萄胎，见文献[68]）。相比之下，母源三倍体有两大类。常见的类型是妊娠早期流产，但有一部分病例与良好的胎儿发育和妊娠晚期流产有关。事实上，三倍体存活到足月的病例中，只有极小的一部分被认为是母体起源。因此，三倍体为印迹位点的存在提供了一个重要的例证，尽管具体位点对表型的影响尚不清楚。

四倍体

很少有人深入研究四倍体的起源。然而，几乎所有的四倍体 SABs 都有（92，XXYY）或（92，XXXX）核型，与（46，XY）或（46，XX）受精卵的二倍一致，早期的染色体异形研究表明它们由两套重复的染色体（如文献[69]）组成。因此，似乎大多数四倍体都可能是由于染色体在最初或非常早期的胚胎细胞分裂时不能正常分裂而产生的。

▌ 概述：我们从哪里出发？

50 年来，对 SABs 的研究为我们提供了关于人类染色体异常的发生率和起源的丰富知识。现在很清楚的是，染色体数目异常是导致人类妊娠失败的主要原因。事实上，可以说它们累积起来是人类最常见的新生突变类型。这些异常的起源和起源阶段是复杂的，在减数分裂的所有阶段、受精阶段和早期有丝分裂阶段都有可能发生错误（图 10.3）。然而，在这种背景下，母体减数分裂错误尤其常见，并且代表了造成 SABs 突变的最重要的来源。这些现象在研究人群中发生频率很高，并且可能处于选择性压力下，尽管进化的益处尚不清楚。

考虑到关于 SABs 中染色体异常发生率和类型的大量数据，是否有充分的理由继续进行这些分析？显然，这些信息在临床上是有依据的，因为它可能解释了自然流产的原因，而且往往具有预测价值。然而，从研究的角度来看，这显然是一个"成熟"的领域，人们可能会认为，没有什么值得研究的地方了。我们认为这一结论是错误的，有两个原因。首先，我们得到的关于 SABs 的大部分信息来自传统的细胞遗传学，虽然这适用于检测染色体数目异常和大片段结构异常，但其分辨率的水平不足以检测到小片段的但可能与 SABs 相关的结构重组。基于阵列和序列的方法的出现，提供了研究这类小片段异常是否与 SABs 相关的机会，我们认为这是未来临床研究的一个重要领域。其次，SABs 为研究自然孕体中染色体异常的起源提供了有价值的资源，并为辅助生殖相关的妊娠提供了一个重要的对照。我们已经看到了这种对照的作用，例如，比较行辅助生殖的植入前胚胎与辅助生殖相关的 SABs（如文献 [37]）中的非整倍体类型和发生频率的研究。最近的"减数分裂图谱"研究[70]为探讨这些妊娠中特定染色体异常类型的来源的机制提供了可能。因此，虽然对 SABs 的研究可能不再具有创新性或开创性，但如果安排得当，它们仍可带来许多收获。

▌致　谢

本研究在 Hassold 实验室进行，各项工作得到了 R37 HD21341 项目的资助。

参考文献

[1] Horiuchi I, Hashimoto T, Tsuji Y, et al. Direct assessment of triploid cells in mosaic human fetuses by fluorescent in-situ hybridization. Mol Hum Reprod, 1997, 3(5):445–450.

[2] Jobanputra V, Sobrino A, Kinney A, et al. Multiplex interphase FISH as a screen for common aneuploi-dies in spontaneous abortions. Hum Reprod, 2002,17(5):1166–1170.

[3] Shearer BM, Thorland EC, Carlson AW, et al. Reflex fluorescent in situ hybridization testing for unsuc-cessful product of conception cultures: A retrospective analysis of 5555 samples attempted by conventional cytogenetics and fluorescent in situ hybridization. Genet Med, 2011,13(6):545–552.

[4] Bell KA, Van Deerlin PG, Feinberg RF, et al. Diagnosis of aneuploidy in archival, paraffin-embedded pregnancy-loss tissues by comparative genomic hybridization. Fertil Steril, 2001,75(2):374–379.

[5] Danielly M, Aviram-Goldring A, Barkai G, et al. Detection of chromosomal aberration in fetuses arising from

recurrent spontaneous abortion by comparative genomic hybridization. HumReprod,1998,13(4):805–809.

[6] Danielly M, Barkai G, Goldman B, et al. Detection of numerical chromosome aberrations by comparative genomic hybridization. Prenat Diagn, 1999, 19(2):100–104.

[7] Fritz B, Hallermann C, Olert J, et al. Cytogenetic analyses of culture failures by comparative genomic hybridisation (CGH)–re-evaluation of chromosome aberration rates in early spontaneous abortions. EurJ Hum Genet,2001, 9(7):539–547.

[8] Jenderny J. Chromosome aberrations in a large series of spontaneous miscarriages in the German population and review of the literature. Mol Cytogenet, 2014, 7(1):38.

[9] Levy B, Sigurjonsson S, Pettersen B, et al. Genomic imbalance in products of conception. Single-nucleotide polymorphism chromosomal microarray analysis. Obstet Gynecol, 2014(124):202–209.

[10] Caramins MC, Saville T, Shakeshaft R, et al. A comparison of molecular and cytogenetic techniques for the diagnosis of pregnancy loss. Genet Med, 2011, 13(1):46–51.

[11] Hardy K, Hardy PJ. 1st trimester miscarriage: Four decades of study. Transl Pediatr, 2015, 4(2):189–200.

[12] Gardo S, Bajnoczky K. Cytogenetic analysis of spontaneous abortions with direct analysis of chorionic villi. Eur J Obstet Gynaecol Reprod Biol, 1992, 47(2):117–120.

[13] Morton NE, Jacobs PA, Hassold T, et al. Maternal age in trisomy. Ann Hum Genet. 1988, 52(3):227–235.

[14] Ohno M, Maeda T, Matsunobu A. A cytogenetic study of spontaneous abortions with direct analysis of chorionic villi. Obstet Gynecol, 1991,77(3):394–398.

[15] Sanchez JM, Franzi L, Collia F, et al. Cytogenetic study of spontaneous abortions by transabdominal villus sampling and direct analysis of villi. Prenat Diagn,1999, 19(7):601–603.

[16] Risch N, Stein Z, Kline J, et al. The relationship between maternal age and chromosome size in autosomal trisomy. Am J Hum Genet,1986, 39(1):68–78.

[17] Be C, Velasquez P, Youlton R. Spontaneous abortion: Cytogenetic study of 609 cases. Rev Med Chil, 1997, 125(3):317–322.

[18] Bug S, Solfrank B, Schmitz F, et al. Diagnostic utility of novel combined arrays for genome-wide simultaneous detection of aneuploidy and uniparental isodisomy in losses of pregnancy. Mol Cytogenet, 2014,7(1):43.

[19] Lathi RB, Gustin SLF, Keller J, et al. Reliability of 46,XX results on miscarriage specimens: A review of 1222 first-trimester miscarriage specimens. Fertil Steril, 2014, 101(1):178–182.

[20] van den Berg MMJ, van Maarle MC, van Wely M, et al. Genetics of early miscarriage. Biochim Biophys Acta, 2012, 1822(12):1951–1959.

[21] Menten B, Swerts K, DelleChiaie B, et al. Array comparative genomic hybridization and flow cytometry analysis of spontaneous abortions and mors in utero samples. BMC Med Genet, 2009, 10(1):89.

[22] Gao J, Liu C, Yao F, et al. Array-based comparative genomic hybridization is more informative than conventional karyotyping and fluorescence in situ hybridization in the analysis of first-trimester spontaneous abortion. Mol Cytogenet, 2012, 5(1):33.

[23] Hook EB, Hamerton JL. The frequency of chromosome abnormalities detected in consecutive newborn studies–differences between studies–results by sex and by severity of phenotypic involvement//Hook EB, Porter IH, Eds. Population Cytogenetics, New York, NY: Academic Press, 1977, 29(5):63–79.

[24] Bauld R, Sutherland GR, Bain AD. Chromosome studies in investigation of stillbirths and neonatal deaths. Arch Dis Child, 1974, 49(10):782–788.

[25] Carr DH. Chromosome studies in spontaneous abortions. Obstet Gynecol,1965, 26(2):308–326.

[26] Creasy MR, Crolla JA, Alberman ED. A cytogenetic study of human spontaneous abortions using banding techniques. Hum Genet,1976, 31(2):177–196.

[27] Lauritsen J. Aetiology of spontaneous abortion. A cytogenetic and epidemiological study of 288 abortuses and their parents. Acta ObstetScand Suppl,1976, 52(s52):1–29.

[28] Byrne J, Warburton D, Kline J, et al. Morphology of early fetal deaths and their chromosomal characteristics. Teratology,1985(32):297–315.

[29] Andrews T, Dunlop W, Roberts DF. Cytogenetic studies in spontaneous abortuses. Hum Genet,1984, 66(1):77–84.

[30] Eiben B, Borgmann S, Schübbe I, et al. A cytogenetic study directly from chorionic villi of 140 spontaneous abortions. Hum Genet, 1987, 77(2):137–141.

[31] Menasha J, Levy B, Hirschhorn K, et al. Incidence and spectrum of chromosome abnormalities in spontaneous abortions: New insights from a 12-year study. Genet Med, 2005, 7(4):251–263.

[32] Cheng HH, Ou CY, Tsai CC, et al. Chromosome distribution of early miscarriages with present or absent embryos: Female predominance. J Assist Reprod Genet, 2014, 31(8):1059–1064.

[33] Choi TY, Lee HM, Park WK, et al. Spontaneous abortion and recurrent miscarriage: A comparison of cytogenetic diagnosis in 250 cases. Obstet Gynecol Sci, 2014, 57(6):518–525.

[34] Hardy K, Hardy PJ, Jacobs PA, et al. Temporal changes in chromosome abnormalities in human spontaneous abortions: Results of 40 years of analysis. Am J Med Genet, 2016, 170(10):2671–2680.

[35] Zhang YX, Zhang YP, Gu Y, et al. Genetic analysis of first-trimester miscarriages with a combination of cytogenetic karyotyping, microsatellite genotyping, and array CGH. Clin Genet, 2009, 75(2):133–140.

[36] Fragouli E, Alfarawati S, Spath K, et al. The origin and impact of embryonic aneuploidy. Hum Genet, 2013, 26(supp s1):1001–1013.

[37] Franasiak JM, Forman EJ, Hong KH, et al. Aneuploidy across individual chromosomes at the embryonic level in trophectoderm biopsies: Changes with patient age and chromosome structure. J Assist Reprod Genet, 2014, 31(11):1501–1509.

[38] Boue J, Boue A, Deluchat C, et al. Identification of C trisomies in human abortuses. J Med Genet, 1975(12):265–268.

[39] Geisler M, Kleinebrecht J. Cytogenetic and histologic analyses of spontaneous abortions. Hum Genet, 1979, 45(3):239–251.

[40] Hassold T, Chen N, Funkhouser J, et al. A cytogenetic study of 1000 spontaneous abortions. Ann Hum Genet, 1980, 44(2):151–179.

[41] Kajii T, Ferrier A, Niikawa N, et al. Anatomic and chromosomal anomalies in 639 spontaneous abortuses. Hum Genet, 1980, 55(1):87–98.

[42] Lauritsen JG, Jonasson J, Therkelsen AJ, et al. Studies on spontaneous abortions. Fluorescence analysis of abnormal karyotypes. Hereditas, 1972, 71(1):160–163.

[43] Hogge WA, Byrnes AL, Lanasa MC, et al. The clinical use of karyotyping spontaneous abortions. Am J Obstet Gynaecol, 2003, 189(2):397–400.

[44] Philipp T, Philipp K, Reiner A, et al. Embryonic and cytogenetic analysis of 233 missed abortions: Factors involved in the pathogenesis of developmental defects of early failed pregnancies. Hum Reprod, 2003, 18(8):1724–1732.

[45] Shen J, Wu W, Gao C, et al. Chromosomal copy number analysis on chorionic villus samples from early spontaneous miscarriages by high throughput genetic technology. Mol Cytogenet, 2016, 9(1):7.

[46] Werner M, Reh A, Grifo J, et al. Characteristics of chromosomal abnormalities diagnosed after spontaneous abortions in an infertile population. J Assist Reprod Genet, 2012, 29(8):817–820.

[47] Hassold T, McLean C. Temporal changes in chromosome abnormality rate in human spontaneous abortions: Evidence for an association between sex chromosome monosomy and trisomy 16. Cytogenet Cell Genet,1984, 38(3):200–205.

[48] Sanger R, Tippett P, Gavin J. Xg groups and sex abnormalities in people of Northern European ancestry. J Med Genet,1971(8):417–426.

[49] Hall H, Hunt P, Hassold T. Meiosis and sex chromosome aneuploidy: How meotic errors cause aneuploidy, how aneuploidy causes meiotic errors. CurrOpin Genet Devel, 2006(16):323–329.

[50] Hassold T, Pettay D, Robinson A, et al. Molecular studies of parental origin and mosaicism in 45, X conceptuses. Hum Genet, 1992, 89(6):647–652.

[51] Jacobs P, Dalton P, James R, et al. Turner syndrome: A cytogenetic and molecular study. Ann Hum Genet, 2012, 61(6):471–483.

[52] Fernández-García R, García-Doval S, Costoya S, et al. Analysis of sex chromosome aneuploidy in 41 patients with Turner syndrome: A study of 'hidden' mosaicism. Clin Genet,2000(58):201–208.

[53] Hook EB, Warburton D. Turner syndrome revisited: Review of new data supports the hypothesis that all viable 45,X cases are cryptic mosaics with a rescue cell line, implying an origin by mitotic loss. Hum Genet, 2014(133):417–424.

[54] Skuse DH, James RS, Bishop DVM, et al. Evidence from Turner's syndrome of an imprinted X-linked locus affecting cognitive function. Nature,1997, 387(6634):705–708.

[55] Ghosh S, Feingold E, Dey SK. Etiology of Down syndrome: Evidence for consistent association among altered meiotic recombination, nondisjunction, and maternal age across populations. Am J Med Genet A, 2009, 149A(7):1415–1420.

[56] Oliver TR, Middlebrooks CD, Tinker SW, et al. An examination of the relationship between hotspots and recombination associated with chromosome 21 nondisjunction. PLoS ONE, 2014, 9(6):e99560.

[57] Sherman SL, Lamb NE, Feingold E. Relationship of recombination patterns and maternal age among non-disjoined chromosomes 21. Biochem Soc Trans, 2006, 34(4):578–580.

[58] Middlebrooks CD, Mukhopadhyay N, Tinker SW, et al. Evidence for disregulation of genome-wide recombination in oocytes with nondisjoined chromosomes 21. Hum Mol Genet, 2014, 23(2):408–417.

[59] Oliver T, Feingold E, Yu K, et al. New insights into human nondisjunction of chromosome 21 in oocytes. PLoS Genet, 2008, 4(3):e1000033.

[60] Lamb N, Sherman S, Hassold T. Effect of meiotic recombination on the production of aneuploid gametes in humans. Cytogenet Genome Res, 2005, 111(3-4):250–255.

[61] Bugge M, Collins A, Petersen M, et al. Non-disjunction of chromosome 18. Hum Mol Genet,1998, 7(4):661–669.

[62] Hassold T, Merrill M, Adkins K, et al. Recombination and maternal age-dependent nondisjunction: Molecular studies of trisomy 16. Am J Hum Genet,1995, 57(4):867–874.

[63] Hassold TJ, Sherman SL, Pettay D, et al. XY chromosome nondisjunction in man is associated with diminished recombination in the pseudoautosomal region. Am J Hum Genet,1991,49(2):253–260.

[64] Joergensen MW, Niemann I, Rasmussen AA, et al. Triploid pregnancies: Genetic and clinical features of 158 cases. Am J Obstet Gynecol, 2014, 211(4):370. e1–e19.

[65] Zaragoza MV, Surti U, Redline RW, et al. Parental origin and phenotype of triploidy in spontaneous abor-

tions: Predominance of diandry and association with the partial hydatidiform mole. Am J Hum Genet, 2000, 66(6):1807–1820.

[66] Mc Fadden D, Langlois S. Parental and meiotic origin of triploidy in the embryonic and fetal periods. Clin Genet, 2000, 58(3):192–200.

[67] Pflueger SMV. Cytogenetics of spontaneous abortion//Gersen SL, Keagle MB, Eds. Principles of Clinical Cytogenetics. Totowa, NJ: Humana Press, 1999: 317–343,

[68] Szulman A, Surti U. The syndromes of hydatidiform mole. I. Cytogenetic and morphologic correlations. Am J Obstet Gynecol, 1978, 131(6):665–671.

[69] Kajii T, Niikawa N. Origin of triploidy and tetraploidy in man: 11 cases with chromosomes markers. Cytogenet Cell Genet, 1977(18):109–125.

[70] Ottolini C, Newnham L, Capalbo A, et al. Genome-wide maps of recombination and chromosome seg-regation in human oocytes and embryos show selection for maternal recombination rates. Nat Genet, 2015, 47(7):727–735.

第十一章

妊娠产物：目前的方法和临床应用

Nasser Al-Asmar, Sandra Garcia-Herrero, Inmaculada Campos-Galindo, et al

||| 引 言

尽管医学在不断进展，流产仍然是妊娠前三个月最常见的并发症，临床上 15%~25% 的妊娠失败可以识别。早期妊娠失败的主要原因是胚胎存在致命的染色体异常，由此原因导致的妊娠前三个月流产率高达 50%[1]。然而，流产和围生期死亡病因复杂不一，难以阐明。事实上，所有流产病例中有 25%~50% 仍未知原因。目前已知的原因包括：来源于双亲的或者新发的染色体畸变[2]、抗磷脂综合征[3]、某些遗传性的血栓形成倾向（如因子 V Leiden 和凝血酶 G20210A 的基因突变[4-5]）、先天或后天的子宫异常[6]、内分泌因素、自身免疫病或免疫紊乱[7]，以及不健康的生活方式（如吸烟、肥胖或心理压力）[8-9]。因此，反复流产可能由许多因素造成。一旦子宫畸形、内分泌紊乱和抗磷脂综合征被排除，就应该考虑到评估双亲的核型，特别是那些涉及双方核型异常的流产病例[10]。

对妊娠产物（POC）的分析为细胞遗传学异常的诊断提供了可能，这能够解释妊娠丢失。明确 POC 核型对该对夫妇未来的生殖结局有一定影响。因为它区分了非遗传性的和遗传性的染色体异常（即相互易位携带者），并且可以检测出妊娠滋养细胞疾病如葡萄胎的形成，有助于流产后的诊断及预后。POC 分析对经历复发性流产（RPL）的女性也有益处。RPL 是指在孕早期或孕中期的早些时候连续发生两次或两次以上的妊娠丢失[2]。虽然 RPL 的总体发病率比较低，在孕妇中不到 5%[11]，但异常的胚胎核型却是反复流产的最常见原因[12]。

综上，POC 分析对于确定偶发性和复发性流产的病因、对于在未来妊娠中辅助评估复发风险从而增加健康足月妊娠的概率都是至关重要的。

||| POC 分析方法

组织收集

一旦发生流产，胎儿的组织样本可以通过手术的方法回收，如子宫扩张刮除术（D&C）或吸宫术。由于母体的和胎儿的组织在手术过程中有所混合，故这些方法均存在较高的母体细胞污染（MCC）风险。在刮除术之前进行宫腔镜检查（可直接地或选择性地进行胚胎和绒毛膜活检），可降低 MCC 的可能性，从而避免误诊的风险[13]。然而，宫腔镜检查需要有这方面技术的专家，且这种方法在当前妇产科领域的实践中并未普及。在本章中，我们提出了一种替代方法，采用 D&C 或吸宫术联合检测 POC 回收的过程中是否存在 MCC。

染色体分析的分子生物学方法

自 2008 年以来，新兴技术一直被视为重要的稳健而准确的诊断方法，用于评估 24 条染色体中任意一条染色体的非整倍性，包括 22 条常染色体和 2 条性染色体[14]。

这些技术，如染色体比较基因组杂交阵列（aCGH）技术，新一代测序（NGS）技术，以微珠为载体的细菌人工染色体（BOBs，即以微珠为载体，从细菌人工染色体中获取 PCR 产物，标记上荧光信号作为杂交探针），荧光原位杂交（FISH）技术，多重连接探针扩增（MLPA）技术，荧光定量聚合酶链反应（QF-PCR）技术，在流产后 POC 的研究中都克服了传统细胞遗传学技术的不足，包括染色体制备不良或培养失败[15]。

鉴于近几十年来的研究进展，目前 POC 染色体的评估已经使用分子遗传学方法而非传统的细胞遗传学方法（中期相的吉姆萨染色）。分子生物学方法更可靠，并且不需要前期的细胞培养，从而避免了细胞培养失败，同时也提高了检测速度。在传统的细胞遗传学方法中，细胞培养失败是一个固有的难以避免的问题，但不是唯一的问题。由于 MCC 的存在，细胞遗传学研究不能区分一份正常的女性结果是来源于正常的胎儿还是来源于其正常的母体的 MCC。标准的核型分析中由于存在潜在的组织降解，得到无效检测的结果也占很高比例。与传统核型分析相比分子生物学技术检测时间要少得多，分辨率也要更高一些。表 11.1 对比了传统核型分析与分子生物学分析。

随着技术的进展，若干研究小组已经应用了不同的分子生物学技术，包括 aCGH 或最新的 NGS。

比较基因组杂交（CGH）阵列

为进行 aCGH 分析，首先必须对各种类型的 POC 组织进行 DNA 提取。先用手术刀机械切割下一小部分组织，然后进行 DNA 提取。接着分别用 Cy3 和 Cy5 荧光素对 POC 的 DNA 样本和对照 DNA 样本进行标记。经过标记的混合物可在商品化的反应平台，如 24sure BAC 阵列（Illumina 公司，圣地亚哥，加利福尼

表 11.1　采用分子生物学力法替代传统核型分析法进行染色体异常 POC 评估的原因

传统核型分析	分子生物学方法
需要体外细胞培养	不需要体外细胞培养
42% 的测试由于组织降解而不能提供有效信息	98.6% 以上的测试可获得结果
由于母体污染，存在 33.3% 的假阴性结果	可以排除由于 MCC 导致的假阴性结果
2~4 周出结果	1 周以内出结果
分辨率低	较传统核型分析有更高的分辨率

MCC：母体细胞污染

亚）上孵育和杂交 6~12h。每条探针都特异性地针对一个不同的染色体区域，并在芯片上占据一个离散点。点与点之间有 1Mb 的间隔。染色体的增减由杂交后每个点所带的颜色来显示。使用激光扫描仪和特定的软件来检测荧光强度[14]（图 11.1）。

单核苷酸多态性（SNP）阵列

为了进行 SNP 分析，需要用磷酸盐缓冲液（PBS）漂洗组织样本，并采用标准化技术将其与母体蜕膜及血液分离。然后再次用无菌 PBS 冲洗并切割成 Tic Tac（一种小糖块）大小的绒毛 / 胎儿样品（约 3mm³），放置于 1.5 mL 的微量离心管中。然后使用 QIAamp 游离核酸提取试剂盒（Qiagen，希尔顿，德国）从绒毛和母体血样中提取出 DNA。纯化的 DNA 置于 Illumina Cyto 12 SNP 微阵列芯片上按照标准流程分析[16]。

新一代测序（NGS）

这是目前最具创新性的技术。不同的商业平台均生产了非整倍体、嵌合体和节段非整倍体的检测试剂盒。

·离子激流技术。简单地说，首先进行 DNA 的扩增、提纯和定量（即构建文库），然后再进行克隆扩增（制备模板），接着进行模板富集，最后将模板加载到测序机器上。这款个性化基因组测序平台（PGM™）连续地向芯片中注入单个核苷酸。如果某一个核苷酸与一个特定微孔中的 DNA 分子序列互补，则二者将被整合并释放出氢离子。该孔中溶液的 pH 就会发生变化而被离子传感器检测到，本质上是从化学信号直接转化为数字信息（赛默飞世尔科技公司，沃尔瑟姆，马萨诸塞州）。有一个特定的软件可以将序列的读长（即高通量测序中一个反应所获得的测序序列）与人类基因组比对，以 2Mb 的片段为单位。每个片段的拷贝数差异在一个图中显示。利用这种技术可以在 POCs 中检测到全染色体范围内的单个和多个非整倍体，微小的缺失 / 重复及嵌合体(Ion Reporter 5.0)（图 11.2 ）。

·Illumina 技术。使用 VeriSeq PGS-MiSeq 试剂盒将扩增和量化的全基因组扩增（WGA）产物制备成 NGS 文库。这些文库被纯化后分别采用以下两种技术进行样本的标准规范化操作：一种是使用固相可逆固定顺磁性磁珠技术（AMPure XP 磁珠；贝克曼库尔特公司，布雷亚贝，加利福尼亚州），另一种是使用 VeriSeq PGS 磁珠样本的标准化试剂盒。根据 VeriSeq PGS 标准（Rev. O），使用 MiSeq 试剂盒 v3-PGS（Illumina）执行双重索引 36 个碱基对读码（1×36 DI）。在 VeriSeq PGS 工作流程中，执行机载二次数据分析的软件是 Miseq reporter（Illumina）。BlueFuse 多功能软件的 4.2 版本（Illumina）用于分析 MiSeq 仪器生成的测序数据并报告结果（图 11.3 ）[17-18]。

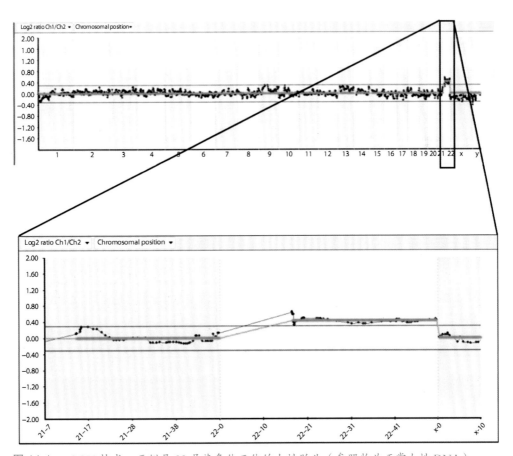

图 11.1　aCGH 技术。示例是 22 号染色体三体的女性胎儿（参照物为正常女性 DNA）

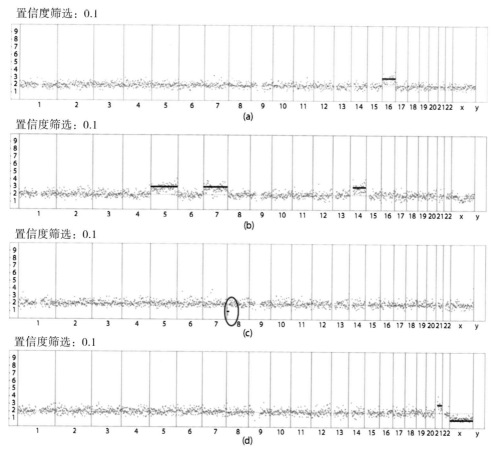

图 11.2　NGS 技术（生命技术公司）。（a）异常女性胎儿，16 号染色体三体。（b）异常女性胎儿，5 号、7 号和 14 号染色体三体（停育）。（c）异常女性胎儿，8 号染色体短臂部分缺失。（d）异常女性胎儿，21 三体伴性染色体单体

排除 MCC 和三倍体的补充研究

在检测 POCs 时，MCC 是误诊或结果无效的主要原因之一。一项回顾性研究显示，在所有流产标本的检测结果中，有超过一半的（46，XX）结果其实是由于存在 MCC 而错误得出的[16]。像这样的错误可能导致医生误诊和（或）在咨询时给出不恰当的建议。当一对夫妇经历了自然受孕或接受辅助生殖技术（ARTs）后流产时，医生和医疗团队要对 POC 有一个准确的分析结果才能为他们提供恰当的生育咨询服务。

为了排除由于 MCC 导致的误诊风险，一种基于短串联重复序列（STRs）的互补策略可以与分子生物学方法并行使用，如用于非整倍体检测的 NGS。使用 QIAamp® DNA Blood Mini 试剂盒（Qiagen）分别抽提来源于 POC 样本的

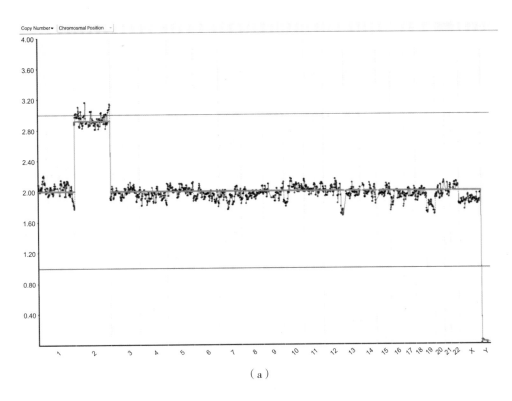

（a）

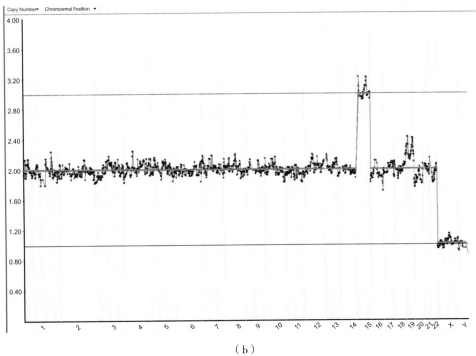

（b）

图 11.3　NGS 技术（Illumina）。（a）异常女性胎儿，2 号染色体三体。（b）异常男性胎儿，15 号染色体三体。Copy Number：拷贝数；Chromosomal Position：染色体位置

DNA 和来源于受孕母体的 DNA。使用 AmpFlSTR Identifier Plus Kit PCR Protocol（amp16str）试剂盒（赛默飞世尔科技公司）进行 PCR 和电泳，以检测或排除 MCC（图 11.4a，b）和三倍体（图 11.5）。

多点采样是一种很好的采样策略，它可以将发生 MCC 的可能性降到最低。在我们的实验室中，多点采样是在 POC 中取三个样本而非只取一个。举例来讲，多点采样后进行 STRs 分析时，如果 1 号样本和 2 号样本均存在 MCC（来源于受孕母体），而 3 号样本无 MCC（来源于胎儿），那么 3 号样本将成为被加载到测序仪上进行染色体分析的样本，并可得到准确的结果。如果只取 1 个样本（如 1 号样本）检测，最终结果将会因 MCC 而成为无效信息，并且如果 STRs 也没有

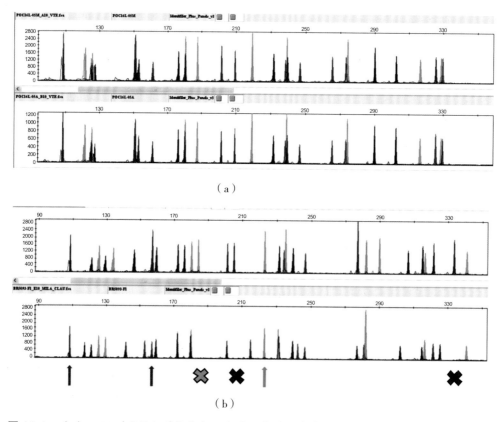

图 11.4 （a）MCC（母体细胞污染）。上图：来源于受孕母体的 DNA。下图：来源于胎儿的 DNA。（图中显示）母亲和胎儿二者的所有等位基因都是一致的。这说明这份被认为是来源于胎儿的样本其实并不是来源于胎儿而是来源于母亲，即 MCC。（b）没有 MCC（排除了母体细胞污染）。上图：来源于受孕母体的 DNA。下图：来源于胎儿的 DNA。（图中显示）一部分等位基因在二者间是一致的（箭头处），另一部分等位基因仅存在于母亲而不在胎儿中（叉号处）。这说明这份被认为来源于胎儿的样本确实是来源于胎儿的而非被母体细胞污染。该份样本在进行非整倍性研究后将得出（准确的）正常或异常的（定性）结果

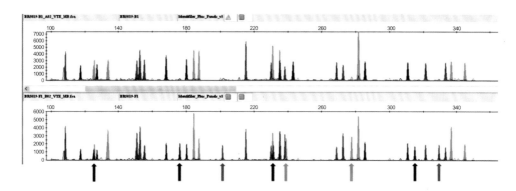

图 11.5 多倍体（三倍体）。上图：来源于受孕母体或代孕者的 DNA。下图：来源于胎儿的 DNA。在胎儿的图中可见一些额外的峰（箭头处）而在母亲的图中没有这些峰。这说明（该病例中）流产的发生是由于胎儿染色体的多倍性（在此病例中是三倍体）

做的话，最终的结果将会是一个显示为正常女性的假结果。

采用 NGS/aCGH 检测非整倍体联合 STRs 法，我们已经分析了超过 600 个 POC 病例。母亲平均年龄为 36.5 ± 4.3 岁，发生自发流产时平均孕龄为 7.8 ± 1.5 周。第一次取样检测时，有 30.0% 的 POC 样本结果无效，主要原因即为 MCC。当我们在组织的 3 个不同位置取样 3 次进行分析后，这个比例降到了 18.7%，也就是说我们能够为 81.3% 的病例提供定性结果（正常或异常）。采用多点采样策略显著提高了检出率且有统计学意义（P<0.001，Fisher 精确检验）。值得注意的是，在本研究中，每个 POC 样本都做了 3 次采样以减少 MCC 率。我们还进行了一项内部研究，就是当前 3 次样本都有 MCC 时，采样 6 次或 9 次。结果显示，在这种情况下，取更多份样本也不能改变原来的结果。因此，当前 3 个样本都是 MCC 时，就不建议做更多的取样了，而是将结果最后报告为 MCC。我们发现在所有病例中，有多达 53.3% 的病例是染色体异常的。正如预期的那样，三体是最常见的异常（79.9%），其中 10% 的病例是双三体。在这些三体中，15 号、16 号和 22 号染色体三体是最普遍的，分别占 11.1%、26.7% 和 17.8%。除了三体以外，在 4.2% 的病例中发现了缺失 / 重复（del/dup），涉及的染色体有 1 号、7 号、8 号、10 号和 20 号。在超过 11% 的病例中发现了（45，X）单体。有趣的是，我们在 1% 的病例中发现了 21 号染色体单体，这是迄今发现的唯一一种常染色体单体。表 11.2 显示了详细的结果。

||| 适应证

虽然分析每一次流产（的原因）是有用的，但我们还是建议要多关注那些

表 11.2　POC 样本 STRs+24 条染色体分析（aCGH 和 NGS）结果以及
在所有异常中特定异常所占百分比

	病例数量	百分比
处理的病例数	605	–
母体年龄（SD）	36.5（4.3）	–
孕周（SD）	7.8（1.5）	–
MCC	113	18.7%
有效结果	486	81.3%
正常结果	227	46.7%
异常结果	259	53.3%
三体	207	79.9%
21 单体	2	0.8%
性染色体单体	30	11.6%
Del/Dup	11	4.2%
三倍体	9	3.5%

MCC：母体细胞污染；Del/Dup：缺失（染色体的一小部分丢失）/ 重复（额外获得染色体的一小部分）

反复流产的和接受 ARTs 治疗的不孕不育患者。

反复流产夫妇

　　有若干项研究已经表明，在那些先前有过流产史或有过（性染色体和常染色体）非整倍性妊娠的夫妇中，再次生育孩子发生非整倍体的风险增加了。有过既往染色体三体妊娠的女性，尤其是 35 岁以下者，下次再次发生三体妊娠的风险是增高的。对于先前有过 21 三体妊娠的 35 岁以下女性来说，再次发生 21 三体妊娠的相对风险更大 [19-20]。随着既往自发流产次数的增多，移植率和妊娠率均降低，而流产率升高 [21]。

进行 ARTs 的不孕夫妇

　　在一般人群中，孕前期自然流产在所有临床可识别的妊娠病例中不少于 15%~20%。自发性流产中染色体异常的发生率约为 50% [1]。

　　然而，有若干研究发现，与年龄匹配的对照组相比，接受 ARTs 的患者生出染色体异常婴儿的比例更高[22]。一些研究报道，在不育患者的 POCs 中，染色体异常率为 63%~76%，高于一般人群的 50%[23]。

另外的研究表明，在接受 ARTs 的不育人群中，不仅染色体异常的发生率更高，而且染色体畸变的百分比和类型还取决于他们所接受的 ART 治疗种类[24]。Martinez 等人报道说，与体外受精（IVF）周期中发生的流产相比，宫腔内人工授精（IUI）周期中发生的流产其染色体异常的百分比增加。对于接受赠卵的患者，她们经过 IVF 治疗后，妊娠产物中的染色体异常率会更低些[24]。报道中还提到，染色体畸变的类型在一般人群和不育患者中是不同的。单体 X 在接受 ART 组的发生率是自发流产组的 2 倍，而多倍体的发生率在自发流产组是 ART 组的 2 倍。

存在严重男性不育因素的夫妇

Campos-Galindo 等人在 2015 年发表的文章[25]中说，在那些使用妻子自己的卵子而男方精子浓度低于 5×10^6/mL 的接受 ART 的夫妇中，75% 的后代存在染色体异常。而那些男方精子浓度高于 5×10^6/mL 的病例中，有 51% 出现染色体异常结果。有少精子症、弱精子症和（或）高 FSH 浓度的男性会表现出频繁的突触异常，由此导致了非整倍体和（或）二倍体精子的产生。在精子染色体异常的情况下，反复流产的风险增加[26-27]。这意味着在自发流产后，男性因素应该被当作一个重要的因素来考虑。

暴露于内分泌干扰物的夫妇

许多被称为内分泌干扰物（EDC）的化合物都会影响动物和人类的内分泌系统。人们越来越担心这些 EDC 对生殖健康的影响，怀疑 EDC 的暴露与自然流产之间有所联系，但已经确定的与自然流产有关的 EDC 暴露是有限的[28]。暴露于金属环境与流产是有关的。胎儿生长受损、胎儿丢失和新生儿死亡与怀孕期间重金属暴露显著相关。这一点即便是现存的尚有争议的科学文献也达成了共识[29-31]。

最常见的一种 EDC 是双酚 A（PA）。它被用于制造许多产品，如与食品直接接触的塑料瓶、食品容器等产品，医疗设备和油漆。尽管人们对于 EDCs 对流产的影响知之甚少，但有许多研究已经表明了这种暴露与流产或其他不良产前结局的关系[28,32-33]。Hunt 等人证明，每日给予雌性小鼠口服一定剂量的双酚 A 可导致其减数分裂的非整倍性[34]。因此，对于那些已知的已暴露于内分泌干扰物的夫妇，应该对其 POC 进行染色体分析。

▐ 局限性

在样本收集中胎儿组织的分离

在大多数样本中，组织收集是避免或排除 MCC 并且提供精确结果的重要限制因素之一。对于合适的胎儿组织收集方法，通常的建议如下：

·取一块最小尺寸的组织样本：3mm×3mm（最好是一块虽小但干净无血的样本，而不是一个较大的样本）。

·从组织样本上去除最大的血凝块。

·用无菌的盐溶液清洗样本。

·将组织放置于无菌杯中，用足量的盐溶液覆盖过样本。

·在受孕母体进行 D&C 前后分别抽血，以排除 MCC 或用于在以后的分析中检测多倍性。使用 EDTA 管抽血以抗凝。

图 11.6 显示了一块干净的组织中蜕膜绒毛的外观（图 11.6a），以及一块带血样本的外观（图 11.6b）。在较好的条件下收集的组织样本中，蜕膜呈粉红色，浓密，呈叶状。绒毛冲洗干净后通常漂浮在水面上，与蜕膜相比外表更白，呈羽毛状。

嵌合体

每种技术都有它自身的局限性。最近，Shah 等人的数据[35] 表明，MCC、平衡染色体重组、多倍体和胎盘嵌合导致了结果中有 33% 的不一致率。但是无论使用什么平台，在所有样本中尚有 18% 的样本被检测具有嵌合性。

更具体地说，限定性胎盘嵌合（CPM）是一种以"婴儿与胎盘的各自染色体 / 基因组成存在差异"为特征的状态。在妊娠 9~11 周时，所有采用绒毛膜绒毛取样（CVS）来研究的存活婴儿中，有大约 2% 的 CPM 是局限于胎盘的[35]。

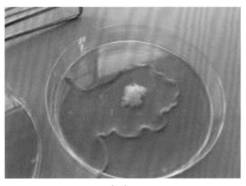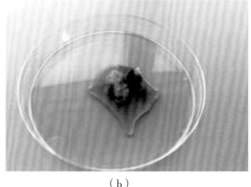

（a）   （b）

图 11.6 组织样本的收集。（a）干净组织中的蜕膜绒毛。（b）带血组织中的蜕膜绒毛

利用平台分辨率检测缺失 / 重复

NGS技术改进了对缺失 / 重复的检测，提供了比传统核型分析更高的分辨率。然而，一些低于该平台分辨率（6Mb）的缺失 / 重复无法检测到从而导致了误诊[36]。这样的新发的微小缺失占不到 1% 的病例。

▌POC 决策流程

流产后，所有的女性（或夫妇）都应该获得支持并随访，并且在需要时为他们提供常规咨询。出于这个目的，我们实验室为经历了自发流产的夫妇建立了一套有关决策的标准操作流程（图 11.7）。在妊娠早期流产后收集 POC 和受孕母体的血液。使用 NGS 法对 POC 进行 24 条染色体的筛选评估。

· 如果结果显示正常，我们必须通过 STR 分析排除 MCC。如果分析显示没有 MCC，那么我们才建议医生考虑其他导致流产的可能原因。

· 如果结果异常，那么可能是整条染色体存在非整倍性，或者是染色体丢

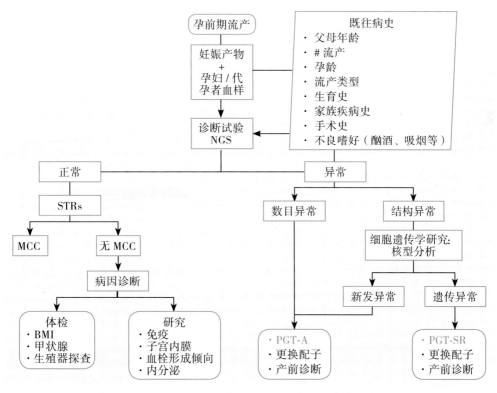

图 11.7 POC 决策流程。NGS：新一代测序；STRs：短串联重复序列；MCC：母体细胞污染；BMI：体重指数；PGT-A：非整倍体的胚胎植入前遗传学检测；PGT-SR：染色体重组的胚胎植入前遗传学检测

失 / 额外增加了一小部分（即缺失 / 重复）。如果发现了异常的缺失 / 重复，我们建议进一步检查这种异常是新发的还是遗传的。在一些病例中，一些结果可能提示夫妻中有一人存在平衡染色体的重组。在这种情况下，我们建议双方都进行核型分析以评估未来受孕后的流产风险。无论是新发的还是遗传的异常结果，我们都建议进行植入前遗传学检测来寻找可导致非整倍体或导致结构重排的单基因遗传（病）/ 单基因缺陷（PGT-M）。除此之外，还可以选择更换配子或进行产前检查。

参考文献

[1] Hassold TJ. A cytogenetic study of repeated spontaneous abortions. Am J Med Genet, 1980(32):723–730.

[2] Rai R, Regan L. Recurrent miscarriage. Lancet, 2006,368(9535): 601–611.

[3] Empson M, Lassere M, Craig J, et al. Prevention of recurrent miscarriage for women with antiphospho lipid antibody or lupus anticoagulant. Cochrane Database Syst Rev, 2005,18 (2):CD002859.

[4] Kovalevsky G, Gracia CR, Berlin JA, et al. Evaluation of the association between hereditary thrombophilias and recurrent pregnancy loss: A meta-analysis. Arch Intern Med, 2004,164(5): 558–563.

[5] Krabbendam I, Franx A, Bots ML, et al. Thrombophilias and recurrent pregnancy loss: A critical appraisal of the literature. Eur J Obstet Gynecol Reprod Biol, 2005,118(2): 143–153.

[6] Devi Wold AS, Pham N, Arici A. Anatomic factors in recurrent pregnancy loss. Semin Reprod Med, 2006, 24(1):25–32.

[7] Arredondo F, Noble LS. Endocrinology of recurrent pregnancy loss. Semin Reprod Med, 2006, 24(1):33–39.

[8] Lashen H, Fear K, Sturdee DW. Obesity is associated with increased risk of first trimester and recurrent miscarriage: Matched case-control study. Hum Reprod, 2004,19(7):1644-1646.

[9] Pandey MK, Rani R, Agrawal S. An update in recurrent spontaneous abortion. Arch Gynecol Obstet, 2005, 272(2):95-108.

[10] Huchon C, Deffieux X, Beucher G, et al. Pregnancy loss: French clinical practice guidelines.Collège National des Gynécologues Obstétriciens Français. Eur J Obstet Gynecol Reprod Biol, 2016 (201):18–26.

[11] Stirrat GM. Recurrent miscarriage. Lancet,1990(336):673–675.

[12] Sugiura-Ogasawara M, Ozaki Y, Suzumori N. Management of recurrent miscarriage. Obstet Gynaecol Res, 2014, 40(5):1174-1179

[13] Ferro J, Martinez MC, Lara C, et al. Improved accuracy of hysteroembryoscopic biopsies for karyotyping early missed abortions. Fertil Steril, 2003, 80(5):1260-1264.

[14] Rodrigo L, Mateu E, Mercader A, et al. New tools for embryo selection: Comprehensive chromosome screening by array comparative genomic hybridization. Biomed Res Int, 2014, 2014:Article ID 517125.

[15] van den Boogaard E, Kaandorp SP, Franssen MT, et al. Consecutive or non-consecutive recurrent miscarriage:Is there any difference in carrier status? Hum Reprod, 2010, 25(6):1411-1414.

[16] Lathi RB, Gustin SL, Keller J, et al. Reliability of 46,XX results on miscarriage specimens: A review of 1222 first-trimester miscarriage specimens. Fertil Steril, 2014, 101(1):178-182.

[17] Vera-Rodríguez M, Michel CE, Mercader A, et al. Distribution patterns of segmental aneuploidies in human blastocysts identified by next-generation sequencing. Fertil Steril, 2016,105(4):1047-1055.e2.

[18] Fiorentino F, Biricik A, Bono S, et al. Development and validation of a next-generation sequencing-based protocol for 24-chromosome aneuploidy screening of embryos. Fertil Steril, 2014(101):1375–1382.

[19] Al-Asmar N, Peinado V, Vera M, et al. Chromosomal abnormallities in embryos from couples with a previous aneuploid miscarriage. Fertil Steril, 2012,98(1):145-150.

[20] Warburton D, Dallaire L, Thangavelu M, et al. Trisomy recurrence: A reconsideration based on North American data. Am J Hum Genet, 2004(75):376–385.

[21] Rubio C, Buendía P, Rodrigo L, et al. Prognostic factors for preimplantation genetic screening in repeated pregnancy loss. Reprod Biomed Online, 2009,18(5):687–693.

[22] Campana M, Serra A, Neri G. Role of chromosome aberrations in recurrent abortion: A study of 269 balanced translocations. Am J Med Genet, 1986(24):341-356.

[23] Werner M, Reh A, Grifo J, et al. Characteristics of chromosomal abnormalities diagnosed after spontaneous abortions in an infertile population. J Assist Reprod Genet, 2012,29(8):817–820.

[24] Martínez MC, Méndez C, Ferro J, et al. Cytogenetic analysis of early nonviable pregnancies after assisted reproduction treatment. Fertil Steril, 2010,93(1):289–292.

[25] Campos-Galindo I, García-Herrero S, Martínez-Conejero JA, et al. Molecular analysis of products of conception obtained by hysteroembryoscopy from infertile couples. J Assist Reprod Genet, 2015, 32(5):839–848.

[26] Egozcue J, Blanco J, Anton E, et al. Genetic analysis of sperm and implications of severe male infertility—A review. Placenta, 2003, 24 (Suppl B):S62-65.

[27] Rubio C, Gil-Salom M, Simón C, et al. Incidence of sperm chromosomal abnormalities in a risk population:Relationship with sperm quality and ICSI outcome. Hum Reprod, 2001,16(10):2084–2092.

[28] Lathi RB, Liebert CA, Brookfield KF, et al. Conjugated bisphenol A in maternal serum in relation to miscarriage risk. Fertil Steril, 2014,102(1):123-128.

[29] Rahman A, Kumarathasan P, Gomes J. Infant and mother related outcomes from exposure to metals with endocrine disrupting properties during pregnancy. Sci Total Environ, 2016(1):569–570.

[30] Buck Louis GM, Smarr MM, Sundaram R, et al. Low-level environmental metals and metalloids and incident pregnancy loss. Reprod Toxicol, 2017, 2(69):68–74.

[31] Ajayi OO, Charles-Davies MA, Arinola OG. Progesterone, selected heavy metals and micronutrients in pregnant Nigerian women with a history of recurrent spontaneous abortion. Afr Health Sci, 2012, 12(2):153–159.

[32] Li Q, Davila J, Bagchi MK, et al. Chronic exposure to bisphenol A impairs progesterone receptor-mediated signaling in the uterus during early pregnancy. Receptors Clin Investig, 2016,3(3):e1369.b Gromadziński

[33] Miko.ajewska K, Stragierowicz J, Gromadzińska J. Bisphenol A—Application, sources of exposure and potential risks in infants, children and pregnant women. Int J Occup Med Environ Health, 2015, 28(2):209-241.

[34] Hunt PA, Koehler KE, Susiarjo M, et al. Bisphenol A exposure causes meiotic aneuploidy in the female mouse. Curr Biol, 2003, 13(7):546–553.

[35] Shah M, Cinnioglu C, Maisenbacher M, et al. Comparison of cytogenetics and molecular karyotyping for chromosome testing of miscarriage specimens. Fertil Steril, 2017,107(4):1028-1033.

[36] Qi H, Cai LR, Zhu JJ, et al. Application of copy number variation analysis based on next-generation sequencing in the genetic analysis of missed abortion chorionic villi. Zhonghua Fu Chan Ke Za Zhi, 2016, 51(2):912–917.

第十二章

染色体非整倍体无创产前检测及其后序工作

Miguel Milán Sánchez, Emilia Mateu, Pere Mir Pardo, et al

引 言

20 世纪 70 年代，二维胎儿成像技术的建立使无创产前检测（NIPT）首次成为现实。与此同时，通过检测间接的生化标志物，如甲胎蛋白（AFP）、妊娠相关血浆蛋白 A 和血清游离的人绒毛膜促性腺激素 β 亚基，从而实现了对胎儿染色体异常进行筛查（而非 100% 预测）。当前的孕早期筛查（FTS）通过间接的生化标志物检测、不同孕周的超声检查和孕妇年龄来间接估算胎儿非整倍体的风险。FTS 的非整倍体检出率为 85%~95%，同时伴随着 5% 的假阳性率[1]。依据相关的制度政策及对标记物的研究，如果胎儿非整倍体风险大于 1/270~1/100，推荐进行有创产前检测来做更准确的染色体状况评估。新一代的 NIPT 通过直接检测母体血浆中的胎儿 DNA 来确定非整倍体，以替代检测与非整倍体具有关联性的生化标记物[2]。自胎盘来源的游离胎源 DNA（cfpDNA）被首次发现以来，其检测技术得到了长足的发展[3-7]。因此，NIPT 有了较 FTS 更高的灵敏度和特异度[8-9]。

一直以来，NIPT 主要应用于高危人群筛查。然而，最近的研究证明了 NIPT 在低发病风险人群中检测的效能优于传统的筛查方法。相较于常规的筛查手段，NIPT 在一般孕产妇中筛查 18 和 21 三体型的假阳性率显著降低，阳性预测值显著提高[8,10-11]。因此，美国妇产科医师学会和母胎医学会更新了它们对于 NIPT 的应用和监管的立场声明[12]。这包括将 NIPT 作为针对所有孕妇（不论是否有胎儿非整倍体风险）的产前筛查工具，也包括 NIPT 作为产前筛查工具的利弊的相关咨询。

NIPT 具有高特异度和高灵敏度的特性，同时检测时间可以提早至第十孕周，这些检测优势使 NIPT 对从业者和患者倍具吸引力。NIPT 作为 FTS 之外的备选或补充筛查手段显著降低了有创产前手术的应用，在一般孕产人群中需求逐渐增加[13]。然而，NIPT 并非毫无局限性，其在临床产前检测中的应用方式仍有待大量研究。图 12.1 显示了一种 NIPT 的临床决策算法。

▎游离胎源 DNA 概述

存在于孕妇血浆中的细胞游离 DNA（cfDNA）是一种母体来源 DNA 和胎盘来源 DNA 的混合物。通过细胞自然凋亡形成的游离胎源 DNA（cfpDNA）以小片段的形式存在。长度大于 313bp 的 cfpDNA 片段占比不到 1%[14]。母源和胎源 DNA 的核小体包装有所不同，造成两者的片段化形式不同，从而导致两者的片段大小差异[15]。

胎盘是非母体 cfDNA 的主要来源。在无胚胎妊娠中无胎儿发育，胎盘是唯一的胎儿组织。在无胚胎妊娠和正常妊娠之间发现同等 cfDNA 水平证明了胎盘

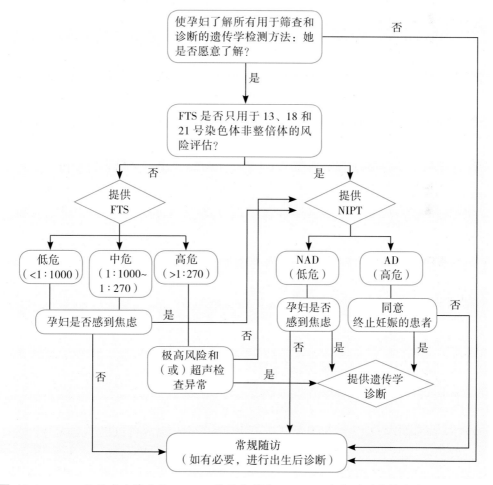

图 12.1 NIPT 的临床决策流程。FTS：孕早期筛查；NAD：未检测到非整倍体；AD：检测到非整倍体；NIPT：非侵入性产前检测

是胎源 cfDNA 的主要来源。除此之外，非母源 cfDNA 和胎盘来源 cfDNA 有相同的甲基化模式。在胎儿胎盘不一致的病例中，血浆中非母源 cfDNA 中的遗传信息与胎盘细胞 DNA 相同[16]。DNA 由胎盘释放入血最令人认同的机制是滋养层细胞的凋亡[17-18]。

cfpDNA 最重要的特征之一是在胎儿分娩后 1~2d 内从母体血浆中完全清除[19]。因此，过往的妊娠不会干扰未来妊娠的 NIPT 结果。

▍游离胎盘来源 DNA 检测的利与弊

目前的无创产前筛查技术基于母体血浆中的 cfpDNA 的下一代测序（NGS），也叫作大规模平行测序（MPS）。这种技术可以在单次运行中同时快速测得上百万 DNA 片段的序列[20]。其主要分为以下两类。

随机测序

cfDNA 经聚合酶链式反应（PCR）进行随机扩增。随后，对包括母源和胎源 DNA 的所有扩增产物进行无差别测序。将读出的序列与参考基因组比对，得知其染色体来源。最后，将每条目标染色体对应的序列数与整倍体参考测序数据比较，从而确定胎儿染色体的拷贝数[21-22]。每个样本通过随机测序获得的序列读长介于 1000 万到 3000 万[21,23-24]。尽管只有部分染色体会进行非整倍体分析，所有的测序信息都被用于校正数据以及赋予样本可比性。除分析非整倍体外，这种方法也能够检测最常见的微缺失[25]。这种方法的优势在于无须检测和报告胎源 DNA 比例（FF）。FF 是指某样本中 cfpDNA 占 cfDNA 总量的比例。在低 FF 值的背景下，被测序和分析的 cfpDNA 量越大，识别非整倍体的统计学意义就越大。另一方面，此方法的缺陷之一是受母体染色体异常的干扰，特别是那些运用校正染色体值（NCV）进行分析的技术。当检测到计算 NCV 所需染色体信息的改变时，被检测染色体的结果将不会被报告。并且由于进行大量测序，这种方法最为昂贵。

第二种主要方式是目标测序。cfDNA 被选择性扩增，以特异性富集目标染色体的序列。这种方式中包括两种方法。

基于 SNP 的测序

此方法基于单核苷酸多态性（SNPs）的特异性扩增和测序。SNPs 是人类基因组中最常见的遗传变异形式，每个 SNP 代表一个单碱基的改变[26]。用于遗传分析的信息 SNPs 是指那些母亲纯合而胎儿杂合的 SNPs。这种方法需要父母的基因组 DNA，母亲的基因组 DNA 提取自血液白细胞层，父亲的基因组 DNA 是可选的，提取自血液或口腔拭子样本。所有样本经过特异 PCR 扩增来选择 SNPs，随后对 PCR 产物进行测序。一个特异的算法可滤除亲代基因组信息，推断胎盘 DNA 数据，决定每条目标染色体的拷贝数[27-28]。每个样本测得的平均序列数为 600 万读长[27,29]。染色体缺失和微缺失也可用此方法检测[30]。

这种基于 SNP 的方法有一些优势。此法可分辨胎盘 DNA 和母体 DNA，可避免母体染色体核型的影响，并可以更好地识别性别。除此之外，SNP 测序的独特之处还在于能检出胎盘单体型[31]，能够检出三倍体，以及超声无法识别的双胎中一胎消失的情况。最后，SNP 技术比基于鸟枪法测序的技术成本低廉。一个主要的劣势是检测适用人群的局限性：对于卵子捐献、代孕、多胎妊娠、双胎一胎消失（消失的胎儿已检出但未经分析）或近亲结婚的情况，该方法无法应用。并且，此方法不能用于 FF 低于 4% 的情况。

靶向大规模平行测序

这种方法起初称为特定区域数字分析（DANSR），包含靶向 PCR 扩增、测序、计数以及与参考基因组比对以确定胎儿拷贝数。为了评估筛查中与非整倍体风险相关的重要因子，按胎源 DNA 比例优化的三体型风险评估（FORTE）算法得到开发。它将 FF 和母亲年龄纳入考虑，并将此信息加入 cfDNA 的直接研究中以完成更完整的分析。这种方法运用非多态位点来确定染色体拷贝数，运用多态位点来计算 FF[24,32]。因这种检测方法测得的序列数最低（每个样本的序列数为 42 万到 100 万）所以也是本文描述的三种方法中成本最低廉的。它与其他每种方法都有一个共同的缺点：与其他任何基于鸟枪法测序的方法一样，分析会受到异常的母体染色体核型干扰。并且，与其他基于 SNP 的方法一样，至少需要 4% 的 FF 才能得到准确的分析结果。

不管何种 NIPT 技术，局限性是共有的。以下关于检测前和检测后遗传咨询的事宜应时刻牢记。第一，NIPT 是一种筛查方法，并非诊断方法。以上描述的技术方法都达不到 100% 的检出率，而且，假阳性和假阴性结果确实存在。第二，cfDNA 的来源是胎盘。如果胎儿和胎盘间存在差异或存在局限性胎盘嵌合型，将会导致假阳性或假阴性结果[33]。在胎儿是嵌合体的情况下，检测依赖于嵌合的程度。非整倍体细胞的比例越大，检出的可能性越高；然而，假阴性结果是可能出现的[34]。

胎源 DNA 比例与检测结果解读：比例重要吗？

如上文所述，FF 是指 cfpDNA 占血浆中总 cfDNA 的比例。cfpDNA 在怀孕后几天即可检出[35]。FF 在孕 20 周前以每周 0.1% 的速度持续增加，从孕 21 周开始以每周 0.6% 的速度增加直至分娩[36]。在临床水平，NIPT 在孕 10 周之后检测非整倍体的效力已得到验证。这期间 FF 平均值为 10%，波动范围为 0.6%~50%[5]。

一些因素和状况可影响母体血浆中的 FF。FF 可因母亲体重上升[36-37]或特定临床症状的药物治疗（如 HIV 患者的整合酶抑制剂）[38]而下降。母血容积上升和母体细胞凋亡已被列为 cfpDNA 稀释和浓度下降的机制。虽存在争议，但是 FF 也可能因一些非整倍体和双雌三倍体而下降[39-40]，这很可能是胎盘体积下降的一种反映。胎盘体积减小和 18 号染色体三体型、13 号染色体三体型或双雌三倍体低 FF 的相关性已有报道[39,41]。

由于一些情况可能导致实际测得的 FF 值低于该孕周的估测值，明确能够准确检测非整倍体的cfpDNA最小量非常重要。总体上，几乎对于所有的 NIPT 样本，设定的最低限度是 4%[34]。其他实验室并未估计 cfpDNA 的数量，不过他们报告的测试性能与一些在分析中考虑 FF 的公司一样好。美国妇产科医师学会和母胎医学会认为 cfpDNA 的浓度是重要的，但并未制定标准[42]。如图 12.2 所示，FF 越高，越容易区分非整倍体和整倍体。单一 NIPT 平台上检测染色体异常所需的 FF 阈值的经验值并不存在，NIPT 公司为此发表了大量的结果可供比较的临床验证试验。当检测公司运用他们的最佳人群时，不同 NIPT 方法之间的假阴性率没有统计学差异[5,11,33,43-44]。然而，虽然所有的公司报告了相似的检测效力，它们没有提供样本检测中具有广谱的 FF 范围相关的详细信息。这些数据对于临床医生至关重要。提供特定 FF 范围内的检测效力可能允许临床医生更准确地计算阳性和阴性预测值，使患者能够在更知情的前提下做出关于其未来孩子的决定。

如何开具 cfpDNA 非整倍体评估检测处方

简而言之，妇产科医师准备为客户提供 NIPT 时需考虑三种主要的策略[13,45-46]。

将 NIPT 作为二线筛查

将 FTS 作为一线筛查方法，而仅将 NIPT 提供给非整倍体高危孕妇。
- 优势：非整倍体检出率高，且经济成本较低廉。
- 劣势：中低危人群的非整倍体检测率没有提高。

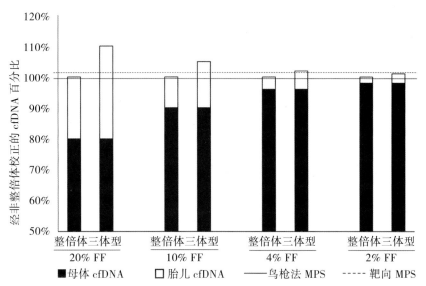

图 12.2　运用不同 NIPT 方法进行非整倍体检测时胎源 DNA 比例（FF）的重要性。如图所示，FF 越高，三体型检测效力越好。实线和虚线代表每种测序方法在相应 FF 水平下检测三体型的灵敏度（如各个 NIPT 公司所述。靶向 MPS 能够在 FF 高于 4% 的情况下准确识别非整倍体，而鸟枪法 MPS 能够在此水平之下正确识别非整倍体）。cfDNA：循环游离 DNA；MPS：大规模平行测序

以 NIPT 代替孕早期联合筛查

以 NIPT 代替 FTS 提供给所有孕妇。

· 优势：对所有孕妇的非整倍体检出率较高，与单独提供 FTS 筛查的方法相比，出现假阳性结果的孕妇比例低。

· 劣势：成本较高，遗漏除靶标染色体非整倍体之外的信息[47-48]。

分情况提供 NIPT

适用于 FTS 的新阈值。NIPT 为风险值在 1/1 000 至 1/50 的中高危患者提供非整倍体风险评估，为风险值高于 1/50 的个体提供有创的遗传学诊断[47-48]。

· 优势：非整倍体检出率高，且不会遗漏除靶标染色体非整倍体之外的信息。

· 劣势：低危人群的非整倍体检出率没有提高。

NIPT 正在改变对孕妇进行产前筛查的方式。NIPT 的阳性和阴性预测值比 FTS 更优，使其成为许多临床医师首选的一线筛查方法。然而，若由公共卫生系统或保险公司支付检测费用，则应考虑其成本效益比。除此之外，决定最佳产前筛查方法时应当考虑患者的意愿和产科医生的信息需求。在本章的最后，我

们提供了一个临床决策的一般流程。

▓ 染色体非整倍体之外的话题

一些利用孕妇血液的分子技术，如胎儿非整倍体检测和胎儿发育监测等，已被开发用于不同的医学目的。本章简要回顾了一些最重要的相关研究领域。

单基因病

尽管未广泛应用于临床，单基因病的无创产前诊断已能够用于常染色体显性、常染色体隐性和性染色体连锁遗传病。对于利用 cfpDNA 鉴别胎儿是否遗传了单基因病，进行野生型等位基因和致病等位基因的定量比较是必要的[49]。

基于数字 PCR 技术，研究者于 2008 年开发了一种称为相对突变剂量法（RMD）的分析方法[49-50]。数字 PCR 能够测得母体血浆中野生型和致病型等位基因之间非常微量的差异，从而计算各等位基因比例的微小差异[51]。这种技术依赖于 DNA 样本的质量和 cfpDNA 的总量[52]。近期研究显示此方法对于临床上地中海贫血[51,53]、血友病[54]和甲基丙二酸血症[55]的检测行之有效。

2010 年，一种利用 MPS 检测母体血浆 DNA，名为相对单体型剂量（RHDO）的新分析方法被开发出来[16]。该方法通过检测致病突变上下游的杂合 SNPs 分析出致病的单体型区块。比较带有正常和突变等位基因的两条同源染色体上分子的数量。通过突变单体型和野生单体型的比例推断胎儿的基因型[50,52,56]。这种诊断级别的分析方法具有很高的灵敏度和特异度[52]，并且能够针对多个疾病的多个致病基因进行筛查。然而，确定父母单体型仍需要获取父母的基因组 DNA[49,57]。RHDO 已在包括地中海贫血[58]、先天性肾上腺皮质增生[59]和杜氏肌营养不良[60]在内的多个疾病中得到应用。

RNA 测序

胎儿来源的 RNA 也存在于母体血浆中[61]。母血中胎源 RNA 的检测可实现新标记物的快速筛查，包括细胞内定位的和非编码的 mRNA[62]。并且，这种方式能够提供关于胎儿组织基因表达形式的重要信息。总之，随着新 RNA 标记物和胎儿 RNA 分析方法的发现和母血中基因表达的分析，针对多种临床状况的妊娠健康无创监测可能得以实现[61]。转录组分析也可为胎盘正常功能和功能障碍提供信息，并实现胎盘来源疾病如 HELLP 综合征和子痫前期的早期诊断[63-64]。

然而，母血中循环 RNA 的检测有以下几个难点：①母血中核糖体 RNA 多于信使 RNA；②RNA 比 DNA 更容易降解，影响数据质量；③血浆中胎儿来源

RNA 的浓度取决于每个基因的表达，在个体和基因间差异极大[65]；④最后，就数量而言，母体血浆中的胎儿 RNA 最终表现为检测到的 cfpDNA。胎源和母源 RNA 的比值随孕龄增加。分别在孕妇孕早、中、晚期测量 RNA 浓度[66]。孕早期人群的平均胎源比例为 3.70%，而该比例在孕晚期人群中增长到 11.28%。

cfpDNA 测序的表观遗传学

表观遗传修饰在产前发育中发挥着重要作用，但胎儿组织难以获取使其孕期检测变得困难。自母血中 cfpDNA 的发现以来，对母胎之间特定等位基因甲基化差异的评估成为可能。例如，母血中的胎盘来源 DNA 和母体来源 DNA 的胰岛素生长因子 2 和 H19 基因印记区域甲基化差异已被检出[67]。除此之外，母体和胎盘细胞间特定基因组区域 maspin（乳腺丝抑蛋白 SERPINB5）的甲基化差异也已被发现[68]。以上检测只有在孕期的母血中才能实现，因此成为第一个通用的胎儿表观遗传标记物。许多胎盘来源的与染色体非整倍体相关的超甲基化或去甲基化序列已经被前人发现[26,69]。

母血中胎儿表观遗传标记物的检测主要有两种方法：模板 DNA 亚硫酸氢盐修饰或甲基化特异酶切分析[70]。前者基于亚硫酸氢盐处理后未甲基化胞嘧啶变为尿嘧啶而甲基化胞嘧啶不变的原理。根据个体表观遗传谱，利用甲基化特异性 PCR 和 DNA 测序分辨个体的 DNA 序列[71]。利用这种方式，可发现母体血浆中低甲基化的 cfpDNA 且其浓度在孕妇中达到 33.9% 而在分娩后仅有 4.5%。除此之外，高甲基化 DNA 分子长于低甲基化分子亦得到证明。以上发现提示，因组蛋白包装较为疏松，低甲基化序列更易被酶促降解。

甲基化特异性限制性酶切分析基于甲基化敏感的限制性内切酶的使用。一段序列如果含有一个甲基化碱基将无法被这些酶切下。因此，可以在母体血浆中加入这些酶，由于甲基化差异，非甲基化的母体来源 DNA 将被移除，剩余的胎儿来源甲基化 DNA 可得到测定。

在未来几年，基于胎源分子的分离和分析新技术可能为重要孕期状况的临床监测提供无创伤的方式。我们对遗传性和非遗传性胎儿状况的了解才刚刚开始。

参考文献

[1] Wapner R, Thom E, Simpson JL, et al. First trimester screening for tfisomies 21 and 18. N Engl J Med, 2003, 349(15):1405–1413.

[2] Lo YM, Corbetta N, Chamberlain PF, et al. Presence of fetal DNA in maternal plasma and serum. Lancet,

1997, 350(9076):485–487.

[3] Chiu RW, Akolekar R, Zheng YW, et al. Non invasive prenatal assessment of trisomy 21 by multiplexed maternal plasma DNA sequencing: Large scale validity study. BMJ, 2011(342):c7401.

[4] Verweij EJ, Jacobsson B, van Scheltema PA, et al. European non invasive trisomy evaluation (EU NrrE) study: A multicenter prospective cohort study for non invasive fetal uisomy 21 testing. Prenat Diagn, 2013, 33(10):996–1001.

[5] Dar P, Curnow KJ, Gross SJ, et al. Clinical experience and follow up with large scale single nucle otide polymorphism based noninvasive prenatal aneuploidy testing. Am J Obstet Gynecol, 2014, 211(5):527.e1–e17.

[6] Bayindir B, Dehaspe L, Brison N, et al. Noninvasive prenatal testing using a novel analysis pipeline to screen for all autosomal fetal aneuploidies improves pregnancy management. Eur J Hum Genet, 2015, 23(10):1286–1293.

[7] Zhao C, Tynan J, Ehrich M, et al. Detection of fetal subchromosomal abnormalities by sequencing cireu lating cell free DNA from maternal plasma. Clin Chem, 2015, 61(4):608–616.

[8] Bianchi DW, Platt LD, Goldberg JD, et al. Genome wide fetal aneuploidy detection by maternal plasma DNA sequencing. Obstet Gynecog, 2012,119(5):890–901.

[9] Gil MM, Revello R, Poon LC, et al. Clinical implementation of routine screening for fetal trisomies in the UK NHS: Cell free DNA test contingent on results from first-trimester combined test. Ultrasound Obstet Gynecol, 2015,47(1):45–52.

[10] Song Y, Liu C, Qi H, et al. Noninvasive prenatal testing of fetal aneuploidies by massively parallel sequencing in a prospective Chinese population. Prenat Diagn, 2013,33(7):700–706.

[11] Norton ME, Jacobsson B, Swamy GK, et al. Cell free DNA analysis for noninvasive examination of trisomy. N Eng L J Med, 2015,372(17):1589–1597.

[12] American College of Obstetricians and Gynecologists Committee on Genetics. Committee Opinion No. 545: Noninvasive prenatal testing for fetal aneuploidy. Obstet Gynecol, 2012, 120(6): 1532–1534.

[13] Dondorp W, de Wert G, Bonbard Y, et al. Non invasive prenatal testing for aneuploidy and beyond: Challenges of responsible innovation in prenatal screening. Eur J Hum Geneg, 2015, 23(11): 1592.

[14] Chan KC, Zhang J, Hui AB, et al. Size distributions of maternal and fetal DNA in maternal plasma. Clin Chem, 2004,50(l):88–92.

[15] Yu SC, Chan KC, Zheng YW, et al. Size based molecular diagnostics using plasma DNA for noninvasive prenataltesting. Proc Natl Acad Sci USA, 2014,111(23):8583–8588.

[16] Lo YM, and Chiu RW. Noninvasive approaches to prenatal diagnosis of hemoglobinopathies using fetal DNAinmaternal plasma. Hematol OncoI Clin North Am, 2010, 24(6):1179–1186.

[17] Gregg AR, Van den Veyver IB, Gross SJ, et al. Noninvasive prenatal screening by next generation sequencing. Annu Rev Genomics Hum Genet, 2014(15):327–347.

[18] Wright CF and Burton H. The use of cell free fetal nucleic acids in maternal blood for non invasive prenatal diagnosis. Hum Reprod Update, 2009,15(1): 139–151.

[19] Yu SC, Lee SW, Jiang P, et al. High resolution profiling of fetal DNA clearance from maternal plasma by massively parallel sequencing. Clin Chem, 2013, 59(8):1228–1237.

[20] Walknowska J, Conte FA, Grumbach MM. Practical and theoretical implications of fetal maternal lymphocyte transfer. Lancet, 1969, l(7606):1119–1122.

[21] Chiu RW, Chan KC, Gao Y, et al. Noninvasive prenatal diagnosis of fetal chromosomal aneuploidy by

massively parallel genomic sequencing of DNA in maternal plasma. Proc NatlAcad Sci USA, 2008, 105(51):20458–20463.

[22] Fan HC, Blumenfeld YJ, Chitkara U, et al. Noninvasive diagnosis of fetal aneuploidy by shotgun sequencing DNA from maternal blood. Proc Natl Acad Sci USA, 2008,105(42): 16266–16271.

[23] Stumm M, Entezanli M, Haug K, et al. Diagnostic accuracy of random massively parallel sequencing for non invasive prenatal detection of common autosomal aneuploidies: A collaborative study in Europe. Prenat Diagn, 2014,34(2):185–191.

[24] Sparks AB, Stmble CA, Wang ET, et al. Noninvasive prenatal detection and selective analysis of cell free DNA obtained from maternal blood: Evaluation for trisomy 21 and trisomy 18. Am J Obstet Gynecol, 2012, 206(4):319.e1–e9.

[25] Srinivasan A, Bianchi DW, Huang H, et al. Noninvasive detection of fetal subchromosome abnormalities via deep sequencing of maternal plasma. Am J Hum Getter, 2013,92(2): 167–176.

[26] Dar P, Shani H, Evans MI. Cell free DNA: Comparison of technologies. CIth Lab Med, 2016, 36(2): 199–211.

[27] Zimmemlann B, Hill M, Gemelos G, et al. Noninvasive prenatal aneuploid y te sting of chromosome s13, 18, 21,X,and Y,using targeted sequencing of polymorphic loci. Preant Diagn, 2012, 32(13):1233–1241.

[28] Samango Sprouse C, Banjevic M, Ryan A, et al. SNP based non invasive prenatal testing detects sex chromosome aneuploidies with high accuracy. Prenat Diagn, 2013, 33(7):643–649.

[29] Norwitz ER and Levy B. Noninvasive prenatal testing: The future is now. Rev Obstet Gynecol, 2013, 6(2):48–62.

[30] Wapner RJ, Babiarz JE, Levy B, et al. Expanding the scope of noninvasive prenatal testing: Detection of fetal microdeletion syndromes. Am J Obstet Gyneco L, 2015,212(3):332.e1–e9.

[31] Curnow KJ, Wilkins Hang L, Ryan A, et al. Detection of triploid, molar, and vanishing twin pregnan cies by a single nucleotide polymorphism based noninvasive prenatal test. Am J Obstet Gynecoh, 2015, 212(1):79.e1–e9.

[32] Sparks AB, Wang ET, Struble CA, et al. Selective analysis of cell free DNA in maternal blood for evalu ation of fetal trisomy. Prenat Diagn, 2012, 32(l):3–9.

[33] Zhang H, Gao Y, Jiang F, et al. Non invasive prenatal testing for trisomies 21, 18 and 13: Clinical experience from 146,958 pregnancies. Ultrasound Obstet Gynecoh, 2015,45(5):530–538.

[34] Canick JA, Palomaki GE, Kloza EM, et al. The impact of maternal plasma DNA fetal fraction on next generation sequencing tests for common fetal aneuploidies. Prenat Diagn, 2013,33(7):667–674.

[35] Illanes S, Denbow M, Kailasam C, et al. Early detection of cell free fetal DNA in maternal plasma. Early Hum Dev, 2007,83(9):563–566.

[36] Ashoor G, Syngelaki A, Poon LC, et al. Fetal fraction in maternal plasma cell free DNA at 11-13 weeks' gestantion: Relation to maternal and fetal characteristics. Ultrasound Obstet Gynecol, 2013,41(1):26–32.

[37] Zhou Y, Zhu Z, Gao Y, et al. Effects of maternal and fetal characteristics on cell free fetal DNA fraction inmaternal plasma. Reprod Sci, 2015,22(11):1429–1435.

[38] Aziz A, Van Arsdale A, Klugman S, et al. Detection of fetal fraction during noninvasive prenatal screening (NIPS) in HIV infected pregnant women. Obstet Gynecoh, 2016,127(Suppl 1):9S.

[39] Rava RP, Srinivasan A, Sehnert AJ, et al. Circulating fetal cell free DNA fractions differ in autosomal aneuploidies and monosomy X. Clin Cherm, 2014, 60(1):243–250.

[40] Nicolaides KH, Syngelaki A, del Mar Gil M, et al. Prenatal detection of fetal triploidy from cell free DNA

testing in maternal blood. Fetal Diagn Ther, 2014,35(3):212-217.

[41] Wegrzyn P, Faro C, Falcon O, et al. Placental volume measured by three-dimensional ultrasound at 11 to 13+6 weeks of gestation: Relation to chromosomal defects. Ultrasound Obstet Gyneco L, 2005, 26(1): 28-32.

[42] Committee opinion no. 64O: Cell-free DNA screening for fetal aneuploidy. Obstet Gynecol, 2015(126): e31-e37.

[43] Taneja PA, Snyder HL, de Feo E, et al. Noninvasive prenatal testing in the general obstetric population: Clinical performance and counseling considerations in over 85 000 cases. Prenat Diagn, 2016, 36(3):237-243.

[44] Ryan A, Hunkapiller N, Banjevic M, et al. Validation of an enhanced version of a single-nucleotide polymorphism-based noninvasive prenatal test for detection of fetal aneuploidies. Fetal Diagn Then, 2016, 40(3):219-223. Epub 2016 Mar 31.

[45] Bianchi DW, Rava RP, Sebnert AJ. DNA sequencing versus standard prenatal aneuploidy screening. N Engl J Med, 2014,371(6):578.

[46] Cuckle H, Benn P, Pergament E. Cell-free DNA screening for fetal aneuploidy as a clinical service. Clin Biochem, 2015,48(15):932-941.

[47] Nicolaides KH, Syngelaki A, Poon LC, et al. First-trimester contingent screening for trisomies 21, 18 and 13 by biomarkers and maternal blood cell-free DNA testing.Fetal Diagn Ther, 2014, 35(3):185-192.

[48] Hill M, Wright D, Daley R, et al. Evaluation of non-invasive prenatal testing (NIPT) for aneuploidy in an NHS setting: A reliable accurate prenatal non-invasive diagnosis (RAPID) protocol. BMC Pregnancy Childbirth, 2014(14):229. DOI:10.1186/1471-2393-14-229.

[49] Sun K, Jiang P, Chan KC. The impact of digital DNA counting technologies on noninvasive prenatal testing. Expert Rev Mol Diagn, 2015,15(10):1261-1268.

[50] Lun FM, Chiu RW, Chan KC, et al. Microfluidics digital PCR reveals a higher than expected fraction of fetal DNA in maternal plasma. Clin Chem, 2018,54(10):1664-1672.

[51] LoYM, Tsui NB, Chiu RW, et al. Plasma placental RNA allelic ratio permits noninvasive prenatal chromosomal aneuploidy detection. Nat Med, 2007, 13(2):218-223.

[52] Chitty LS, Lo YM. Noninvasive prenatal screening for genetic diseases using massively parallel sequencing of maternal plasma DNA. Cold Spring Harb Perspect Med, 2015,5(9):a023-085.

[53] Lo YM, Lun FM, Chan KC, et al. Digital PCR for the molecular detection of fetal chromosomal aneuploidy. ProcNatlAcadSci USA, 2007,104(32):13116-13121.

[54] Tsui NB, Kadir RA, Chan KC, et al. Noninvasive prenatal diagnosis of hemophilia by microfluidics digital PCR analysis of maternal plasma DNA. Blood, 2011,117(13):3684-3691.

[55] Gu W, Koh W, Blumenthld YJ, et al. Noninvasive prenatal diagnosis in a fetus at risk for methylmalonic acidemia. Genet Med, 2014,16(7):564-567.

[56] Liao G J, Gronowski AM, Zhao Z. Non-invasive prenatal testing using cell-free fetal DNA in maternal circulation. Clin Chim Acta, 2014(428):44-50.

[57] Wong FC, Lo YM. Prenatal diagnosis innovation: Genome sequencing of maternal plasma. Annu Rev Med, 2016(67):419-432.

[58] Lam KW, Jiang P, Liao GJ, et al. Noninvasive prenatal diagnosis of monogenic diseases by targeted massively parallel sequencing of maternal plasma: Application to beta-thalassemia. Cfin Chem, 2012, 58(10):1467-1475.

[59] New MI, Tong YK, Yuen T, et al. Noninvasive prenatal diagnosis of congenital adrenal hyperplasia using cell-free fetal DNA in maternal plasma. J Clin Endocrinol Metab, 2014,99(6):E1022–El030.

[60] Yoo SK, Lim BC, Byeun J, et al. Noninvasive prenatal diagnosis of Duchenne muscular dystrophy: Comprehensive genetic diagnosis in carrier, proband, and fetus. Cfin Chem, 2015,61(6):829–837.

[61] Poon LL, Leung TN, Lau TK, et al. Presence of fetal RNA in maternal plasma. Clin Chem, 2000, 46(11): 1832–1834.

[62] Go AT, Visser A, Mulders MA, et al. Detection of placental transcription factor nlRNA in maternal plasma. Clin Chem, 2004,50(8):1413–1414.

[63] Tamminga S, van Maafie M, et al. Maternal plasma DNA and RNA sequencing for prenatal testing. Adv Cfin Chem, 2016(74):63–102.

[64] Hahn S, Rusterholz C, Hosli I, et al. Cell-free nucleic acids as potential markers for preeclampsia. Placenta, 2011,32(Suppl):S17–S20.

[65] Wong AI, Lo YM. Noninvasive fetal genomic, methylomic, and transcriptomic analyses using maternal plasma and clinical implications. Trends Mol Med, 2015,21(2):98–108.

[66] Tsui NB, Jiang P, Wong YF, et al. Maternal plasma RNA sequencing for genome-wide transcriptomic profiling and identification of pregnancy-associated transcripts. Clin Chem, 2014,60(7):954–962.

[67] Poon LL, Leung TN, Lau TK, et al. Differential DNA methylation between fetus and mother as a strategy for detecting fetal DNA in maternal plasma. Cfin Chem, 2002,48(1):35–41.

[68] Chim SS, Tong YK, Chiu RW, et al. Detection of tile placental epigenetic signature of the maspin gene in maternal plasma. Proc Natl Acad Sci USA, 2005, 102(41):14753–14758.

[69] Tong YK, Jin S, Chiu RW, et al. Noninvasive prenatal detection of trisomy 21 by an epigenetic genetic chromosome dosage approach. Clin Chem, 2010,56(1):90–98.

[70] Tsui DW, Chiu RW, and Lo YD. Epigenetic approaches for the detection of fetal DNA in maternal plasma. Chimerism, 2010,1(1):30–35.

[71] Lun FM, Chiu RW, Sun K, et al. Noninvasive prenatal methylomic analysis by genomewide bisulfte sequencing of maternal plasmaDNA. Clin Chem, 2013,59(1):1583–1594.

第十三章

实施新技术的阻碍

David Jimenez, Victor Llinares, Francisco Rodriguez, et al

▍引 言

在之前的章节中，我们回顾了如何利用遗传学帮助一对夫妇通过体外受精技术（IVF）在最短的时间内孕育一个健康的宝宝[1]。在这一章当中，我们将详细讨论植入前非整倍体基因检测（PGT-A），这是一项近年来越来越受关注的基因检测手段。新诊所和已建立项目的诊所都可能面临影响 PGT-A 技术实施的运营问题。在成熟的市场，也就是美国、西班牙和巴西的经验丰富的诊所，我们已经观察到一些运营方面的问题。在这些国家的诊所经常可以见到长长的预约使用 PGT-A 患者的名单。这种积压通常是由于体外受精实验室空间不足或缺乏操作熟练的人员。一整套包含 PGT-A 的周期需要胚胎学家花费额外的时间。医生可能无法决定增加 PGT-A 周期的百分比，因为他们的操作受到 IVF 实验室条件的限制。我们建议那些想增加 PGT-A 周期数量的诊所应当提前仔细规划他们的资源和设备。

▍PGT-A 的几个方面

虽然 PGT-A 在辅助生殖方面有一定的优势，但它也有一些缺点。这些缺点包括：

- 运营方面，如设备和培训。
- 成本和负担能力。
- 无可移植胚胎的窘境。

本章不讨论筛查的道德或宗教问题，尽管这些方面也可能给临床医生和患者带来一些阻碍。

运营方面：设备和培训

PGT-A 需要对胚胎进行组织活检，这意味着诊所必须具备某些设备和特殊

的专业知识 [2-3]。组织活检会对胚胎施加压力，诊所必须有接受过特定培训的胚胎学家，因为活检的失误可能导致周期失败 [4-5]。诊所还没有做好实施 PGT-A 的准备而决定开展 PGT-A 项目，对患者、临床医生和相关实验室是最糟糕的局面之一。在这种情况下，可能导致发育的胚胎数量减少，活检后胚胎存活率受限，而且正常胚胎的移植也将受到影响 [6-7]。当发生这种情况时，临床团队会很受挫，并可能对该项目产生怀疑。我们建议计划启动 PGT-A 项目的诊所联系一个社会公认的有相关经验的实验室，这样的实验室有助于在处理实际病例之前在建立项目、培训胚胎学家，以及验证工作流程等方面提供帮助。国际遗传学实验室提供高级胚胎学家咨询服务，他们会前往诊所，花费数天的时间与 IVF 团队一起准备启动 PGT-A 项目。

成本和负担能力

成本是临床医生选择不推荐 PGT-A 最主要的原因。总体来说，我们可以发现在最近 5 年随着新技术的应用和竞争的日趋激烈，在通过试管婴儿助孕的过程中应用遗传工具的成本也在下降，PGT-A 也是如此。新一代测序（NGS）的引入使相关实验室能够显著降低诊断服务的成本 [8-10]。这个成本降低幅度从 25% 到 50% 不等 [11]，具体幅度取决于市场。一些国家（例如美国）的趋势是提高冷冻周期的比例，这也有助于相关实验室优化他们的操作和提高效率，同时减少成本 [11-13]。

在前面的章节中，我们讨论了 PGT-A 技术的现状和最新的随机临床对照结果，证实其在任何年龄段的每一例胚胎移植中都能够提高成功比例 [14-16]。PGT-A 技术可以实现单个胚胎的移植，从而减少多胎妊娠数 [17-20]。总体而言，全世界的临床医生一致认为 PGT-A 可以帮助他们筛选最好的胚胎，提高每次移植的成功率和降低流产风险。然而，他们通常并不支持将 PGT-A 纳入常规项目对所有患者开展。虽然已决定对所有患者使用 PGT-A 的诊所在增加，但他们仍是少数。

影响 PGT-A 成本的几个因素包括：活检的成本，活检策略（第 3 天 vs. 第 5 天），周期类型（新鲜与冷冻），诊所开展活检的利润，所用技术的类型（FISH、aCGH 或 NGS），遗传学实验室的成本，定价模型及样品运输。

接下来，我们来阐述 PGT-A 不同的成本构成。

卵胞浆内单精子注射技术（ICSI）

ICSI 被推荐作为实施 PGT-A 的一部分，它可以预防样本污染，从而避免其影响实验结果，甚至导致假阴性和假阳性。这部分花费与PGT-A并没有必要算在一起，因为今天的大多数的IVF周期是用ICSI操作的。

活检费用

几项花费均由PGT-A诊断所需胚胎活检产生。成本取决于活检的类型。

1.第3天：所有的胚胎都是在同一时刻使用相同类型的活检针进行活检。这个过程更快更高效，因为减少了仪器的损耗和胚胎学家需要花费的时间。这种类型的活检更常用于美国之外的国家。虽然这样IVF实验室可能会节约一些成本，但因为相对于第5天活检的胚胎数量，卵裂期将有更多的胚胎通过PGT-A进行活检，这部分节约的成本可能会被抵消。一般来说，我们可以看到一定数量的胚胎没有存活到发育的第5天，因此需要PGT-A检测的胚胎的数量更低[22]。相关实验室的定价模型也与PGT-A的成本高度相关。当诊所附近没有相关的遗传学实验室时，第3天活检可以采用鲜胚周期，因为样本从临床运送到实验室的物流时间不会对其造成太大影响。在没有遗传实验室的国家，诊所需要将样品送到国外，第5天活检使诊所不得不冷冻胚胎。相反，对于第3天活检，由于从活检到胚胎移植之间还有48h，新鲜胚胎移植是可能的。

2.第5天：这样的活检策略逐渐在诊所中变得流行起来。美国大多数采用第5天活检。使用第5天胚胎各有利弊。

·利：需要活检的胚胎相比第3天会更少。

·弊：总体来说，第5天活检并不能做到将需要进行活检的胚胎在同一时刻进行活检[23]，因此，胚胎学家需要对同一个患者的胚胎进行多次活检。这就引起费用问题，原因有以下两点：①体外受精实验室需要进行额外的复杂操作，胚胎学家要花费更多的时间；②增加了额外的耗材。

新鲜与冷冻

医生对新鲜和冷冻的偏好也会影响花费[11-13]。一些论文表明[24]推迟移植的时间，选择子宫内膜无应激的移植窗可以提高妊娠率。这个策略也会影响花费。

1.冷冻成本通常包括两个部分：胚胎学家的人力成本和冷冻所需耗材的成本。

2.运输：冷冻周期不需要快递，而鲜胚周期需要。因此可以选择更加经济的票价或运输方式。新鲜周期的运输花费可能会比冻胚周期贵6倍。冷冻周期可允许诊所一次性运送好几个患者的标本，这样也可以节约患者的花费。

3.IVF实验室和相关实验室的花费：冷冻周期提高了IVF和PGT-A实验室的效率[11-13]。

·在 IVF 诊所，流程、工作人员和移植相关仪器设备可以进行优化，避免在周末或节假日进行移植，避开工作高峰期，另外总体来说可以精简诊所的总花费。

·相同的逻辑也适用于 PGT-A 相关实验室。新鲜周期，尤其是第 5 天活检，迫使实验室的人和仪器通宵工作并且在超负荷工作条件下会承担更多的压力。这也与检测方法有关，特别是阵列和 NGS。

PGT-A 技术

我们已经知道怀孕的结果会有所不同，这取决于技术。FISH 技术（PGT-A 1.0）不能与阵列或 NGS（PGT-A 2.0）相提并论，并且它们的成本也不同。NGS 已经对 PGT-A 的成本产生影响，因为它有助于降低每个样品的成本，特别是对于有大量冷冻胚胎样品的相关实验室来说。当在同一运行过程中一起处理大量样品时，NGS 成为比阵列或 PCR 更有效率的技术，因为试剂的成本经较大的样本量平摊后每份样本的成本很低。NGS 允许实验室同时处理并运行 15、24，甚至 96 个样品。

基因实验室定价模型

在这里我们仅讨论在世界范围内的市场中已经存在的不同类型的定价模型。市场竞争有助于提高实验室的创新能力，基于此实验室会开发出新的规则来帮助患者使其能够负担起 PGT-A。

1. 如果有多个胚胎，其中最多有 8 个胚胎需要支付额外的费用（传统的定价模型）。这个定价模型适用于高卵巢储备和使用高刺激方案获得大量胚胎的患者。在允许这种做法的地区，根据不同家庭权衡使用 PGT-A 定价模型同样也是有益的。

2. 打包胚胎（1-4，5-8 等）：这个定价模型适用于胚胎数量较少的患者。它可以更好地适应更大的患者群。

3. 固定费用计划：这在一些市场上是新兴的。相关实验室同意为 PGT-A 设定一个固定的价格，而与胚胎的数量无关。价格是根据每个诊所的胚胎平均数量确定的。相对于专门从事复杂病例的诊所（该诊所将服务于高龄产妇和低反应人群）而言，专门从事家庭生育计划的诊所的患者胚胎平均数量将更多。该计划对于减少患者最终费用的不确定性非常有用。大多数患者高度重视 IVF 治疗的固定费用。

4. 批次计划：这个定价模型最近越来越流行。一些实验室在 9 个月的时间里提供多达 8 个胚胎，并可能在一段时间内成功移植几组胚胎（最多 8 个）。

另一些实验室也提出了同样的方案，但限制条件是，一旦一个正常的胚胎被诊断出来，这个程序就结束了。在任何情况下，所有这些项目都使低反应人群受益。按照之前的定价模型，当治疗低反应人群时，可能会采用多轮刺激，直到获得一定量（例如 6 个）的存活胚胎，只有这样才可以最大化地使用 PGT-A。这个策略的不足之处在于，对于首次刺激或者第二次刺激就可以获得正常数量的胚胎的患者而言，他们会承受过多的刺激。因此浪费了药物成本，患者还承受了不必要的身体负担。

这些是与 PGT-A 相关的主要成本因素的总体观点。如果 PGT-A 可以使所有患者受益并减少移植失败的次数，我们能否定义一个财务模型来帮助患者和医生了解采用每种方案获得成功妊娠的实际成本？我们能否使用已知的怀孕率为不同组的患者计算出使用或没有使用 PGT-A 的预期的最终平均成本？

在与诊所沟通时，我们经常听到很多患者负担不起 PGT-A，并且除非患者提出要求或他们认为患者能负担得起，否则他们宁愿不使用 PGT-A。但是有没有研究比较过使用或不使用 PGT-A 时获得宝宝的成本？当成本不明确时，决策的基础是什么？我们知道患者在使用 PGT-A 时，需要更少的移植次数，并且我们也知道 PGT-A 会减少多胎妊娠的数量。PGT-A 也将显著减少流产的次数。从经济和情感的角度来看，这三个方面将对患者的成本产生影响。

在下面的章节中，我们将描述一个财务模型，试图回答上述问题。该模型中包含的大多数变量是不同诊所和国家的平均值，要在诊所使用这些信息，需要更新变量和成本。然而，该模型的逻辑将适用于全球大多数市场和诊所。

使用 PGT-A 或不使用 PGT-A 的财务模型

这里我们权衡了在一个周期中行 PGT-A 的相关变量。我们不会采用新鲜和冷冻的变量，而只纳入影响两种策略的变量。下面开始定义它们。

1. 患者年龄：在定义 PGT-A 的成本效益时，患者的年龄是非常相关的变量。高龄患者的异常胚胎比例会更高，因此有助于识别正常胚胎的工具将有助于减少移植后未能成功妊娠的次数。

2. 男性因素：严重男性因素不育（<200 万个精子 /mL）患者的精子参与形成的胚胎将有更高比例的胚胎存在异常染色体，这将增加不必要的移植次数。

3. 流产史：有流产史的患者有较高的子宫腔粘连综合征发生率[25-27]。

4. 患者药物刺激敏感性概况：根据预期卵母细胞的数量，患者可分为低反应组、正常反应组或高反应组。

5. 胚胎组织活检的发育时限：在估计需要测试的胚胎数量时，必须考虑到这一点。如前所述，在胚胎发育的第 3 天，我们将发现比第 5 天更多的胚胎以及更高比例的异常。

6. 移植胚胎数：这是模型中的一个关键变量，因为移植一个以上的胚胎将增加找到正常胚胎的机会，但它也会增加多胎妊娠的可能性。

7. 流产的风险：在比较两种策略时需要考虑这个变量，因为这对就诊的夫妻在经济和情感上都会产生影响。根据随机和回顾性数据，我们构建了一张表格，统计了患者年龄与流产概率的联系。

8. 刮宫（D&C）的可能性：与流产一样，我们需要考虑与刮宫相关的成本，其中不包括手术后误工的成本以及延迟怀孕的成本。根据美国妊娠协会的资料，约有 50% 的流产需要刮宫[28]。

9. 子宫腔粘连综合征的可能性：患者不仅需要了解这两种策略相应的成本，而且还应当了解移植异常胚胎的额外风险。发生子宫腔粘连综合征的风险随着刮宫次数的增加而升高。终止妊娠一次的风险为 16%；然而，在 3 次及以上的刮宫之后，风险增加到 32%[29]。

10. 预计实现正常妊娠的期限：患者必须了解获得正常妊娠所需的平均预期时间[30]。使用 PGT-A 的夫妇比不使用 PGT-A 的夫妇获得妊娠需要的时间少 100d。

利用随机临床试验的资料，并用来自几家诊所的回顾性数据对其进行补充，我们评估了不同年龄异常胚胎的百分比以及男性因素的影响。

根据上述这些数据和变量，我们可以评估预期胚胎的个数，预期正常胚胎的个数，实现正常妊娠的预期平均移植个数，流产的概率，刮宫的可能性，子宫腔粘连综合征的概率，以及获得正常胚胎和怀孕的预期平均天数。

一旦计算或估计出上述变量，成本也就确定了。模型中最重要的变量是预期移植的次数，这是对成本影响最大的变量。通常，一个 IVF 周期包括一次移植。每增加一次移植的费用可能是初始费用的 20%～30%，这与 PGT-A 的费用相似。

在这里，我们会说明该模型将如何帮助患者和医生进行比较。下面是两个例子。在这两个例子中，我们都没有计入由于刮宫而造成的误工平均时间成本或与流产相关的心理成本。

例 1

夫妇描述（表 13.1）：女性，38 岁，卵巢储备良好（高反应者），无流产史，男方生育能力正常。下面是诊所的财务信息（例子的费用见表 13.2）。

1. 周期成本：患者支付的费用包括 ICSI 和一次移植。

2. 药物费用：患者使用刺激性药物的成本。

3. 再次移植成本：通常再次移植与周期成本分开支付。

4. PGT-A 费用：患者的 IVF 治疗中包括 PGT-A 服务的费用。

5. 组织活检的费用：诊所为执行活检而收取的费用，不包括在周期成本中。

6. 羊膜穿刺术或非侵入性产前检查（NIPT）的费用：怀孕的高龄产妇会被分类为高危患者，因此建议进行产前检查，包括羊膜穿刺术或非侵入性产前检查。

该模型的目的是生成两种类型的信息：

· 临床数据。

· 财务数据。

患者将获得相应的信息，使他们能够做出明智的决定。

表 13.3 提供了治疗的临床相关预期信息的平均值。变量描述如下。

1. 异常胚胎的百分比：该模型的关键变量。可以估计某一年龄段的异常和正常胚胎。

2. 预期的正常胚胎：在评估卵巢储备后，我们可以估计到达囊胚期的胚胎的预期数量，并且使用"1"中的百分比，我们可以估计某个患者可能获得的正常胚胎的平均数量。

3. 获得正常胚胎的可能性：让一对夫妇完全理解从一组胚胎中选择正常胚胎的可能性是至关重要的。人们普遍认为胚胎学家无法仅通过形态选择出整倍体胚胎，因此可以用统计学来计算从一组胚胎中选出正常胚胎的概率。在这个病例中，如果不使用 PGT-A，夫妇有 38% 的概率选出正确的胚胎。在应用 PGT-A 的情况下，我们认为选出正常胚胎的概率增加到该技术可靠性的极限（大约 99%）。

4. 预期移植次数：这是模型中最重要的变量。使用这个模型，我们可以得出以下结论。选择出正常胚胎，并因此获得健康婴儿的助孕周期中，这个变量对预期平均成本的影响最大。考虑到每多移植一次都需要多花费一个周期成本的 20%～30%，在许多情况下，治疗中采用 PGT-A 的费用将低于起初不采用其进行治疗的费用。移植次数的计算是基于超几何分布的统计公式进行的。在本章的后面，我们还将讨论一些临床医生因 PGT-A 而导致所有胚胎均发现异常的"无可移植胚胎"现象。

5. 多胎妊娠的概率：IVF 实施的目标是单胎移植以降低多胎妊娠的概率。这种策略主要有两个原因。①单胎出生的婴儿相对于多胎妊娠出生的婴儿有健康优势；②多胎妊娠成本过高。根据 2013 年 5 月 4 日至 8 日在洛杉矶新奥尔良举行的美国妇产科医师学会第 61 届年度临床会议上发表的一份研究报告，双胞胎花费的妊娠成本大约是单胎的 5 倍，怀三胞胎或更多胎的成本是单胎的近 20 倍。

理论上，一旦有患者的所有临床数据，我们就可以分析有无 PGT-A 两种策略的预期平均成本（表 13.4）。

表 13.1 临床数据	
女性年龄	38
男性因素	无
活检天数（d）	5
流产次数	1
患者反应性	高
预期获得胚胎数	4
胚胎移植数	1

表 13.2 成本数据（欧元）	
周期成本	6000
药物成本	1200
再次移植成本	1950
实验室的 PGT-A 成本	1500
活检成本	700
羊水穿刺或 NIPT 的成本	750

表 13.3 临床结果的平均百分率

临床结果	不采用 PGT-A	采用 PGT-A
异常胚胎百分比	62%	62%
预期正常胚胎数量	1.52	1.49
首次移植选择一个正常胚胎的概率	38%	99%
首次移植可以妊娠的概率	23%	59%
流产率	36%	8%
多胎妊娠率	1.4%	1.4%
刮宫概率	18%	4%
子宫腔粘连综合征发生率	3%	0.3%
抱婴回家所需预期月数	19.5	16
选择一个正常胚胎所需移植数	2	1

对于本例中描述的夫妇，根据我们的计算，PGT-A 不会比非 PGT-A 策略更昂贵。

表 13.4　财务结果（欧元）

财务结果	不采用 PGT-A	采用 PGT-A
周期成本	6000	6000
药物	1200	1200
再次移植成本	1995	0
PGT-A 成本	0	2200
刮宫成本	292	65
NIPT	492	0
移植一个正常胚胎预期成本	9487	9465

例 2

女性，41 岁，低卵巢储备（低反应者），有两次流产史，有男性因素异常（汇总于表 13.5 中，表 13.6 总结了平均百分比，表 13.7 总结了成本结果）。

表 13.5　临床数据

女性年龄	41
男性因素	有
活检天数（d）	5
流产次数	2
患者反应性	低
预期获得胚胎数	2
移植胚胎数	1

表 13.6　平均百分率

临床结果	不采用 PGT-A	采用 PGT-A
异常胚胎百分比	79%	79%
预期正常胚胎数	0.42	0.41
首次移植选择一个正常胚胎的概率	21%	99%
首次移植可以妊娠的概率	13%	59%
流产率	44%	8%
多胎妊娠率	1.4%	1.4%
刮宫概率	22%	4%
子宫腔粘连综合征发生率	7%	0.7%
抱婴回家所需预期月数	19.5	16
选择一个正常胚胎所需移植数	2	1

表 13.7 财务结果（欧元）

财务结果	不采用 PGT-A	采用 PGT-A
周期成本	6000	6000
药物	3600	1200
再次移植成本	1950	0
PGT-A 成本	0	2200
刮宫成本	356	65
NIPT	555	0
移植一枚正常胚胎预期成本	11 906	11 865
多胎妊娠成本	–	–
总预期成本	11 906	11 865

　　图 13.1 显示了两种治疗策略的成本比较分析。对于 35 岁以上的患者，PGT-A 策略可能更节约成本。

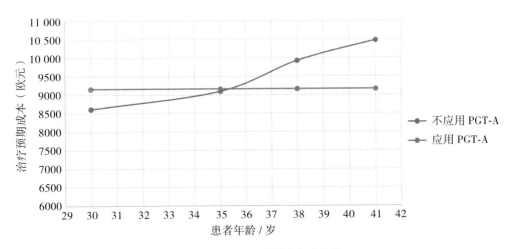

图 13.1　不同治疗策略成本比较

无可移植胚胎的窘境

　　一些医生发现采用 PGT-A 的另一个障碍是我称之为"无可移植胚胎的窘境"。在这样的情况下，所有的胚胎通过 PGT-A 诊断后均为异常胚胎。一些临床工作者将这样的情况称之为他们和患者的"戏剧性事件"。我们相信筛选异常胚胎对于避免不成功的移植有极大益处，因其不仅让人反复经历打击，也十分浪费钱。当所有胚胎被认定为不正常时，就能解释不孕症的原因了，另外，临床医生可以有一个解释，否则会导致患者怀疑。没有怀孕是由胚胎的遗传因素引起的，而不是诊所的技术问题。

Ⅲ 结 论

PGT-A 需要对胚胎进行活检，这意味着诊所必须具备一定的设备和适当的专业知识[2-3]。组织活检会对胚胎造成影响，诊所必须有经过适当培训的胚胎学家，因为活检的失误可能会导致周期的失败[4-5]。

在众多主要障碍中，成本是临床医生选择不推荐使用 PGT-A 的压倒性原因。NGS 等新技术的引入使得相关实验室能够显著降低诊断服务的成本[8-10]。此外，相关实验室还推出了新的价格方案，不仅覆盖了胚胎数量较多的患者，同时也覆盖了低反应患者。这两个因素可能会减少未来的成本障碍，更多的患者可能能够负担得起这项服务。

从成本的角度来看，在评估哪种方案对患者更节约成本之前，使用比较财务模型也很重要。我们设计了一个纳入最相关变量的模型，根据每对夫妇具体的临床症状，帮助评估对他们最具吸引力的成本策略。一般而言，我们观察到采用 PGT-A 不一定比不采用 PGT-A 治疗更昂贵，主要是由于非 PGT-A 治疗需要再次移植，以找到正常的胚胎。只有 35 岁以下的患者可能会存在小的成本劣势，30 岁的患者贵 6%，34 岁的患者则仅贵 2%。

参考文献

[1] Twisk M, Haadsma ML, van der Veen F, et al. Preimplantation genetic screening as an alternative toprenatal testing for Down syndrome: Preferences of women undergoing in vitro fertilization/ intracytoplasmic sperm injection treatment. Fertil Steril, 2007, 88(4):804–810.

[2] Munne S, Wells D, Cohen J. Technology requirements for preimplantation genetic diagnosis toimprove assisted reproduction outcomes. Fertil Steril, 2010, 94(2):408–430.

[3] Harton GL, Magli MC, Lundin K, et al. ESHRE PGD Consortium/Embryology Special Interest Group— Best practice guidelines for polar body and embryo biopsy for preimplantation genetic diagnosis/screening (PGD/PGS). Hum Reprod, 2011, 26(1):41–46.

[4] Cimadomo D, Capalbo A, Ubaldi FM, et al. The impact of biopsy on human embryo developmental potential during preimplantation genetic diagnosis. Biomed Res Int, 2016(2016):7193075.

[5] Capalbo A, Ubaldi FM, Cimadomo D, et al. Consistent and reproducible outcomes of blastocyst biopsy and aneuploidy screening across different biopsy practitioners: A multicentre study involving 2586 embryo biopsies. Hum Reprod, 2016, 31(1):199–208.

[6] Swain JE, Carrell D, Cobo A, et al. Optimizing the culture environment and embryo manipulation to help maintain embryo developmental potential. Fertil Steril, 2016, 105(3):571–587.

[7] Rubio C, Giménez C, Fernández E, et al. Spanish Interest Group in Preimplantation Genetics, SpanishSociety for the Study of the Biology of Reproduction. The importance of good practice in preimplantation genetic screening: Critical viewpoints. Hum Reprod, 2009, 24(8):2045–2047.

[8] Rubio C. Next-generation sequencing: Challenges in reproductive genetics. Fertil Steril, 2014,101(5):1252-1253.

[9] Martín J, Cervero A, Mir P, et al. The impact of next-generation sequencing technology on preimplantation genetic diagnosis and screening. Fertil Steril, 2013, 99(4):1054–1061. e3. Review.

[10] Li N, Wang L, Wang H, et al. The performance of whole genome amplification methods and nextgeneration sequencing for pre-implantation genetic diagnosis of chromosomal abnormalities. J Genet Genomics, 2015, 42(4):151–159.

[11] Weinerman R, Mainigi M. Why we should transfer frozen instead of fresh embryos: The translational-rationale. Fertil Steril, 2014, 102(1):10–18.

[12] Shapiro BS, Daneshmand ST, Garner FC, et al. Clinical rationale for cryopreservation of entire embryo cohorts in lieu of fresh transfer. Fertil Steril, 2014, 102(1):3–9.

[13] Roque M, Valle M, Guimarães F, et al. Freeze-all policy: Fresh vs. frozen-thawed embryo transfer. Fertil Steril. 2015, 103(5):1190–1193.

[14] Rubio C, Bellver J, Rodrigo L, et al. Preimplantation genetic screening using fluorescence in situ hybridization in patients with repetitive implantation failure and advanced maternal age: Two randomized trials. Fertil Steril, 2013, 99(5):1400–1407.

[15] Schoolcraft WB, Katz-Jaffe MG, Stevens J, et al. Preimplantation aneuploidy testing for infertile patients of advanced maternal age: A randomized prospective trial. Fertil Steril, 2009, 92(1):157–162.

[16] Scott RT Jr, Upham KM, Forman EJ, et al. Blastocyst biopsy with comprehensive chromosome screening and fresh embryo transfer significantly increases in vitro fertilization implantation and delivery rates: Arandomized controlled trial. Fertil Steril, 2013, 100(3):697–703.

[17] Yang Z, Liu J, Collins GS, et al. Selection of single blastocysts for fresh transfer via standard morphology assessment alone and with array CGH for good prognosis IVF patients: Results from a randomized pilot study. Mol Cytogenet, 2012, 5(1):24.

[18] Rubio C, Castillón G, Rodrigo L, et al. Improvement of clinical outcome in severe male factor infertility with embryo selection based on array-CGH: A randomized controlled trial. Fertil Steril, 2014, 102(Suppl3):e24–e25.

[19] Forman EJ, Hong KH, Ferry KM, et al. In vitro fertilization with single euploid blastocyst transfer: Arandomized controlled trial. Fertil Steril, 2013,100(1):100–107.

[20] Ubaldi FM, Capalbo A, Colamaria S, et al. Reduction of multiple pregnancies in the advanced maternalage population after implementation of an elective single embryo transfer policy coupled with enhanced embryo selection: Pre- and post-intervention study. Hum Reprod, 2015, 30(9):2097–2106.

[21] Mir P, Rodrigo L, Mercader A, et al. False positive rate of an array CGH platform for single-cell preimplantation genetic screening and subsequent clinical application on day-3. J Assist Reprod Genet, 2013, 30(1):143–149.

[22] Rubio C, Rodrigo L, Mercader A, et al. Impact of chromosomal abnormalities on preimplantation embryo development. Prenat Diagn, 2007, 27(8):748–756.

[23] Scott KL, Hong KH, Scott RT Jr. Selecting the optimal time to perform biopsy for preimplantation genetic testing. Fertil Steril, 2013(100):608–614.

[24] Veroest W, Fauser BC, Papanikolaou E Jr, et al. Chromosomal aneuploidy in embryos conceived with unstimulated cycle IVF. Hum Reprod, 2008, 23(10):2369–2371.

[25] Santamaria X, Cabanillas S, Cervelló I, et al. Autologous cell therapy with CD133(+) bone marrowderived stem cells for refractory Asherman's syndrome and endometrial atrophy: A pilot cohort study. Hum Reprod, 2016, 31(5):1087–1096.

[26] Cervelló I, Gil-Sanchis C, Santamaría X, et al. Human CD133(+) bone marrow-derived stem cellspromote endometrial proliferation in a murine model of Asherman syndrome. Fertil Steril, 2015, 104(6):1552–1560. e1–3.

[27] Cervelló I, Santamaría X, Miyazaki K, et al. Cell therapy and tissue engineering from and toward the Uterus. SeminReprod Med, 2015, 33(5):366–372.

[28] Managing Complications in Pregnancy and Childbirth, World Health Organization. http://www.who.int/. D&C for Miscarriage, http://www.medem.com <http://www.medem.com/. Medem Medical LibraryA. D.A.M. Medical Encyclopedia [Internet]. Atlanta (GA): A.D.A.M., Inc.; ©2005. D and C; [updated2004 Apr 14; cited 2006 Jul 12]; [about 2 p.]. Available from: http://www.nlm.nih.gov/medlineplus/ency/article/002914.htm. Women's Health Care: 20 Common Problems. Smith, Mindy, et al., Ch. 15, 2000. William's Obstetrics Twenty-Second Ed. Cunningham, F. Gary, et al., Ch. 9. Danforth Obstetrics and Gynecology Ninth Ed. Scott, James. Gibbs, et al., Ch. 9.

[29] Friedler S, Margalioth EJ, Karfka I, et al. Incidence of post-abortion intrauterine adhesions evaluated by hysteroscopy-a prospective study. Hum Reprod, 1993(8):442–444.

[30] Castillón Cortés G. Prospective and randomized study about the utility of HCG array in embryonic aneuploidies in severe male factor. PhD Thesis. University of Valencia, 2016.

第十四章

生殖遗传学的动态与伦理学

Guido de Wert, Wybo Dondorp

‖ 引　言

这一章节是对生殖医疗领域的遗传诊断新技术的伦理学讨论，聚焦于这些技术在四个相互关联的情境中的使用，范围从个体患者的治疗到生殖人口的筛查。在本章的前半部分我们讨论胚胎植入前基因检测（PGT）的不同应用。这包括一些关于胚胎植入前遗传学诊断（PGD）的新进展，关于非整倍体的胚胎植入前遗传学筛查（PGS-A）的近期辩论，以及关于全面胚胎遗传筛查的前景。而在本章后半部分，我们考虑在配子供体筛查领域适当拓宽基因检测范围，着眼于提高第三方辅助生殖服务的安全性。筛查所有供体（和受体）的多种常染色体隐性疾病以筛选出携带者。这一想法直接联系着我们的下一主题：作为群体筛查的一部分，提供扩大的孕前携带者基因检测的伦理。从这里，我们继续讨论新的基因组技术是如何改变产前筛查的现状并如何继续产生影响。在结论中，我们会简要回顾关于这一领域的动态与新的情景和挑战的伦理讨论之间的关系。

‖ 胚胎植入前的遗传学诊断（PGD）

自 1989 年采用该技术以来，许多国家已将 PGD 作为既定生殖选择，适用对象为在生育下一代时有高度遗传风险的夫妻。它的主要优势在于夫妻们能有自己的亲生孩子，而不用面对在产前诊断后选择终止妊娠的痛苦抉择。毫无疑问，围绕 PGD 的争议仍然存在[1]。批判者们的反对意见包括胚胎选择违背了"人类生命的神圣性"，PGD 为女性带来了不同程度的压力和风险，以及未来潜在的 PGD 被滥用的道德滑坡效应。然而，这样的论点尚未能使更多人信服。主流的观点认为植入前胚胎只有相对较低的独立道德地位。平衡不同生殖选择的压力和风险，包括供体配子的使用、产前诊断及 PGD，对于有很大风险生育患病孩子的女性 / 夫妻来说是相当私人的事情，而且这些批评家内部对于到底是什么构成了"滥用"这一问题上有不同观点，滑坡效应似乎不能成为一个强有力的理

189

由来拒绝或完全禁用 PGD。这就凸显出"在哪里划线"以便进行伦理和社会讨论的迫切需求。

也就是说，PGD 引发了多种多样的伦理学问题。首先便是关于适应证的问题，也就是所谓的"前门/入口"。什么样的疾病"足够严重"到可以使用 PGD？或者更宽泛一点，怎样的理由足以证明 PGD 的合理性？其次就是关于"后门"的问题，即怎样去制定"绝不移植有问题的胚胎"的相关制度？

何种适应证

"医学模式"下的 PGD

人们一致认为，如果 PGD 与"医疗模式"有关，即 PGD 旨在避免孕育患有严重疾病或身体障碍的孩子，那么其在道德上是正当的。通常建议为 PGD 制定一个详细的、限制性的、可接受的适应证清单。然而，这样的清单列表是有问题的。许多疾病都有多种不同程度的表现；考虑到相关治疗的进展，清单需要不断更新；这样的清单还有可能暗示一种歧视性的信息，即患有列表中疾病的人的生命是"无价值"的；最后，但不仅限于此，这样的 PGD 疾病清单没有考虑到家族史和个人经历，以及申请人所处的境遇（见下文）。

PGD 的目的在于避免患有严重先天或儿童期疾病的孩子出生，它被广泛接受的原因大概是因为人们认为有如此疾患的人会有非常糟糕的结局。对迟发性或中期发生的疾病，哪怕是无法治愈的疾病，如亨廷顿病，开展 PGD 还有很大争议。批评者们认为对这些疾病进行 PGD 是无正当理由的，因为孩子们会有几十年的不受疾病影响的相对优质的生活。然而，这些论点似乎忽略了亨廷顿病给许多受累家庭带来了沉重负担。最近的讨论中至少出现了三个伦理学问题[2]。第一，亨廷顿病基因携带者在未来是否会丧失做父母的能力？参与体外受精（IVF）的生殖医生能否接受这一风险？特别是医生本就有责任规避可能对未来儿童造成的严重痛苦和伤害。当然，尽管患亨廷顿病的父母在他们中年时疾病发作对孩子总是个负担，但许多孩子是能够应付的。需要进一步讨论相关变量如何影响每个个案的决策，变量包括未患病的一方对患病伴侣的处理技巧以及家庭人际关系的质量[3]。第二，怎样看待排除性使用 PGD？虽然在 50% 的案例中是"不必要的"，考虑到其他相关因素，诸如不愿意了解自己的基因状况和 IVF/PGD 承担的风险，这些因素是相当私人性的[4]。第三，携带较少的外显等位基因（RPA）的亨廷顿病患者，即含有 35~39 个重复的 CAG 序列的患者又该如何处理？PGD 会提示胚胎携带了 RPA 或（扩展后）完全外显的等位基因（FPA）。据估计，携带 RPA 的可能出生的孩子约 2/3 会在成年之后、75 岁前患亨廷顿病。更有甚者，这些孩子们的下一代有很大可能携带 FPA。考虑到这种风险组合，PGD 不移植携带 FPA 或 RPA 的胚胎在道德上是正当的。

一个更有争议的适应证是那些迟发性的可预防 / 可治疗的疾病，特别是若疾病是因不完全外显的基因突变造成的，如遗传性的乳腺癌和卵巢癌（HBOC）。但是显然，尽管外显基因不完全，患病风险依然非常高；乳腺癌和卵巢癌的累计风险几乎超过了 90%。预防性外科手术治疗为女性带来了福音，然而其并不是百分百有效。可以说，PGD 应用于以上或其他遗传性恶性肿瘤以及一些心脏疾患在道德上是能站得住脚的。因相关治疗可选而弃用 PGD 过于狭隘了，尽管有相应的治疗手段，但如果疾病仍严重影响孩子或者家庭的生活质量，那么 PGD 依然是一个合适的选择。

"因病制宜"选择方法

人们通常认为 PGD 在道德上的可接受依赖于：①接受 IVF 的女性的投入、压力和可能的风险；② IVF 带来的可能风险和 PGD 伴随的（理论上）对未来孩子的风险；③先天性胚胎丢失；④考虑到携带者（或患者）的严重程度和发病年龄、突变的外显率、可能的预防方法和（或）干预治疗，PGD 的成本与避免怀患病孩子的益处应该是成比例的。根据这一方式去制定相应的操作标准已经非常复杂，它仍然忽略了三个可能直接影响 IVF/PGD 风险收益比的相关因素[5]。

首先，家族史、生育史和申请者的个人环境很可能影响到他们对疾病严重性的认知。从医学角度看，一个在医学上可能没那么严重的疾病可能会彻底打击到申请者在生育方面的信心。不一致的一点是，当申请者要求做常规产前诊断时，医生通常会考虑到"个人"因素，然而在 PGD 的讨论和指南中"个人"因素却常常被忽视。

第二，申请者的"生育状态"是至关重要的。在大多数情况下，有生育能力的人通过 IVF/PGD 仅仅是为了避免生出患病的孩子。或者，一对夫妻因为生育能力低下选择 IVF/ICSI（卵胞浆内单精子注射），也想增加 PGD 以避免特殊的遗传性疾病。相称原则可能会对后一种情境中 PGD 的许可多几分宽容。毕竟，夫妻反正也要接受 IVF/ICSI，而且他们本身也要从不同胚胎中进行选择，因此，再多一项有针对性的 PGD 的决定相对容易接受。例如，在 ICSI 案例中如果男性 Y 染色体长臂微缺失，通过 PGD 去选择女性胚胎是符合伦理的。

第三，当人们主要因某一严重疾病而使用 IVF/PGD 时，她们可能会要求一个"PGD 套餐"，这常常意味着再额外检测一个次要的、不那么严重的家族性疾病，如囊性纤维化病（CF，较严重，因此适合做 PGD）和苯丙酮尿症（PKU，其严重程度对很多人而言是有争议的，因此是否作为 PGD 的适应证也存在争议）的组合。同样的，因为 IVF/PGD 的决定已被采用且被认为是符合风险收益比的，关于其他疾病检测的更宽松的政策看起来是正当的。

当然，对这三点在具体情境中的风险、收益的因素及其影响，还需要进一步分析和讨论。

"间接医疗"案例中的 PGD

一些 PGD 的应用并不符合严格意义上的医疗模式，（至少有部分）检测与未来孩子可能的健康问题并无联系，然而在更大层面上这项检测仍与医疗模式有联系，只是该检测可能与"第三方"的健康息息相关[6]。这一类应用可称为"间接医疗"模型。第一个例子就是 PGD/HLA（胚胎移植前遗传学诊断 / 人类白细胞抗原模型）。主要的伦理问题是未来的孩子应当被真心欢迎而不仅仅被当作"细胞储存库"。显然，在检测之前就应与申请者沟通 PGD 检测后带婴回家率（THBR）这一情况[7]。第二个例子则是通过 PGD 或性别选择来避免生育困境。遭受血友病困扰的男性患者们一部分更愿意生育一个健康的男孩，因为男性不会携带突变基因，然而所有的女性后代都必定是携带者。只要精子的流式细胞学分类是试验性的且没有广泛应用，为了避免此种遗传风险的 PGD 就会得到道德上的支持。

"自主模式"下的 PGD

此观点认为，准父母可以自由地按自己喜好的特征应用 PGD 选择胚胎。虽然批评家们认为非医疗目的的胚胎选择侵犯了未来孩子的自主权，而成为家长们满足自己愿望和理想的客体。其他人则认为非医疗目的的胚胎选择不会限制未来孩子可能的生命轨迹，或对孩子的将来有利 (一般的目的方式)，因此（非医疗目的胚胎选择）并非是不正当的[8-9]。不管怎样，利用 PGD 来选择"最佳婴儿"或"设计婴儿"的技术可能性通常会被媒体夸大。

一个自主性模式的范例就是非医疗目的的 PGD 用于性别的选择。非医疗原因的性别选择在许多国家是被禁止的[10-11]。然而，从伦理学角度来看，并非所有人都这么认为。认为这样的选择本身是性别歧视的理由是站不住脚的。想想"家庭平衡"，父母们最理想的情况是儿女双全。担心这会影响男女比例的理由也不够使人信服，至少在西方国家，偏爱男孩的想法很少或几乎没有。因此，如果反对非医疗原因的性别选择的理由（特别是为了家庭平衡）不够充足，那么禁止性别选择可能构成了对生殖自由的侵犯。

选择性移植该选择到什么程度？

有时，PGD 的结果是不确定的，因此，胚胎的遗传学状态也是未知的（失败的 PGD）。很不幸，在其他案例中，所有在一个固定周期内得到的胚胎都会患病。准父母们有时会要求移植这样的胚胎的其中一个。出于对孩子的幸福负责的职业责任感，大多数 PGD 中心采取绝不移植受累胚胎的政策，同样，在没有其他的胚胎可用时，也拒绝 PDG 失败的胚胎移植，尽管这是申请者拥有一个遗传学后代的初衷。毕竟，该项政策符合了 PGD 的首要目标，并且看起来很符合规避发生严重疾病 / 伤害风险的基本原则。

尽管这一政策原则上是符合伦理道德的，但也有例外 [5]。例如，我们提到过一个案例，如果在具体情况下合理应用相应标准，PGD 则不必局限于明确的"严重"疾病。例如，PGD 用于检测 Y 染色体微缺失或用于 PKU（苯丙酮尿症）和 CF（囊性纤维变性）的附加检测。在这些案例中，放松关于绝不移植有问题的胚胎的政策不会与避免高危严重疾患的责任相冲突。在偶发的症状较轻的情况下，如与克氏综合征相关的 XXY 核型，可能会有更宽松的政策。不必说，这些情况在全基因组 PGT 可能更加普遍（见下文）。检测是否在其他 IVF/PGD 周期可以移植未受影响的胚胎是非常重要的，且这个决定符合申请者的视角，但是这需要结合实际来决定，而不能太教条。

▌ 胚胎植入前遗传学筛查（PGS）

PGS 是常规 IVF 的固有组成部分。可以用 PGS 检查原核的数量（PGS-PN）。本部分主要叙述两种更有争议的 PGS。

非整倍体的 PGS

目前对非整倍体的 PGS（PGS-A）道德上不是绝对反对的。毕竟，PGS 的初衷是为了增加 IVF 的成功率和（或）减少等候怀孕的时间，这是值得肯定的。同时 PGS 可以排除并避免移植带有严重染色体畸变的胚胎，这些胚胎往往不能存活，因此这显然在道德上是可接受的。PGS-A 因缺乏关于其有效性的高质量证据而仍受争议。支持者们表示至少三个近期的关于提高 PGS-A 的方法研究［用极体活检或者滋养层活检而不是第三天活检，与比较基因组杂交（CGH）和单核苷酸多态性（SNP）阵列联用可以测试所有染色体］现明确表示 PGS-A 确实可完成此任务 [12-14]。然而，该证据的质量仍有争议 [15]。甚至，有些时候还没搞清 PGS 到底是干什么的，虽然 PGS-A 的最初目的是为了提高 IVF 的婴儿出生率（THBR），但目前有些不同，更多是为了缩短受孕时间。PGS-A"已被证明有效"

的不成熟的观点，不仅与 IVF 患者的充分知情权和利益是冲突的，且与专家们避免无效干预，以合理、透明的方式分配有限的社会公共医疗资源的责任不符。此外，这可能会破坏公众对生殖医学的信任。PGS-A 应该仅仅在随机对照临床试验的背景下开展[15-17]。

"全面的"胚胎植入前遗传学筛查（PGS）

在理论上，NGS 技术允许 PGS 检测染色体畸变、所有（更广泛）孟德尔疾病、复杂疾病的易感性，以及与遗传有关的非医学特征，如性格特征，这些都可以同时检测。这个方法看似理想，因为个人可以同时选择存活概率最大的胚胎去移植，最大限度地降低怀患病孩子的风险，并选择移植"最好的"胚胎，那些有最好健康前景和绚丽生命的胚胎。然而，如此"完善的"PGS 引发了一系列伦理问题[1,18]，下文详述。

一个更现实的担心是关于基于单细胞分析的全基因组序列分析的信息质量。假阳性越多，可以移植的胚胎数量越少，同时，婴儿出生率也越低。此外，基因型－表型相互关系的知识并没有我们认为的那么可靠[19]。最后，收集到的大多数信息的预测价值较低，这很容易削弱筛查的临床效用。

此外，全方位 PGS 的复杂性会使得传统的知情同意无法实现。可接受的其他同意模式，如"一般性同意"，还需要进一步审查。与自主性相关的担心是患者常常会面对复杂的取舍，毕竟，所有胚胎都被证实带有大量常见疾病的易感因素。谁有对于移植／不移植（如前述）的决定权？就算所有相关方面都认同"最好的胚胎"应该被移植，但在面对大量胚胎的复杂风险的情况下，医生和申请者也可能会对"最好胚胎意味着什么"这样的问题有不同的看法。

最后，全面的 PGS 可能会提供未经请求的未被征询的、预测性的关于准父母的基因信息，这会损害他们不知情的权利。同时，这可能会侵犯未来孩子的自主决定权，也就是是否参加将来可能患的疾病的检测的权利。从理论上讲，后者的情况可以通过不移植带有这些危险因素的胚胎而规避，但是，由于我们实际上全都是"突变体同胞"，因此严格意义上说，合适的可供移植的胚胎根本就不存在。

我们的结论是，全面 PGS 目前来看是完全不均衡的。它既不能满足与分析和临床有效性相关的基本技术标准，也不符合比例标准。此外，一些伦理问题需要进一步前瞻性的反思。

这一思考包括可选择的其他检测方案，特别是结合 IVF 夫妻产前筛查（PCS）和之后靶向性更强的 PGT。这一设想方案有许多优势[1,18]，它可以使准父母更好地运用生育自主权，因为如果证明了确实有高风险孕育患病孩子，他们可有更多时间思考和更多的生育选择，这样也能避免侵犯准父母和未来孩子的不知情的权利。关于"更具靶向性"的 PGS 是否应该包括对新发突变（其在散发的基因紊乱和障碍中扮演很重要的角色）进行筛查的问题需要进一步审查，因为这些突变可能很难去解释，纳入这些检测会破坏相称平衡（风险与收益）[20]。

▍配子供体的遗传学筛查

根据目前的指导原则，候选捐献者的基因筛查主要是由受过良好训练的临床遗传学家对供者和他（她）的一级亲属的完整医疗史进行筛查。这会将现有或曾有严重遗传性疾病的，或有这些疾病家族史的捐献者们排除在外。虽然在健康的候选捐献者中，通过附加的基因检测也可能检测到遗传风险，但近来的指导方针对此很谨慎。一些人建议完全不需要检测（除非供者来源的种群中携带高频隐性病变），然而其他的指导原则考虑到健康的年轻捐献者可能有低度染色体易位风险（<0.2%），建议例行核型分析。商业运营中心或精子库对捐献者筛查进行的基因测试（例如对 FXS 携带水平进行检测）通常严于国内的或专业团体的指导原则[21]。

呼吁更加广泛的基因捐赠者的检测

在配子捐献者或其后代中发现一例罕见但严重的疾病将导致许多媒体关注，这也是呼吁扩大基因检测范围的原因。随着新一代测序技术（NGS）的出现，有人提议，"只要经济上可负担，并且我们对基因突变的理解足够深入，供体筛查应尽可能快地朝全基因组测试发展[22]。"在过去的几年，测序价格已经大幅度降低。随着我们对基因组的认知增加，全面的供者基因检测看起来在不久的将来就可以实现。这在理论上包括测试供者所有可能的基因风险，包括常染色体和 X 染色体连锁隐性疾病及多因素疾病中的危险因素，由低外显率和高突变率造成的主要的疾病仍会在家族史中筛查。

遗传学供体检测的相称性 / 平衡

有人反对对遗传捐赠者进行广泛筛查，他们认为没必要营造"源于捐赠者的孕育一定比伴侣间的（自然或辅助的）生殖更安全"这种概念。但这忽略了道德上的差异：伴侣之间是想要一起孕育的，而那些仅仅需要配子（在很多案例中）的人们并非想与某个特定的捐赠者有一个宝宝。甚至，提供医疗辅助生殖技术的专家们有责任在合理范围内降低由于他们的服务造成的生育风险[23]。

对供卵供精受孕的更广泛遗传检测的道德评价依赖于其收益是否大于风险[21]。这需要平衡该政策涉及的所有利益相关者的可能的益处与不可避免的风险。对于接受者而言可能的负面因素包括在一些国家供卵供精服务全部是商业化的，其高昂的费用使很多人用不起，而且因为低风险捐献者也被排除在外，由此导致捐赠库缩水。另外，捐赠者和他（她）的近亲的影响也该被考虑进去。基因检测的结果可能是好的，但也有可能是不好的，特别是当检测结果发现了严重的遗传风险，但医学上又没办法应对时。

一个例子是检测卵母细胞捐赠者的脆性 X 综合征（FXS，由 *FMR*1 等位基因扩增引起）携带状态。脆性 X 染色体综合征是遗传性智力障碍已知的重要原因。然而，是否推广 FXS 携带者的遗传学筛查是有争议的，因为此项检查不论对生理还是心理都会造成复杂的影响，而且可能会是一把"双刃剑"[24]。一方面，这可以让携带者在知情的情况下做出生殖选择，并及时告知他们与脆性 X 染色体相关的卵巢功能不全的风险。另一方面，一些检查结果和一些选择充满不确定性。甚至，携带者在之后的生命中有发展为脆性 X 染色体综合征的风险，这是一个严重且不可治愈的疾病。但是没有充足的理由支持"人群筛查比捐赠生殖细胞受孕更不可把握"，至少在"常规检测供卵者的 FXS 携带状态一定是成比例的"这方面并不明显。

扩大的配子供体的携带者通用基因检测

使用新一代测序（NGS）常规检测所有配子供体（和受体）常染色体隐性基因疾病广泛的携带状态在不久的将来是可以预见的趋势。为了与仅检测一个或一部分基因的传统检测区别，将其命名为"扩大的"携带基因检测。因为所有供体都将接受检测，不管他们的种族背景如何，这也会是一个典型的"通用"携带者基因检测的例子。此案例基于这样一个实际情况，即尽管（在一般群体中）常染色体隐性基因疾病在个体上是罕见的，但整体上将造成相当大的疾病负担[24]。

重要的是，这里也不存在广泛的检测会消耗捐赠资源库的担忧，因为携带者仍可作为供体与同一疾病（受体也应被检测）检测结果阴性的受体配对。此外，因携带者是健康的，理论上来说这些检测（对受体和供体）并不会带来消极的身心影响。然而，这需要检测前和检测后的信息咨询服务，也不要做出不符合实际的保证，还需要在对基因型－表型已有很好认知的以疾病为靶向的疾病和突变的测试组中进行仔细选择[25]。在这种联系中需要注意，现有数据库可能会高估外显率，或者将一些变量列为致病性的，而实际上是良性的，这很重要[19]。

尽管供精/供卵助孕情况下这种扩大的携带者基因检测在原则上可能是行得通的，也需要阐释清楚具体适应证和实施条件。近期发表的文章报道了首批在医疗辅助生殖技术（包括供精卵助孕和伴侣之间辅助生殖）中应用该检测的医疗机构的经验，不仅表明在基因层面上达成一致定义仍是一项重大挑战，同时也说明这不仅是技术问题，更是一个重大伦理争议[26-27]。不能因为技术上可行就一味地用新技术做基因检测。尽管检测前和检测后信息咨询服务是绝对的先决条件，它也不该作为没有单纯从利益相关者的利益角度考虑而进行更广泛检测的理由。且不说在此情况下的供体利益可能被弱化，供体应该被当作是完整的人而不该被弱化为贡献出的精子或卵子，另一个相关的担心则是成本增长导致很多人无法负担供精/卵服务的花费。虽然检测花费有望能降低，咨询费仍然很高，特别是当检测超出了那些我们比较熟知而又后果严重的基因或疾病范围时。

作为人口筛查的携带者基因检测

考虑到常染色体隐性疾病携带者是健康的，1%~2%的夫妻是携带者夫妇，她们中大多数不清楚她们有1/4的概率怀患病儿女，检测携带状态对伴侣之间的生育与对供精供卵助孕的意义是一样的。通过携带状态筛查，可使夫妻了解他们的遗传风险，从而帮助他们避免生育有严重疾病的孩子。如果已经怀孕，她们可以选择产前检查，若胚胎已有遗传缺陷，可以终止妊娠。理想的情况是在孕前知晓这些信息，这不仅给他们更多时间去做决定，也有更多的生殖选择：不要孩子，通过供精供卵助孕要孩子，或通过IVF或PGD生育孩子。她们甚至可以离婚后再找其他伴侣。

从基于血统的靶向筛查转为扩大范围的普遍携带者筛查

常染色体隐性疾病的携带者基因检测自20世纪70年代起用于特定高危群体中的个人或夫妻，现在已经不算新技术了。其第一次应用于某特定种族群体的隐性疾病。有几个有名案例发生在地中海地区的高危族群中，如β地中海贫血[28]。此外，还有德系犹太人泰-萨克斯病的携带者基因检测[29]。最新的研究在朝着"普遍"检测方向发展，这种检测被当作美国专业团体的标准。例如，美国妇科医师学会建议为所有育龄期年轻人提供CF（囊性纤维化）携带者基因检测[30]。在欧洲，超过特定高危群组的方案会被限制。

新的基因组技术的出现，使普遍的携带者基因测试的想法成为可能，即向所有夫妻和育龄期人群提供多达上百种隐性疾病的携带状态检测。虽然个体的隐性遗传病携带率很低，相当于 36 岁女性生育唐氏综合征婴儿的风险。这种风险的筛查项目已经开展了几十年 [31]。北美、澳大利亚和欧洲的商业性检测机构已经开始提供普遍的检测以吸引顾客。然而，这些新的检测方法能否满足普通人群的需要仍是个待解决的问题。如果能够满足，实施方案应符合欧洲人类遗传学协会在近期论文中讨论的责任筛查条件 [32]。

预防还是自主

携带者筛查项目有两个相差很大的目的 [10]。一个是公共健康项目的经典的预防目的，包括人口筛查的大多数类型，从这个角度讲，提供携带者筛查是为了减少群体中特定疾病对健康的影响。通常情况下传统的种族性遗传病携带者筛查项目就是为了预防遗传病。另一个目的源于例行生殖遗传咨询和唐氏综合征等胚胎异常的产前筛查，生殖筛查的目的是为了让夫妻或女性有生育选择的权利。从过去的观点来看，这会引发许多公共健康预防方面的担心，如果在此种情况下采用，可能导致因社会利益（减少花费）或纯粹的"优生"目的使个体生育沦为工具。虽然仍有人拥护以预防为目的的携带者筛查，特别是社区支持下（由下而上的）的有严重影响的疾病。但主流的观点是，自主模式（提供生育权的选择）在道德上更受欢迎，也解释了为什么应该提供携带者筛查。这不仅仅是语义的讨论，因为不同的目的为决定项目方案该如何制定和评估提供道德环境。例如，以预防为目的制定的制度提供的产前检查可能是更好的方法，因为目标人群更容易得到。相反，在自主权的目的下，理论上产前检查将为夫妻提供更多生殖选择。并且如果以自主权而非以预防为目的，应制定更高的知情同意标准，也应按照其是否满足这些标准来评估。很明显，扩大普遍携带者筛查的方案可能引起很大的挑战 [10,32]。

父母的责任

与预防和自主的讨论相重叠的部分是准父母是否有责任使用该遗传学技术来避免后代的健康风险，以及该使用到什么程度 [33-34]。然而生育自主权原则认为道德上重要的是准父母们是否能够在参与测试与否、知情与否、选择是否终止妊娠的问题上自己做决定，很显然这并不是全部。根据广泛的国际共识，如果孩子有较高风险日后的生活质量低于平均福利水平 [35]，专家们有责任拒绝（父母）辅助生殖的要求，仅在父母可对采取辅助生殖的结果负责的情况下才予以考虑。具体来讲，对于已知双方都是严重疾病（例如，泰–萨克斯病或其他导致严重损害的疾病）携带者的不孕不育夫妻，在此种情况下只提供 IVF，虽然他们也想进行 PGD 和胚胎选择（或 PD/ 人工流产）。同样的，这些有非常大的风险孕育有严重疾病的孩子的育龄夫妇如果不打算通过产前诊断和流产的方式避免严重后果，那就有避免自然怀孕的道德责任。

然而这仅仅是为避免严重后果而设立的最基本的要求，一些人表示这种情况下生育决策的道德性取决于是否遵循最大化原则。"优生"原则认为，"如果夫妻或个人打算生一个孩子，且是可选择的，那么夫妻们当然可以从他们可能孕育的孩子中根据所有可得到的相关信息去选择一个最有希望的或至少不比其他人差的"孩子[34]。近期的一篇论文讨论了孕前筛查，包括携带者筛查到底意味着什么。这是否表明准父母们有道德义务利用携带者筛查来选择（如果可以的话）？作者们认为这更依赖于"可能的选择"被理解地有多精确。他们说，这需要依据相称原则进一步判断。这里有一个问题，"生育红利"可能会加重夫妇不必要的经济负担或其他负担[33]。然而，且不说这些顾虑，一个更基本的问题是准父母们是否有责任使用医学技术（不仅包括携带者基因检测，也包括 IVF 和全面的 PGS，甚至在未来也许能通过 CRISPR-Cas 9 或类似技术来提高胚胎质量）一起创造 / 孕育一个可能最好的孩子。如果不能生出一个最好的孩子，谁该为此负责？因为若非他们的干预，出生的将是另一个孩子[34]。如果孩子有更健康的体格和更好的生活，那么整体状况会更好，这可以解释为是对社会的责任吗？如果是这样，那么是否可以在不悖于（人口方面）优生原则的情况下得到支持？父母的责任如何与专家们的责任相平衡以尽可能降低生育风险？很明显，这表示自主模式仍在讨论中，但尚未形成可持续的替代结构，能够引导生殖基因组进一步发展。

产前筛查

自主模式一向在产前诊断和筛查中用得最多。因为在产前做生殖决定与流产的争论更直接相关。这一领域的新发展包括基于母体血浆中游离 DNA 的大规模并行测序的胚胎非整倍体无创产前检查（NIPT）、使用同样的技术诊断单基因疾病，以及在侵入性诊断中引入新型基因组检测（染色体微阵列及紧随其后的 NGS）。

NIPT 的伦理

NIPT 最大的特点，在伦理上也很重要的优点是其比传统的前 3 个月筛查有更好的检测性能，这种技术的引入使有创检查率急剧降低。不仅为更多女性提供了更早的保证，也减少了医疗性人工流产[36]。现在有一个担忧，也是这种检查的矛盾之处，即可能会让女性在更充分知情时做决定更困难。但这应该通过分析相关的信息和遗传咨询来应对。更有挑战性的是产前检查的未来走向问题。然而最初关于 NIPT 的讨论是关于漏掉经传统方法可能会被发现的异常，最近的讨论则超过了常见染色体三倍体 NIPT 的范畴。为了争夺市场份额，一些公司开始提供更大范围的 NIPT，也可以检测包括发育延迟、智力障碍、异型性和其他畸形的选择性微缺失或重叠综合征。目前还不清楚产检基因筛查为何仅限于唐氏综合征和其他非整倍体。同样，扩大检测范围也是不成熟的，因为有效性研究的缺乏，临床效用也由于表型含义不确定而受到质疑[37]。因为这些情况下 NIPT 的预测值低，可能抵消 NIPT 为产前检查带来的主要收益，也就是检查的无创性和更低的流产率，这会给决策和咨询带来巨大挑战。同样的担心也适用于性染色体异常的 NIPT[36]。

产前筛查的范围

产前筛查范围的进一步扩大已经在后续阶段进行，并很快被接受，主要为所有来做羊水穿刺或绒毛穿刺取样的女性提供微阵列测试，以及在非整倍体（超声未见异常）为唯一指征时应用[38]。有推论表示如果有创检查已发生危险，最好是发现更多危险而不是更少。但这相当于把诊断变为机会性检查，这需要很多信息，并需要患者知情同意[39]。这些检查面临的挑战是必须去处理意义不明的变异（VOUS）或应对其他难以控制的风险[40]。

基于 NGS 的技术在未来也可能应用。由于有母血中胎儿全基因组分析原则的相关证据，产前筛查有望不再局限于有创检查层面[41]。如果范围的变动不再由"技术紧迫性"决定，就亟须对产前筛查的范围进行讨论[42]。围绕自主目的构建的规范似乎没有提供多少指导。设计这些规范是为了应对不同的挑战，因此这并不奇怪。在这一新兴领域，需要赋予自主模式资格。该促进的不是"单纯的生殖自主"，而应该是有关生育有严重疾病孩子概率的有意义的选择。有以下三个原因：①单纯的自主（为选择而选择）不可能作为公共资助筛查项目的目的；②所有项目都检测是与目的相矛盾的，只会阻碍做出决定而非促进；③更普遍的产前筛查产生了新的利益相关者——经筛选出生的孩子，其不受社会心理等因素损害的权利应得到保护，然而直到现在他们才开始在产前筛查的伦理中引起重视。基于这些考虑，欧洲和美国人类基因组库（ESHG，ASHG）最近的一份联合立场声明提出扩大检测范围应限制在"严重的先天性和儿童期发病的疾病"这一论点"有待进一步研究和讨论"[36]。

▌ 结 论

生殖遗传新技术的发展（使人们有机会做生育决定）及其道德（和法律）规范与发展的意义间的辩证关系逐渐被人们理解，并引发了诸多讨论。然而制度决定了在什么情况下新技术的使用是可接受的，但制度的充分性及其提供有意义的指导的能力可能反过来需要根据技术的发展重新考虑。通过本章几个部分的讨论，最新制度的核心原则是"生育自主权"这一点已经很明确了。然而，同样明确的是，当涉及决定未来孩子的健康和幸福的选择时，这一原则不能提供更多的指导。"生殖益处"是否可以作为和如何成为这一领域合格的、可持续的标准制度的一部分是伦理讨论和分析的一个迫切问题。根据 CRISPR-Cas 9 或其他类似的新的基因修饰技术在生殖方面的潜在应用价值，这一需求是明显的[43]。不太需要向这些应用提供 PGD 的建议是无法令人信服的[44]。除了罕见的一些 PGD 毫无用处的情况（例如，夫妻双方均为隐性疾病如囊性纤维化病的纯合子），当在多种疾病中应用 PGD 会导致难以获得可移植胚胎时，则可选用一种安全有效的胚胎修饰技术（见前文）。如果安全性问题可以解决，这些可能的应用至少在胚胎修饰的步骤上提供了很好的支持[45]。这个前景需要进行充分的伦理分析，需要考虑到自主权或生殖利益制度将以非常不同的方式应对这些挑战。

▌ 致 谢

这项关于 PGD 的长期安全性、质量和伦理分析的研究由荷兰健康研究与发展组织（ZonMw）支持，项目编号 141111002。

参考文献

[1] De Wert G. Preimplantation genetic diagnosis: Normative reflections//Harper J. Preimplantation Genetic Diagnosis, 2nd ed. Cambridge: Cambridge University Press, 2009: 259–273.

[2] de Die-Smulders CE, de Wert GM, Liebaers I, et al. Reproductive options for prospective parents in families with Huntington's disease: Clinical, psychological and ethical reflections. Hum Reprod Update, 2013,19(3):304–315.

[3] Forrest Forrest K, Miedzybrodzka Z, van Teijlingen E, et al. Young people's experiences of growing up in a family affected by Huntington's disease. Clin Genet, 2007,71(2): 120-129.

[4] van van MC, de Die-Smulders CE, Bijlsma EK, et al. Evaluation of exclusion prenatal and exclusion preimplantation genetic diagnosis for Huntington's disease in the Netherlands. Clin Genet, 2013, 83(2):118-124.

[5] De Wert G, Dondorp W, Shenfeld F, et al. ESHRE task force on ethics and Law22: Preimplantation genetic diagnosis. Hum Reprod, 2014,29(8):1610–1617.

[6] de Wert G. Preimplantation genetic diagnosis: The ethics of intermediate cases. Hum Reprod, 2005, 20(12):3261–3266.

[7] Fiorentino F, Kahraman S, Karadayi H, et al. Short tandem repeats haplotyping of the HLA region in preimplantation HLA matching. Eur J Hum Genet, 2005,13(8):953–958.

[8] Habermas J. The Future of Human Nature. Cambridge: Polity Press, 2003.

[9] Glover J. Choosing Children: Genes, Diability and Design. Oxford: Clarendon Press, 2006.

[10] De Wert GM, Dondorp WJ, Knoppers BM. Preconception care and genetic risk: Ethical issues.J Community Genet, 2012, 3(3):221–228.

[11] Dondorp W, De Wert G, Pennings G, et al. ESHRE Task Force on ethics and Law 20: Sex selection for non-medical reasons. Hum Reprod, 2013, 28(6):1448–1454.

[12] Yang Z, Liu J, Collins GS, et al. Selection of single blastocysts for fresh transfer via standard morphology assessment alone and with array CGH for good prognosis IVF patients: Results from a randomized pilot study. Mol Cytogenet, 2012, 5(1):24.

[13] Forman EJ, Hong KH, Ferry KM, et al. In vitro fertilization with single euploid blastocyst transfer:A randomized controlled trial. Fertil Steril, 2013, 100(1):100–107. e1.

[14] Scott Scott Jr, Upham KM, Forman EJ, et al. Blastocyst biopsy with comprehensive chromosome screening and fresh embryo transfer signifcantly increases in vitro fertilization implantation and delivery rates:A randomized controlled trial. Fertil Steril, 2013, 100(3):697–703.

[15] Mastenbroek S, Repping S. Preimplantation genetic screening: Back to the future. Hum Reprod, 2014, 29(9): 1846–1850.

[16] Mertes HR, Repping S, De Wert, G. Reply to the signatories of the COGEN Consensus Statement. Bionews, 2016:844.

[17] Mertes HR, Repping S, De Wert, G. Stating the obvious: Discarding embryos does not increase your chance of having a baby. Bionews, 2016:835.

[18] Hens K, Dondorp W, Handyside AH, et al. Dynamics and ethics of comprehensive preimplantation genetic testing: A review of the challenges. Hum Reprod Update, 2013, 19(4):366-375.

[19] Winand R, Hens K, Dondorp W, et al. In vitro screening of embryos by whole-genome sequencing: Now,in the future or never? Hum Reprod, 2014,29(4):842–851.

[20] Beaudet AL. Preimplantation genetic screens. Science, 2015, 349(6255):1423.

[21] Dondorp W, De Wert G, Pennings G, et al. ESHRE Task Force on Ethics and Law 21: Genetic screening of gamete donors: Ethical issues. Hum Reprod, 2014, 29(7):1353-1359.

[22] Kramer W. The case for comprehensive medical testing of gamete donors. Bionews, 2010(22):518.

[23] Dondorp W, de Wert G, Pennings G, et al. ESHRE Task Force on Ethics and Law 17: Lifestyle-related factors and access to medically assisted reproduction. Hum Reprod, 2010, 25(3):578-583.

[24] Archibald AD, Hickerton CL, Jaques AM, et al. "It's about having the choice": Stakeholder perceptions of population-based genetic carrier screening for fragile X syndrome. Am J Med Genet A, 2013, 161A(1):48-58.

[25] Edwards JG, Feldman G, Goldberg J, et al. Expanded carrier screening in reproductive medicine-points to consider: A joint statement of the American College of Medical Genetics and Genomics, American College of Obstetricians and Gynecologists, National Society of Genetic Counselors, Perinatal Quality Foundation, and Society for Maternal-Fetal Medicine. Obstet Gynecol, 2015,125(3):653-662.

[26] Martin J, Asan, Yi Y, et al. Comprehensive carrier genetic test using next-generation deoxyribonucleicacid

sequencing in infertile couples wishing to conceive through assisted reproductive technology. Fertil Steril, 2015, 104(5):1286–1293.

[27] Abulí A, Boada M, Rodríguez-Santiago B, et al. NGS-based assay for the identifcation of individuals carrying recessive genetic mutations in reproductive medicine. Hum Mut, 2016(37):516–523.

[28] Cousens NE, Gaff CL, Metcalfe SA, et al. Carrier screening for beta-thalassaemia: A review of international practice. Eur J Hum Genet, 2010, 18(10):1077-1083.

[29] Kaback MM. Population-based genetic screening for reproductive counseling: The Tay-Sachs disease model. Eur J Pediatr, 2000, 159(Suppl 3):S192–S195.

[30] American College of Obstetricians, and Gynecologists Committee on Genetics. ACOG Committee Opinion No. 486: Update on carrier screening for cystic fbrosis. Obstet Gynecol, 2011,117(4):1028-1031.

[31] Ropers HH. On the future of genetic risk assessment. J Community Genet, 2012, 3(3):229-236.

[32] Henneman L, Borry P, Chokoshvili D, et al. Responsible implementation of expanded carrier screening. Eur J Hum Genet, 2016(24):e1–e12.

[33] Bonte P, Pennings G, Sterckx S. Is there a moral obligation to conceive children under the best possible conditions? A preliminary framework for identifying the preconception responsibilities of potential parents. BMC Med Ethics, 2014(15):5.

[34] Savulescu J, Kahane G. The moral obligation to create children with the best chance of the best life. Bioethics, 2009, 23(5):274–290.

[35] Pennings G, de Wert G, Shenfeld F, et al. ESHRE Task Force on Ethics and Law 13: The welfare of the child in medically assisted reproduction. Hum Reprod, 2007, 22(10):2585–2588.

[36] Dondorp W, de Wert G, Bombard Y, et al. Non-invasive prenatal testing for aneuploidy and beyond: Challenges of responsible innovation in prenatal screening. Eur J Hum Genet, 2015, 23(11):1592.

[37] Rose NC, Benn P, Milunsky A. Current controversies in prenatal diagnosis 1: Should NIPT routinely include microdeletions/microduplications? Prenat Diagn, 2016, 36(1):10–14.

[38] Vanakker O, Vilain C, Janssens K, et al. Implementation of genomic arrays in prenatal diagnosis: The Belgian approach to meet the challenges. Eur J Med Genet, 2014, 57(4):151-156.

[39] Dondorp WJ, Page-Christiaens GC, de Wert GM. Genomic futures of prenatal screening: Ethical reflection. Clin Genet, 2015(89):531–538.

[40] Bernhardt BA, Soucier D, Hanson K, et al. Women's experiences receiving abnormal prenatal chromosomal microarray testing results. Genet Med, 2013, 15(2):139-145.

[41] Lo YM, Chan KC, Sun H, et al. Maternal plasma DNA sequencing reveals the genome-wide genetic and mutational profle of the fetus. Sci Transl Med, 2010, 2(61):61ra91.

[42] Donley G, Hull SC, and Berkman BE. Prenatal whole genome sequencing: Just because we can, should we? Hastings Cent Rep, 2012, 42(4):28–40.

[43] Baltimore D, Berg P, Botchan M, et al. Biotechnology. A prudent path forward for genomic engineering and germline gene modifcation. Science, 2015,348(6230):36-38.

[44] Mertes H, Pennings G. Modifcation of the embryo's genome: More useful in research than in the clinic. Am J Bioeth, 2015,15(12):52-53.

[45] De Wert G, Pennings G, Clarke A, et al. Human germline gene editing. Recommendations of the ESHG and ESHRE. Eur J Hum Genetics (in press); Hum Reprod Open (in press).